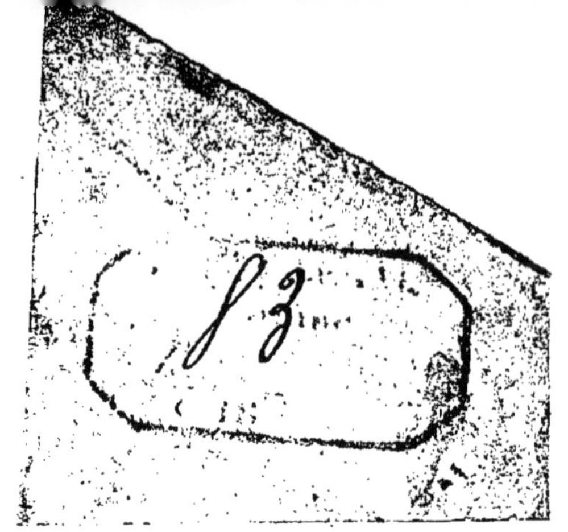

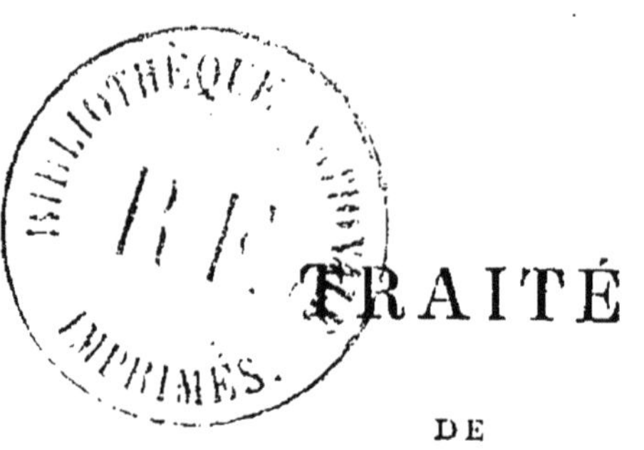

TRAITÉ

DE

LA GOUTTE

DU MÊME AUTEUR

Traité historique et pratique de la syphilis. Grand in-8, ouvrage couronné par l'Académie des Sciences (Prix Montyon). Première édition, avec planches. Paris, 1866. — 2e édition, Paris, 1873.

Traité de l'Herpétisme. Paris, 1883.

Atlas d'Anatomie pathologique. Grand in-4, 1 volume de texte et 1 volume de planches dessinées et gravées par P. LACKERBAUER. Paris, 1871, ouvrage couronné par l'Institut de France.

Traité d'Anatomie pathologique. 3 volumes grand in-8, 1875 à 1885, avec 571 figures.

Leçons de clinique médicale, faites à l'hôpital de la Pitié, recueillies par les Drs LAPIERRE et DELPEUCH. Paris, 1883.

Leçons de clinique médicale, faites à l'hôpital de la Pitié (années 1886-1890), Paris, 1890.

Leçons de clinique médicale, faites à la Pitié et à l'Hôtel-Dieu (années 1873-1893), 2e édition (2 volumes). Paris, 1892, et Paris, 1894.

Traité des maladies du foie et du pancréas. Paris, 1899, 1 vol. gr. in-8, avec 132 figures dans le texte.

Traité de Médecine, en collaboration avec le Docteur PAULESCO. 2 volumes in-8, 1903-1906.

Filariose. 1906, grand in-8. (Nouveau Traité de Médecine, fasc. VI, Maladies exotiques).

Alcoolisme. 1907. 1 volume grand in-8, de 144 pages, avec fig. (Nouveau Traité de Médecine, fasc. XI, Intoxications). — Nouveau tirage, 1910.

TRAITÉ

DE

LA GOUTTE

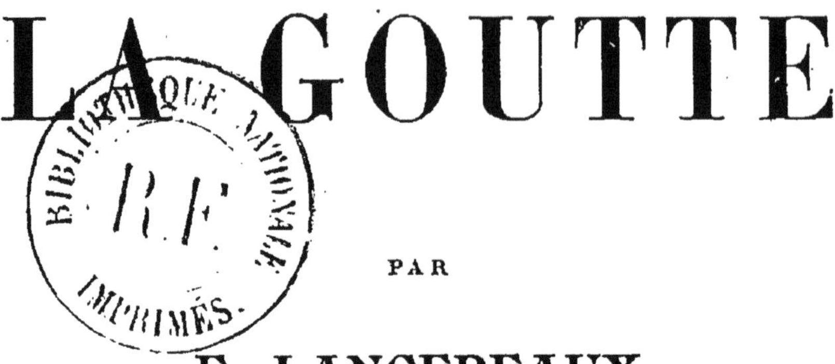

PAR

E. LANCEREAUX

ANCIEN PRÉSIDENT DE L'ACADÉMIE DE MÉDECINE
PROFESSEUR AGRÉGÉ A LA FACULTÉ DE MÉDECINE DE PARIS
MÉDECIN HONORAIRE DE L'HÔTEL-DIEU
MEMBRE DU CONSEIL D'HYGIÈNE ET DE SALUBRITÉ DU DÉPARTEMENT DE LA SEINE

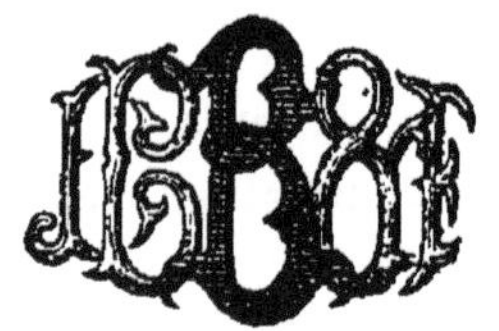

PARIS
LIBRAIRIE J.-B. BAILLIÈRE ET FILS
19, RUE HAUTEFEUILLE, 19

—

1910

PRÉFACE

A côté des grands fléaux, les uns d'origine toxique, les autres d'origine parasitaire ou microbienne, qui ont ravagé et qui ravagent encore l'humanité, il est une maladie dont la véritable origine nous échappe toujours ; mais qui, tant par son évolution que par ses localisations et la nature de ses manifestations, ne constitue pas moins une entité morbide des plus manifestes, c'est la *goutte*.

Cette maladie comprend le plus grand nombre des affections chroniques et, en raison de l'hérédité qu'elle confère, elle compte parmi les maladies les plus fréquentes et les plus répandues du cadre nosologique; aussi est-il nécessaire d'en bien connaître toutes les déterminations morbides.

Connue dès l'antiquité, la goutte frappa tout d'abord l'homme de l'art par ses manifestations extérieures, ainsi qu'il est arrivé pour la plupart des maladies ; néanmoins l'idée de la goutte, *maladie générale*, se trouve déjà dans les écrits des anciens médecins, et même dans ceux des contemporains d'Hippocrate qui, en raison de l'insuffisance de leurs connaissances physiologiques, ne pouvaient en donner une définition exacte. Plus près de nous, Sydenham consacre cette même idée dans l'aphorisme suivant : « *totum corpus est podagra.* »

Les expressions de goutte rétrocédée, déplacée, remontée, métastatique, qui se rencontrent dans la plupart des auteurs, sont d'ailleurs autant de preuves de la généralisation de cette maladie ; ce qui n'empêche pas que, de nos jours, les déterminations articulaires de la goutte effacent encore, en grande partie du moins, la plupart des autres, c'est sur quoi nous nous proposons de réagir.

En réalité, la goutte, pas plus qu'autrefois la syphilis, ne limite ses effets à quelques appareils organiques, aucun d'eux n'y échappe; mais, de même que toute maladie nettement définie, elle se localise spécialement à certains tissus et de préférence aux tissus fibreux et fibro-cartilagineux.

Les désordres qu'elle détermine sont de deux sortes : les uns purement fluxionnaires, les autres trophiques. Qu'il s'agisse de la peau ou des articulations, des ligaments, des tendons ou de tout autre organe, ces lésions, partout identiques, caractérisent nettement les manifestations de la goutte. Elles diffèrent, en effet, des désordres d'origine toxique qui ont pour siège plus particulier les éléments nobles, et de ceux des maladies infectieuses ou microbiennes, qui se localisent, d'une façon spéciale, aux tissus lymphatico-sanguins. D'ailleurs, elles ne produisent jamais ni suppuration, ni exsudats inflammatoires; mais dans quelques cas seulement, des infiltrations d'urate de soude au sein des éléments des tissus fibreux et fibro-cartilagineux.

Ces considérations, qui font voir la goutte sous un jour quelque peu nouveau, nous ont amené à diminuer l'importance des lésions des articulations, à reconnaître la goutte, en dehors même de toute localisation articulaire, et à lui attribuer des désordres qui en sont généralement exclus, tels, par exemple, ceux que l'on désigne généralement sous les noms de *rhumatisme chronique*, *d'arthrite déformante progressive*, pour ce fait que ces désordres se traduisent, comme ceux de la goutte classique, par des fluxions répétées, et surtout par des troubles trophiques.

Ces phénomènes, qui représentent : les uns la phase aiguë, les autres la phase chronique de cette maladie, sont les éléments sur lesquels repose le déterminisme des nombreuses affections qui se rattachent à la goutte. Quant à l'infiltration uratique des tissus qui, pendant longtemps, a été envisagée comme le principal caractère de cette maladie, elle est un phénomène d'une grande valeur, sans doute, mais inconstant, attendu qu'elle fait souvent défaut et qu'elle se rencontre dans d'autres états pathologiques.

Aussi, est-ce à tort que la plupart des auteurs tendent toujours à en faire le signe pathognomonique de la goutte. Celui-ci se trouve dans le caractère des fluxions et des troubles trophiques, qui en sont l'expression symptomatique. Or, ces désordres étant sous la dépendance du système nerveux vaso-moteur, la goutte est infailliblement liée à ce système, ce que démontre d'ailleurs son hérédité incontestable. Cette doctrine est celle que soutient ce livre, dont l'objet est de montrer :

1° Que la goutte peut atteindre tous les organes et que, néanmoins, elle se manifeste par des désordres partout identiques;

2° Que ses nombreuses déterminations morbides dépendent d'une modification, généralement innée, du système régulateur des fonctions de circulation locale et de nutrition générale, tellement profonde et invétérée qu'elle fait des goutteux une sorte de race particulière.

TRAITÉ DE LA GOUTTE

CHAPITRE PREMIER

DÉFINITION ET SYNONYMIE — APERÇU HISTORIQUE

Définition. — La goutte (arthritie, herpétie) est une maladie constitutionnelle, héréditaire et familiale, liée à un désordre du grand sympathique caractérisé par des troubles vaso-moteurs et trophiques.

Les phénomènes, qui résultent de ces troubles, varient forcément avec la fonction spéciale de chaque organe, d'où la diversité des manifestations de la goutte dont on a fait à tort autant d'entités pathologiques distinctes, sous les noms de : *arthrite aiguë* ou *chronique*, *migraine*, *névralgies*, *asthme*, *emphysème*, *dyspepsie*, *hémorrhoïdes*, etc., etc. — Toutefois, si on se donne la peine d'analyser chacune de ces manifestations, on ne tarde pas à y trouver, malgré des allures fort différentes, un cachet spécial, des caractères communs, et une subordination constante à un désordre du système nerveux.

Cette constatation que, dès l'année 1883, nous avons cherché à mettre en relief dans un ouvrage intitulé *l'Her-*

pétisme, est toujours exacte, et si, aujourd'hui, nous réunissons sous le nom de goutte ce que nous séparions alors, c'est qu'une observation clinique plus approfondie nous a démontré l'identité des processus en question (1).

Synonymie. — La *goutte* eut pour premières dénominations les mots de *podagre*, *chiragre*, *gonagre*, selon le siège de sa localisation au pied, à la main, au genou, et celui de *arthritis*, lorsque plusieurs articulations se trouvaient simultanément affectées.

Expression d'origine populaire, le mot podagre (ποῦς, pied, ἄγρα, surprise) (2) indique bien la rapidité avec laquelle survient l'attaque de goutte.

Le mot *goutte*, *gutta*, venu beaucoup plus tard, est également d'origine populaire. Usité depuis le IXe siècle pour dénommer une maladie ou un ensemble d'affections, il sert d'abord, non pas à désigner une humeur envahissant goutte à goutte les jointures, mais l'humeur qui tombe de la tête, la *pituite*, soit qu'elle s'échappe au dehors par les narines, soit qu'elle atteigne, par les voies profondes, les organes intérieurs.

C'est peu à peu que ce mot a été introduit dans le langage médical, et que, en raison sans doute des doctrines humorales régnantes, il se répandit dans les différentes langues, anglaise : *Gout;* allemande : *Gicht;* italienne : *Gotta;* espagnole : *Gota*, etc., et arriva à rem-

(1) Voy. E. LANCEREAUX, *Leçons cliniq. de la Pitié et de l'Hôtel-Dieu.* Paris, 1873-1893, pp. 331 et 402.

(2) Ce mot désignait tout d'abord le piège servant à prendre les bêtes à la chasse, « on m'appelle podagre parce que je suis un piège », ainsi parle la déesse dans un conte de Lucien; l'application de ce mot à la médecine, selon toute vraisemblance, aurait été des plus simples. Un chasseur, pour désigner un mal nouveau dont il souffrait, se serait écrié : ποδαγρα, je suis pris par la patte, et le mot serait resté. (Arm. DELPEUCH, *la Goutte et le rhumatisme.* Paris, 1900).

placer le terme podagre, qui ne tarda pas à tomber en désuétude.

Le mot *arthritis* (1), dont l'origine est claire et la significtion plus large, a persisté jusqu'à nous. Appliqué à la désignation d'une maladie généralisée à la plupart des articulations, il englobe deux maladies distinctes que plusieurs auteurs, dans l'antiquité, au moyen-âge et dans les temps modernes, ont cherché à séparer, sans y avoir définitivement réussi : l'une, infectieuse, le *rhumatisme articulaire aigu ;* l'autre, constitutionnelle, héréditaire, le *rhumatisme articulaire chronique.*

Ayant pris naissance après le mot podagre, ce terme a subi une singulière destinée : tout d'abord, il s'adresse surtout au rhumatisme articulaire aigu; plus tard, il absorbe la goutte dans sa signification élargie, comme au temps d'Arétée, de Soranus et de Galien. — Il se voit enfin retiré par Baillou de ce même rhumatisme qui avait été sa raison d'être et ne désigne plus que la podagre et ce procès commencé par les anciens n'est pas encore définitivement jugé.

Le mot *rhumatisme*, qui doit son origine aux anciennes théories humorales (ρεω, ρεῦμα), servit pendant plusieurs siècles à désigner des affections diverses ayant pour principaux caractères d'être fluxionnaires et douloureuses, quand Baillou essaya de lui donner plus de précision en l'appliquant à ce qu'il y avait de plus mobile, de plus fluxionnaire, de plus accidentel dans l'arthritis de l'époque. Malgré la distinction qui finit par s'établir entre la goutte et le rhumatisme, ce terme est demeuré jusqu'à nos jours; il continue à être la cause de malentendus et de controverses, et le mieux, selon nous, serait de le reléguer dans les vieux cartons.

(1) Arm. Delpeuch, *la Goutte et le rhumatisme.* Paris, 1900, p. 350. — Aujourd'hui le mot arthritisme sert à un grand nombre de médecins pour désigner la goutte et le rhumatisme chronique.

L'expression *herpès* (ἕρπης, ἑρπεῖν, ramper), déjà employée par Hippocrate, prit une signification mieux déterminée avec Galien, qui s'en servit pour désigner des affections cutanées diverses. Plus tard, il vint remplacer, dans les ouvrages écrits en latin, le mot *dartre* des vieux auteurs français. En 1777, Lorry, dans un important chapitre consacré aux herpès, n'hésite pas à se servir des expressions de *mal* ou de *virus herpétique*, et signale, dans la définition qu'il en donne, la récidivité, l'hérédité, les rétrocessions viscérales ; mais c'est Fontan qui, en 1853 (*Recherches sur les eaux minérales des Pyrénées*), créa le mot *herpétisme* qu'il rapprocha des termes rhumatisme, syphilisme, podagrisme.

Au demeurant, la signification des mots goutte, arthritis ou arthritisme, rhumatisme, herpétisme n'ont jamais cessé d'être un sujet de discussion, d'incertitude et enfin de dissidence et de controverse des plus fâcheux entre les médecins, tant au point de vue de la science qu'au point de vue de la pratique ; c'est donc là un état qu'il importe de faire cesser. Sachant que, en dehors d'une cause nettement définie, l'identité des lésions et de l'évolution peut suffire au déterminisme d'une maladie (1), nous sommes arrivé à reconnaître, depuis longtemps, que le *rhumatisme articulaire aigu*, tant par sa localisation spéciale aux membranes séreuses que par son évolution, constitue une entité bien définie dont l'origine infectieuse est aujourd'hui, du reste, parfaitement démontrée. Quant aux différents états pathologiques désignés sous les noms de *goutte*, de *rhumatisme articulaire chronique* et d'*herpétisme* dont les localisations anatomiques sont identiques et l'évolution semblable, ils forment une

(1) Trois éléments sont nécessaires pour la définition d'une maladie : la cause, la lésion, l'évolution. Voy. notre *Atlas d'anatomie pathologique*. Paris, 1871, p. 539.

seule et unique maladie, à laquelle nous réservons le nom de *goutte*, comme étant le plus ancien (1).

Aperçu historique.

La goutte ou podagre était connue des anciens Grecs qui, suivant les livres hippocratiques, en étaient fréquemment affectés et l'attribuaient tout à la fois à la bonne chère et au défaut d'exercices musculaires.

Socrate, dans les discours que lui prête Platon, regrette le temps où la vie était sobre; il condamne l'oisiveté et la bonne chère. — L'auteur du *Traité du régime* écrivait, de son côté, que si l'on pouvait trouver pour chaque nature d'homme la mesure des aliments et la juste proportion des exercices, sans écart en plus ou en moins, on aurait trouvé par cela même la santé parfaite.

C'est toutefois sous le règne des premiers Césars que la goutte paraît avoir atteint son apogée, du moins si l'on en croit les écrits que nous ont laissés les médecins, les historiens et les poètes de cette époque. Ces écrits ont été confirmés par les fouilles de Pompéi et de Herculanum, qui ont amené la découverte d'ossements atteints des déformations du rhumatisme chronique. Mais, en outre, Ovide et Sénèque ont soigneusement indiqué à cet égard les conditions pathologiques du monde romain.

Au IIe siècle de l'ère chrétienne, Galien fournit, au point de vue médical, de précieux détails sur la matière, et les intéressants dialogues de Lucien de Samosate nous

(1) Les mots *herpétie* ou *arthritie*, vu l'origine névropathique de la maladie qui nous occupe, seraient mieux en rapport que ceux de podagre et de goutte avec les dénominations propres aux névroses : hystérie, épilepsie, folie (Voy. *Traité de médecine* de Lancereaux et Paulesco, Paris, 1906, t. II, p. 5, et classification des maladies, dans *Bull. de l'Académie de Médecine*. Paris, 1908); c'est pourquoi nous les préférerions, mais nous sacrifions à l'usage.

renseignent sur l'hygiène de cette époque. Soranus, Cælius Aurélianus décrivent avec précision le gonflement des jointures, la rougeur, la déformation des orteils, leur incrustation pierreuse et jusqu'aux ulcères de la peau qui en sont la conséquence.

Au IIIe siècle, Dioclétien publie un édit pour dispenser les goutteux des charges publiques, lorsqu'ils sont atteints de déformations articulaires assez considérables pour les gêner dans les fonctions ordinaires de la vie.

Du IIIe au VIe siècle, les connaissances acquises sur la goutte ne subissent pas de modifications importantes, si nous nous en rapportons aux écrits d'Oribase, d'Aétius, d'Alexandre de Tralles et de Paul d'Egine; néanmoins, les médecins cherchent à pénétrer l'étiologie et la pathogénie de cette maladie. Aétius signale, avec l'hérédité, l'influence des fatigues, des marches forcées, de l'abus du vin, des excès vénériens, etc.

Au moyen âge, les médecins arabes, continuateurs des traditions médicales de l'antiquité, Rhazès, Avicenne, etc., n'ajoutent que peu de chose aux notions acquises, et nous arrivons au XIIIe siècle avec les auteurs du bas empire, Actuarius et Démétrius Pepagomène. Ce dernier auteur résume, dans un traité complet sur la matière, les travaux de ses devanciers, et considère, comme facteurs principaux de la goutte, les excès d'aliments et de boissons, le défaut d'exerciee et les abus vénériens. Il reconnaît que les fluxions goutteuses n'occupent pas seulement les mains, les pieds et l'ensemble des jointures; mais qu'elles se portent aussi vers l'encéphale, vers le foie et même vers le cœur.

De ces données, qu'il serait possible d'étendre, il ressort nettement que la goutte existait dans les temps anciens, comme aussi au moyen âge, que les médecins de la plus haute antiquité avaient déjà un certain nombre de notions sur l'origine de cette maladie et que ceux du moyen âge la connaissaient également assez bien.

A partir de cette époque, de nombreux travaux sur la goutte témoignent de la diffusion de cette maladie. Baillou (1560) cherche, après quelques anciens observateurs, à distinguer le rhumatisme de la goutte ; plus tard, Sydenham (1683), s'appuyant sur l'étude clinique, sépare ces deux maladies et donne de la goutte régulière, de ses phénomènes, de son évolution, de ses complications viscérales, une admirable description. Il montre que, malgré des allures différentes et une physionomie complexe, elle est une maladie générale, imprimant un cachet spécial à toutes ses manifestations.

Les grands médecins du XVIIIe siècle, Musgrave, Fr. Hoffmann, Boerhaave, Van-Swieten s'inspirent de l'œuvre de Sydenham, tandis que Stahl s'occupe à faire ressortir les différences qui séparent la goutte du rhumatisme. Certains médecins de la même époque ne se contentent pas seulement de la simple observation clinique, ils empruntent à la chimie des données jusqu'ici méconnues et inaugurent une phase nouvelle dans l'histoire de la goutte.

Les concrétions goutteuses, qui avaient frappé les praticiens de tous les temps, n'étaient pas expliquées lorsque Wollaston et Tenant, en 1797, démontrèrent qu'elles sont constituées par de l'urate de soude. C'était un progrès dans l'histoire de la maladie, mais ce n'était pas le flambeau qui devait dissiper toutes les ténèbres. Néanmoins, à partir de cette époque, l'acide urique joua un rôle important dans la pathogénie de la goutte.

Citons, parmi les auteurs qui s'occupèrent de la question, Rayer et Cruveilhier, en France, Scudamore, Prout, Holland, Forbes, Watson et enfin Garrod en Angleterre.

Ce dernier, en 1848, découvre la présence de l'acide urique dans le sang, et, résumant dans un livre remarquable les travaux antérieurs, il incline vers la théorie chimique de la goutte.

L'urate de soude, en excès dans le sang des goutteux, est considéré par lui comme la condition indispensable à la production des accès de goutte; il est la cause des dépôts uratiques des articulations et des organes, comme aussi des phlegmasies goutteuses.

Depuis lors, quelques médecins français, Charcot, Lecorché, Rendu et bien d'autres ont accepté, dans ce qu'elle a de plus général, la doctrine du médecin anglais, qui n'est, en somme, qu'un réveil de la théorie humorale des anciens, étudiée avec plus de précision.

Murchison, Ebstein, Dyce Duckworth et la plupart des auteurs qui se sont occupés de la goutte, dans ces derniers temps, ont cherché à compléter ou à modifier cette manière de voir. Murchison, à l'exemple de Stoll, place l'origine de la goutte dans le foie et sir Dyce Duckworth, après Cullen, la subordonne à l'influence du système nerveux. Les recherches de ces médecins et de plusieurs autres montrent que cette maladie ne cesse d'attirer l'attention et qu'elle tient toujours un rang élevé dans l'étude de la pathologie.

Quelques auteurs, cependant, prétendent que la goutte, depuis le commencement du XIXe siècle, est plus rare qu'elle ne l'était autrefois. Des documents recueillis par Corradi (1) il semble résulter que, même en Angleterre, la fréquence de la goutte a diminué et qu'elle a baissé d'une façon notable en Hollande, en Belgique et en Suisse. De fait, la goutte *articulaire aiguë* se rencontre relativement peu aujourd'hui à Rome et à

(1) Alf. CORRADI, Della odierna diminuzione della podogra, etc. Bologna, 1080.

Constantinople, ce qui tient vraisemblablement à ce que les conditions d'hygiène ont beaucoup changé dans ces grandes villes. Si cette maladie est plus rare qu'autrefois dans la dernière de ces Capitales, n'est-ce pas uniquement parce qu'elle se trouve peuplée de mahométans et que ceux-ci sont plus sobres que leurs prédécesseurs? On peut en dire autant de Rome, bien différente de nos jours de ce qu'elle était du temps des premiers Césars. En conséquence, l'abaissement du chiffre des goutteux, dans certains centres de population, ne serait, ainsi, que l'effet d'un changement dans les mœurs et le genre de vie des habitants.

Néanmoins, si la fréquence de la goutte est moindre aujourd'hui qu'autrefois, ses caractères ont peu changé. Il suffit de comparer les descriptions anciennes avec celles des auteurs modernes pour reconnaître que cette maladie a bravé les âges et traversé les siècles sans modifications importantes. Que sa moindre intensité soit due, comme le pense Corradi, à l'adoucissement des mœurs et à une meilleure hygiène alimentaire — la chose est possible — car, en réalité, de nombreux progrès ont été faits à ce point de vue. Les soupers de Lucullus ont depuis longtemps disparu et il n'est plus de mode aujourd'hui de se réunir, comme aux festins des Burgraves :

> Autour d'un bœuf entier servi sur un plat d'or.

En résumé, si les accès de goutte aiguë sont moins fréquents et peut-être moins intenses qu'autrefois, la goutte chronique, telle que nous l'entendons, continue comme par le passé, car le nombre est grand de ceux qui en sont atteints et aussi de ceux qui échappent à l'observation des médecins, en raison des limites étroites qui lui sont trop généralement assignées.

CHAPITRE II

ÉTIOLOGIE ET PATHOGÉNIE

Etiologie. — Les causes de la goutte, comme celles de toutes les maladies, sont efficientes, prédisposantes ou occasionnelles.

Les causes, ou mieux la cause matérielle, efficiente, de la goutte nous échappe encore. La plupart des auteurs anciens et modernes n'hésitent pas cependant à considérer cette maladie comme un effet de la bonne chère, des excès de tout genre, de l'oisiveté. Mais, en voyant les personnes les plus sobres en être atteintes, aussi bien dans les classes inférieures que dans les classes aisées, on est en droit de se demander si ce sont bien là les véritables causes de la goutte; il semble plutôt que ces circonstances ne jouent que le rôle de causes prédisposantes. Toutefois, si, comme on doit toujours le faire, on cherche à déterminer exactement la cause efficiente de cette maladie, il convient de s'appuyer sur la connaissance de ses lésions, de leur localisation et de leur évolution. De la sorte, en effet, on arrive à reconnaître que la goutte ne peut être comprise dans la catégorie de celles qui, provenant de causes physiques, s'adressent indistinctement à tous les tissus, non plus que dans celle des maladies d'origine biotique qui se spécialisent dans le système lymphatique; mais que sa localisation initiale au système nerveux (grand sympathique) la fait rentrer de préférence dans la catégorie des maladies d'origine chimique qui affectent ce système d'une façon plus particulière. Ce fait, qui exclut la goutte du cadre des maladies infectieuses, rend parfaitement compte, d'ailleurs, de la transmission héréditaire, pour ainsi dire fatale et indéfinie, de cette maladie, qui appartient, comme on le sait, à toutes les affections nerveuses.

L'hérédité, telle est, en effet, la *cause efficiente* habituelle de la goutte, ou tout au moins sa cause la plus indéniable. Elle est admise par la plupart des observateurs qui s'en sont occupés; c'est ainsi que, sur 523 goutteux, Scudamore constate la transmission héréditaire chez 309, et l'on peut croire qu'elle lui a échappé dans un certain nombre de cas. Gairdner l'a trouvée 140 fois sur 156 goutteux et Braunn 65 fois sur 65 malades. Les statistiques des médecins français donnent une moindre proportion; mais, quand on sait la difficulté que l'on éprouve, à l'hôpital, pour déterminer les antécédents des malades, il n'y a pas lieu d'en être surpris. La chose se comprend d'autant mieux que la goutte est loin de se transmettre toujours sous les mêmes formes, et que, souvent, les fluxions articulaires peuvent être remplacées non seulement par des poussées analogues de la peau ou du tissu conjonctif, mais encore par des désordres, tels que : dyspepsie, entérite muco-membraneuse, asthme, trachéo-bronchite spasmodique, gravelle, lithiase urinaire, biliaire, etc. Depuis longtemps habitué à examiner mes malades à ce point de vue, j'en suis arrivé à reconnaître que la transmission héréditaire de la goutte est constante, quand on sait tenir un compte exact de toutes les manifestations de cette maladie. Certaines conditions peuvent la favoriser : Hutchinson(1) fait remarquer que, dans une famille

(1) HUTCHINSON, *Med. Times and. Gaz.*, 20 mars 1876.

composée de plusieurs enfants, ce sont les derniers nés surtout qui deviennent goutteux et présentent les plus sérieuses manifestations. C'est l'inverse de ce qui a lieu dans la syphilis héréditaire où la maladie frappe de préférence les aînés. Or, ces différences s'expliquent par les modes divers de transmission de ces maladies qui, dans la syphilis, ont lieu par l'intermédiaire de germes infectieux, dans la goutte, par une profonde modification du système nerveux.

L'influence prédominante du père, admise par Scudamore, est certainement exagérée et résulte de ce que cet auteur tenait compte uniquement des manifestations articulaires de la goutte, sans s'occuper autrement de toutes les autres. L'influence de la mère, dont la maladie, la plupart du temps, offre des caractères quelque peu différents de ceux de la goutte chez l'homme, aurait, à notre avis, une influence égale à celle du père, mais, contrairement à ce qui arrive pour ce dernier, elle nous a paru s'exercer de préférence sur les enfants mâles. Les accidents de transmission héréditaire sont, enfin, plus accusés et plus sérieux lorsque les ascendants sont, l'un et l'autre, goutteux.

Savoir si la goutte se modifie en traversant plusieurs générations est un problème des plus intéressants, mais aussi des plus difficiles à résoudre. Il faut reconnaître toutefois que cette maladie présente, chez ceux qui en héritent, des manifestations fort diverses, et qu'elle a de la tendance à prendre les allures de la goutte viscérale lorsqu'elle remonte à plusieurs générations.

Il n'est nullement prouvé que la goutte, comme le prétendent quelques auteurs, puisse échapper à plusieurs générations, car si les fluxions articulaires font parfois défaut, il est rare que des recherches minutieuses ne parviennent à découvrir certains stigmates de cette maladie, tels que : calvitie, migraine, hémorroïdes, angine granuleuse, blépharite ciliaire, etc. Aussi peut-on avancer, sans se tromper, que, quand la goutte est dans une famille, elle y reste, ou du moins elle a de la difficulté à en sortir.

Les causes prédisposantes et occasionnelles de la goutte se rapportent à des influences diverses, les unes physiologiques et psychiques, les autres hygiéniques et physiques.

1° *Influences physiologiques et psychiques.* — L'âge, n'est pas indifférent aux manifestations de la goutte, *podagre non laborat ante veneris usum*, a dit Hippocrate (1). La goutte est la maladie des adultes, croit-on généralement; mais c'est là une erreur déjà réfutée par Boerhaave, Schenkius et par d'autres auteurs qui ont rencontré des accès de goutte chez des enfants de 7 à 15 ans. Plusieurs fois nous avons eu l'occasion d'observer les mêmes faits, mais si la goutte articulaire est relativement rare dans le jeune âge, par contre, les autres manifestations de cette maladie s'y voient assez habituellement et en particulier les spasmes des muscles de la vie organique. J'ai observé chez un garçon de 6 à 7 ans, né de parents goutteux, un purpura des membres inférieurs associé à de légères fluxions des articulations tibio-tarsiennes; au surplus, des éruptions cutanées existent fréquemment à cet âge de la vie, chez les descendants de goutteux. Ce n'est pas moins, après la puberté et le plus souvent dans l'âge adulte, que surviennent, en général, les poussées articulaires qui constituent les véritables accès de goutte; tandis que les épistaxis, la migraine, la dyspepsie débutent fréquemment pendant l'adolescence. Le vieillard, comme l'enfant, est peu disposé aux poussées articulaires, mais il a des varices, de l'artério-sclérose,

(1) Hippocrate, sect. vi, aphor. 30.

de l'eczéma, des hémorrhoïdes, des hématuries, autant d'accidents qu'il n'est pas possible de séparer de la goutte.

Les femmes sont beaucoup moins que les hommes sujettes aux attaques de goutte articulaire, et notamment à celles du gros orteil ; par contre, elles sont plus exposées aux arthrites déformantes, généralisées et progressives, aux nodosités d'Heberden et à la lithiase biliaire. La goutte, chez elles, diffère ainsi de ce qu'elle est chez l'homme, car elle se fait peu remarquer par la présence de dépôts uratiques, mais surtout par une tendance manifeste à la chronicité, aux déformations articulaires, et le plus souvent elle y revêt le type désigné, autrefois, sous le nom de *goutte asthénique*. Cette différence peut tenir, au moins en partie, au sexe, attendu que les eunuques, paraît-il, sont peu sujets aux attaques de goutte articulaire. Il y a lieu néanmoins de tenir compte de la différence du régime des deux sexes, car on sait que la femme se condamne aux maladies de l'homme, quand elle se dépouille de son sexe pour quelques-uns des attributs de ce dernier.

La menstruation, d'ailleurs, n'est pas sans jouer un certain rôle à cet égard. Suivant Hippocrate (1), une femme n'a pas la goutte avant que ses règles n'aient cessé ; mais c'est là, selon nous, une erreur résultant de ce que le médecin de Cos, comme beaucoup de médecins de nos jours, ne voyait la goutte que dans les poussées articulaires. En effet, si on prend la peine d'observer les jeunes filles de famille goutteuse, il est facile de constater qu'un grand nombre d'entre elles sont, à partir de la puberté, atteintes de migraine, d'épistaxis, de dyspepsie, de chlorose même, autant de désordres qu'il est difficile de séparer de la goutte, puisqu'ils se rencontrent à peu près uniquement chez des

(1) Hippocrate, sect. vi, aphor. 30.

descendants de goutteux. La puberté, comme la ménopause, la menstruation et la grossesse, en raison de son intime liaison avec le système nerveux qu'elle trouble « ou surexcite », contribue à faire naître les accès de goutte.

La taille et la corpulence n'ont rien à faire avec la goutte, mais un fait certain, c'est que tous les goutteux sont gens nerveux, impressionnables, tantôt secs et maigres, tantôt chargés d'un embonpoint rapide et le plus souvent sans excès alimentaires, de telle sorte qu'il y a lieu de considérer l'obésité comme une manifestation de la goutte, subordonnée, ainsi que toutes les autres, à un désordre nerveux.

Les grandes préoccupations psychiques, les vives émotions, les chagrins, la fatigue intellectuelle sont autant de causes déterminantes non pas de la goutte, mais bien des crises de cette maladie. Ce fait, reconnu presque de tout temps, avait particulièrement frappé Sydenham, qui écrivait au Dr Short que la concentration de toute l'énergie de la pensée sur un sujet avait provoqué, chez lui, un accès de goutte tel que jamais il n'en avait éprouvé de semblable. Par là, ajoutait-il, je fus averti d'abandonner, bien malgré moi, le travail projeté et de prendre soin de moi-même, car chaque fois que je retournais à mes études, la goutte reparaissait aussitôt.

Ces circonstances donnent l'explication de la fréquence relative de la goutte chez les avocats, les hommes politiques, les savants, du moins s'ils ont une vie quelque peu sédentaire, comme aussi chez les hommes de bourse exposés à de vives émotions ; c'est encore ce qui arrive pour le diabète gras qui n'est, au reste, qu'une manifestation de la goutte.

Le rôle joué par ces influences favorise, en tout cas, le développement des accès de goutte, et cela, malgré l'opinion des partisans de la théorie uricémique, pour qui ces accidents tiendraient à la diminution d'activité des organes sécréteurs, celle des reins en particulier.

2° *Influences hygiéniques et physiques.* — Les excès alimentaires ont été de tout temps envisagés comme favorables à l'éclosion de la goutte, du moins chez les sujets prédisposés.

C'est un fait signalé non seulement par les médecins les plus anciens, mais encore par les poètes, les littérateurs et les philosophes qui, pour la plupart, considéraient la goutte comme la fille de l'intempérance; c'est une déesse qui n'aime pas les pauvres, écrivait Lucien de Samosate, en parlant de cette maladie que Suétone appelait *Morbus Dominorum*. Si, en réalité, elle s'observe dans des familles peu aisées, il ne faut pas moins admettre qu'elle a une sorte de prédilection pour les riches, gros mangeurs, et habitués à une vie sédentaire, ce qui du reste la rend plus commune dans les villes que dans les campagnes.

Les diverses espèces d'aliments, toutefois, n'ont pas la même influence sur la production de la goutte ; il est démontré que le régime azoté est, à ce point de vue, le plus nuisible et que les gros mangeurs de viande deviennent particulièrement goutteux. Partant de ce fait, on est arrivé à croire que les excès alimentaires, ceux de viande surtout, étaient propres, à engendrer la goutte ; mais alors il devient impossible d'en comprendre l'existence chez les campagnards vivant de peu et qui, autrefois du moins, faisaient à peine usage de viande.

Les partisans de la doctrine uricémique n'ont pas moins interprété, à leur profit, les excès d'alimentation, en s'appuyant sur ce fait que les viandes, aliments riches en azote, contribuent à produire un excès d'acide urique, et qu'un mauvais état des fonctions digestives venait encore en aide à la genèse de la maladie. Que les excès alimentaires, ceux de la viande en particulier, favorisent l'apparition des crises de goutte, la chose est indiscutable ; mais il n'en résulte pas qu'ils créent cette maladie ; quant à l'état dyspeptique, on sait qu'il est des plus communs chez les goutteux, même les plus sobres.

Les féculents, les légumes farineux et sucrés contribuent, d'une façon moins immédiate et moins certaine, au même résultat, tandis que les corps gras n'ont, à ce point de vue, qu'une faible influence. On s'explique, de la sorte, la rareté de la goutte chez les peuples nourris presque exclusivement de poissons et de graisse, comme les Lapons, les Scandinaves, etc. Néanmoins, il faut encore tenir compte du climat et faire remarquer que ces peuples, en raison du froid intense, se livrent forcément à de grands exercices et par cela même brûlent plus complètement les produits de leur digestion.

Les boissons spiritueuses ont été accusées de jouer un rôle important dans le développement de la goutte, mais il est certain que leur influence a été exagérée, du moins si je m'en rapporte à mes études sur l'alcoolisme. Effectivement, il ne m'a pas été possible, malgré le grand nombre de buveurs qui ont passé sous mes yeux, depuis une cinquantaine d'années, de constater chez eux, plus que chez les personnes sobres, les accidents de la goutte. Garrod, pourtant, accuse le Porto et le Xérès de prédisposer à la goutte, comme aussi les vins de Bourgogne, de Champagne, du Rhin et de Moselle. C'est là, croyons-nous, une assertion qui n'est pas prouvée, et sans vouloir affirmer que le vin soit sans action sur les accès de goutte aiguë, il nous faut reconnaître que cette boisson n'a d'autre rôle que celui de cause adjuvante par rapport aux accès de goutte.

La bière, suivant le même auteur, exercerait une action

certaine sur le développement de la goutte, pour ce fait que, en Europe, les pays comme la Hollande et l'Angleterre, où l'on fait usage de cette boisson, sont ceux qui fournissent le plus de goutteux. Les brasseurs de Londres, et les individus qui prennent quotidiennement de grandes quantités de bières fortes, sont tout spécialement prédisposés à cette maladie. C'est parmi eux que l'on voit survenir, dès l'âge de 25 à 30 ans, les dépôts tophacés et les abcès uratiques. Budd rapporte que les terrassiers occupés à draguer la Tamise, qui boivent plus de 12 litres de porter par jour, sont fréquemment atteints de goutte, quoique la plupart d'entr'eux soient des Irlandais, sans hérédité arthritique, et peu habitués aux excès alimentaires. Scudamore affirmait déjà que la goutte commença à s'introduire parmi le peuple anglais, à partir du jour où l'usage du porter se fut généralisé. Watson et Todd ne sont pas moins explicites et Boens, en Belgique, confirme cette même opinion; aussi peut-on croire que l'excès du porter engendre sinon la goutte du moins l'uricémie. Les bières françaises et allemandes n'offrent pas toutefois les mêmes inconvénients, pour ce fait que ceux qui en abusent ne paraissent pas sensiblement exposés à la goutte. Mais, sans vouloir nier l'influence de la bière ou même du vin, il ne nous paraît pas démontré que, en dehors de l'atavisme, ces boissons puissent produire d'une façon certaine cette maladie.

Le cidre a été également mis en cause ; mais si on observe que la goutte n'est pas plus fréquente qu'ailleurs dans les pays où l'on fait usage de cette boisson, on est amené à ne lui attribuer aucune influence positive. Il est avéré, cependant, que les excès de boissons diminuent l'intensité des combustions, si surtout l'exercice musculaire est insuffisant, et, comme tels, ils prédisposent aux manifestations de la goutte.

Les professions sédentaires, notamment celles qui fatiguent l'encéphale, finissent par devenir une cause prédisposante de la goutte. Telles sont celles d'hommes de lettres, de banquiers, d'avocats, de politiciens, etc., etc., qui obligent à vivre dans un air confiné. Une alimentation par trop azotée, un faible exercice musculaire favorisent aussi le développement des accidents de la goutte, mais il n'en résulte pas que ces influences puissent créer cette maladie.

L'influence du climat sur la goutte est incontestable et il convient de rechercher parmi les nombreux éléments qu'il comporte, celui qui y joue le principal rôle. La goutte, maladie plus particulière aux pays civilisés, se rencontre peu ou pas dans les régions froides, boréales et australes, et même sous les tropiques ; c'est du moins ce qui arrive pour la goutte avec dépôts uratiques.

L'Europe est la partie du monde où la goutte a la plus grande fréquence. De tous les Etats qui la composent, l'Angleterre tient incontestablement le premier rang, viennent ensuite la France, l'Allemagne, puis l'Italie et l'Espagne. Peu répandue en Russie, cette maladie l'est encore moins en Turquie, dans l'Inde, en Chine et au Japon, et lorsqu'elle sévit, dans ces pays, en Turquie du moins, c'est principalement chez les individus peu soucieux des recommandations du Coran. Il nous est arrivé cependant d'avoir à soigner plusieurs personnes venant de ces pays avec des tophus.

La goutte est peu répandue dans les deux Amériques, ce qui peut tenir, du moins pour les Etats-Unis, à ce que cette grande République est surtout peuplée d'Ecossais et d'Irlandais, de Scandinaves et d'Allemands, peuples relativement peu prédisposés à cette maladie, comme du reste les Espagnols qui peuplent les Amériques du Sud.

En Australie, la goutte n'existe pas, suivant Dyce

Duckworth, si ce n'est parmi les immigrants qui en étaient atteints antérieurement, mais de même qu'aux Etats-Unis il y a lieu de faire observer qu'il s'agit uniquement ici de la goutte tophacée.

Dans l'Afrique centrale, au rapport de Livingstone, la goutte serait inconnue, comme aussi parmi les nombreuses peuplades de ce vaste continent qui vivent à l'état sauvage, et alors la goutte, comme la tuberculose, appartiendrait surtout aux peuples civilisés.

Telles sont nos connaissances sur l'étiologie de la goutte, l'aperçu que nous en donnons montre combien est complexe et difficile son déterminisme. Les éléments qu'il comporte, étant des plus nombreux, il n'est pas facile de mettre au jour l'influence réciproque de chacun d'eux. Les conditions telluriques et climatériques, tout d'abord, ne paraissent jouer qu'un rôle secondaire, attendu que la goutte s'observe dans les contrées les plus diverses et si elle est plus commune en Europe que partout ailleurs, ce n'est pas à cause de son climat, qui est tempéré et des meilleurs, mais plutôt en raison des habitudes et de l'état de civilisation de ses habitants.

Aujourd'hui, comme dans l'antiquité, chez le peuple anglais comme chez le peuple romain, ce sont les excès qui favorisent tout particulièrement la genèse des accidents de la goutte; partout ce sont les peuples riches et civilisés qui sont les plus atteints.

La race est sans influence appréciable sur le développement de cette maladie, car si les nègres d'Afrique en sont à peu près exempts, c'est grâce à leur vie sauvage puisque, s'ils viennent à contracter les habitudes des Européens, ils n'y échappent pas entièrement.

La rareté de la goutte chez les peuplades des régions boréales n'est pas davantage une question de race, mais bien plutôt le fait du régime qui leur est propre et des exercices musculaires auxquels elles sont forcées de se livrer. C'est encore au régime que la race jaune doit d'échapper en grande partie à cette maladie. Une preuve de l'indifférence de la race et du degré d'influence des conditions extérieures nous est enfin fournie par le peuple juif qui, chez nous, est particulièrement prédisposé à la goutte, en raison sans doute, des émotions auxquelles l'exposent les professions de financier, d'homme d'affaires et de nos habitudes qu'il a contractées; tandis que les Arabes, qui sont également de race sémitique, mais qui ont un tout autre genre de vie, deviennent rarement goutteux; il en est de même des nègres qui prennent nos habitudes.

Que les émotions, la fatigue intellectuelle, les grandes préoccupations, les excès de tout genre, y compris les excès vénériens, favorisent l'apparition des accès de goutte, le fait n'est pas contestable; mais soutenir que ces causes, même réunies, puissent engendrer cette maladie chez un individu non prédisposé par l'hérédité me paraît chose contestable. En réalité, les excès de table et l'abus de la bière exagèrent la production de l'acide urique dans l'organisme, sans être pour cela la cause de la goutte, puisque celle-ci s'observe même chez des paysans sobres. Ces excès ne doivent pas moins être considérés comme une cause provocatrice des manifestations de cette maladie et particulièrement de l'accès aigu, s'il s'y ajoute du surmenage, comme j'ai pu le constater chez moi, au cours de mon internat dans les hôpitaux.

A la suite d'un fort surmenage et peut-être aussi d'une alimentation azotée un peu abondante, il m'est survenu trois attaques de goutte. La première se déclara, dans les oreilles, par des douleurs violentes et une tuméfaction des plus intenses, tant de l'oreille externe que des conduits auditifs, des trompes d'Eustache et enfin des articulations des phalanges. Une seconde attaque se produisit deux ans plus tard, une troisième l'année suivante ; elles eurent pour siège les articulations métacarpo-phalangiennes du pouce. Ces trois attaques survinrent au printemps et durèrent la première plusieurs mois, la seconde et la troisième de 3 à 4 semaines.

Ces crises ne se sont pas répétées depuis lors, malgré la prédisposition qui me venait du côté de ma mère et de mes ancêtres maternels. Ceux-ci cependant avaient un genre de vie des plus sobres, travaillaient et vivaient au grand air, ce qui ne les empêchait pas d'éprouver des manifestations de la goutte et de transmettre cette maladie qui se traduisit chez moi, en dehors des crises aiguës, par une dyspepsie des plus tenaces, des palpitations, du prurit, etc.,

Pathogénie. — Rechercher l'origine et la nature des déterminations morbides locales, en démontrer l'unité pathologique et en déterminer la place dans le cadre nosologique, tel est le but de la pathogénie. Ce but, dans l'état actuel de la science, est difficile à atteindre, du moins en ce qui concerne la goutte; mais il n'est pas défendu de chercher à y arriver.

Les médecins de l'Antiquité, s'appuyant sur la physiologie de leur époque, attribuaient la goutte à une déviation des humeurs de l'économie. La bile et la pituite, mises en mouvement, se déposent dans les jointures et y provoquent des déformations et des crises douloureuses. Cette théorie humorale, qui est celle d'Hippocrate et de Galien, régna pendant le moyen-âge avec des variantes relatives à la nature du liquide mis en jeu. Cette même doctrine est encore celle de Sydenham (*humorum indigestio*).

Boerhaave, s'écartant quelque peu de cet humorisme,

fait provenir la goutte d'un changement dans les dernières ramifications vasculaires et nerveuses. Cullen en fait une maladie générale des solides, et envisage les tophus comme des effets et non comme la cause des accès de goutte. Puis, se basant sur l'hérédité, cet observateur sagace considère la goutte comme une constitution spéciale du corps qui se transmet des parents aux enfants. La plupart des médecins du XVIIIe siècle, Hoffmann, Van Swiéten, Barthez, etc., acceptent la doctrine de Cullen, et envisagent la goutte comme une maladie générale, intéressant les tissus et accessoirement les humeurs.

La découverte en 1897, par Tenant et Wollaston, de l'acide urique dans les tophus vint tout remettre en question. Déjà, dès l'année 1793, Forbes, à la suite de la découverte par Scheele de l'acide urique dans les calculs urinaires, annonçait comme probable l'existence de l'acide urique dans le sang des goutteux. Plus tard, d'autres médecins, tant en France qu'en Angleterre, se prononcèrent catégoriquement en faveur de l'uricémie, mais sans en donner de preuves certaines. Or, Garrod, en décelant la présence de traces d'acide urique dans le sang normal, et de quantités pondérables dans le sang des goutteux, semblait donner, par cela même, une éclatante démonstration à la doctrine de l'uricémie et mettait de nouveau la théorie humorale en faveur.

Appuyé cette fois, sur une base qu'il juge solide, Garrod n'hésite pas à faire dépendre les manifestations de la goutte d'un excès d'acide urique dans le sang, excès auquel il attribue une double origine : d'une part l'alimentation, d'autre part l'altération des reins, et ces deux influences associées favorisent, selon lui, la formation des dépôts d'urates ou tophus dans les tissus de l'organisme.

Malgré son apparente précision, cette théorie ne

résiste pas à un examen sérieux. — Tout d'abord, l'uricémie peut exister en dehors de toute manifestation goutteuse, comme par exemple dans la leucémie, l'intoxication saturnine, l'anémie grave, et aussi dans certaines affections du foie et de la rate; inversement elle fait parfois défaut, malgré l'existence de phénomènes goutteux, c'est-à-dire dans la goutte elle-même. Ainsi, la théorie de Garrod qui, à son apparition, parut satisfaire les esprits, tant en France qu'en Angleterre, manque d'une base certaine, puisque l'uricémie, qui est l'élément sur lequel elle repose, peut manquer. Or, n'étant pas le phénomène initial de la goutte, l'uricémie en est forcément, vu sa fréquence dans cette maladie, l'un des phénomènes secondaires les plus importants. Interpréter autrement la pathogénie de la goutte, c'est renverser les rôles ; c'est intervertir l'ordre des facteurs.

Ce premier point une fois établi, c'est aux caractères cliniques et anatomiques des manifestations de la goutte qu'il convient de demander la lumière sur la pathogénie de cette maladie. Or, ces manifestations, qu'il s'agisse de fluxions articulaires, d'hémorrhagies, de névralgies, de spasmes, de troubles trophiques, etc., sont incontestablement subordonnées à un désordre du système nerveux, régulateur des circulations locales et de la nutrition générale, c'est-à-dire du *système du grand sympathique.*

La symétrie habituelle des phénomènes goutteux, leur brusque apparition, leur mobilité, leurs intermittences, les sensations subjectives de douleur, de cuisson, de prurit qui les précèdent ou les accompagnent, sont autant de preuves de cette origine, mais l'hérédité si constante dans la goutte fournit encore l'appui le plus solide à cette manière de voir, tandis qu'elle n'explique en aucune façon la doctrine uricémique. Ajoutons que toutes les influences physiques, physiologiques ou autres : fatigue, refroidissement, puberté, ménopause, émotions, etc., susceptibles d'éveiller les manifestations de la goutte, s'adressent directement au système nerveux qu'ils mettent en jeu.

L'observation clinique et l'expérimentation viennent encore appuyer ces considérations ; la première, en nous montrant que certaines altérations spontanées ou accidentelles du système nerveux, de la moelle épinière en particulier, peuvent donner naissance à des désordres semblables à ceux de la goutte ; c'est ainsi que l'arthrite du tabes, manifestement subordonnée à une altération médullaire, a les plus grandes analogies avec les lésions progressives, déformantes des articulations, que la blessure des nerfs des membres est quelquefois suivie de désordres trophiques des doigts, et même, comme j'ai eu l'occasion de le voir, de la rétraction de l'aponévrose palmaire, etc. (1).

L'expérimentation n'est pas moins explicite à cet égard, car il suffit de sectionner certaines branches nerveuses du grand sympathique pour produire des fluxions semblables à celles de la goutte. La section des nerfs du grand sympathique, se rendant à une anse intestinale liée à ses deux extrémités, a pour effet, comme l'a vu Arm. Moreau, l'hyperémie de la portion de l'intestin à laquelle elle se distribue, et un afflux diarrhéique qui ne manque pas d'analogie avec celui qui survient par acte réflexe, chez certains goutteux, lorsque les aliments parviennent au contact de la membrane muqueuse de l'estomac.

Nous pourrions citer un plus grand nombre de faits expérimentaux si ceux qui précèdent ne suffisaient à

(1) E. Lancereaux, *Traité d'anatomie pathologique*, Paris, 1885, t. III, p. 325.

démontrer, de la façon la plus positive, l'origine nerveuse des nombreuses et diverses manifestations qui rentrent dans le cadre de la goutte.

Un second point se trouve ainsi parfaitement éclairci : *la goutte est une maladie dépendante du système nerveux :* mais il reste à rechercher les conditions qui président au désordre de ce système. Serait-ce l'excès d'acide urique ? Nullement, puisque nous venons de dire que les manifestations de la goutte pouvaient exister en dehors de cet excès. Serait-ce l'action d'agents biotiques, par leurs produits de sécrétion interne, ou bien encore celle d'agents chimiques ? Ce sont là autant de questions qu'il nous faut chercher à résoudre.

Les agents biotiques se localisent, comme on le sait, au système lymphatico-sanguin et déterminent des exsudats dits inflammatoires. Or, rien de semblable ne se passe dans la goutte qui affecte de préférence les tissus les moins vasculaires : cartilagineux, fibro-cartilagineux, etc., sans jamais toucher aux éléments lymphatiques, et se traduit par de simples fluxions sans exsudats autres que des urates de soude. En conséquence, l'agent qui met en éveil le système nerveux, dans la goutte, n'est certainement pas un agent biotique. Aussi, est-ce à tort que certains auteurs ont attribué à des microbes jusqu'ici inconnus, sinon la goutte, du moins le rhumatisme articulaire chronique, sans tenir le moindre compte des lésions de cette maladie, bien différentes de celles des maladies infectieuses.

Après Murchison, qui a cherché à attribuer un rôle excessif au foie dans la genèse de la goutte, quelques médecins se sont appliqués tout récemment à démontrer que certaines sécrétions internes, dont l'action s'exerce sur le système nerveux, celle du corps thyroïde en particulier, pouvaient engendrer, sinon la goutte, du moins le rhumatisme chronique, l'asthme, l'urticaire, l'eczéma, mais les raisons qu'ils en donnent ne sont pas convaincantes. D'un côté, en effet, nous voyons des goîtres exophtalmiques se continuer pendant des années, sans qu'il se produise aucun phénomène de goutte ou de rhumathisme chronique ; d'un autre côté, nous avons soigné pendant longtemps un garçon, âgé aujourd'hui de 23 ans, et qui, malgré l'ablation totale du corps thyroïde, à l'âge de onze ans, n'a présenté jusqu'ici aucune des manifestations si caractéristiques de la goutte. Par contre, il a complètement perdu l'usage de ses facultés mentales; il a cessé de s'accroître, a vu tomber une partie de ses cheveux en même temps qu'il est devenu myxœdémateux, etc. (1).

En présence de tels faits, il est impossible d'admettre que les troubles de sécrétion thyroïdienne, pas plus que les troubles de sécrétion interne du foie, soient de nature à produire le désordre nerveux d'où dépendent les manifestations de la goutte.

Est-ce enfin à l'action d'une substance chimique sur le système nerveux, qu'il est possible d'attribuer les nombreuses déterminations morbides de la goutte? Cette dernière hypothèse paraît être la plus vraisemblable. D'abord, parce que les substances chimiques localisent en général, ainsi que la goutte, leur action sur les éléments nerveux de l'organisme, et ensuite parce qu'il existe des intoxications ayant la plus grande ressemblance avec cette maladie.

L'intoxication saturnine est dans ce cas : non seulement elle est caractérisée par des coliques, des douleurs, etc., difficiles à expliquer autrement que par un désor-

(1) E. LANCEREAUX, les Glandes vasculaires sanguines; leur rôle dans la période de croissance. *Semaine méd.*, Paris, 1893, p. 25. *Leçons de Clin. méd.*, t. II, p. 499. Paris, 1894.

dre du grand sympathique ; mais encore elle produit des incrustations uratiques des cartilages diarthrodiaux, qui la rapprochent tellement de la goutte que certains auteurs n'ont pas hésité à admettre l'existence d'une *goutte saturnine*. Notons enfin que l'artério-sclérose, manifestation goutteuse des plus communes, se rencontre également dans le saturnisme, qui est ainsi la maladie la plus rapprochée de la goutte.

Malgré ces ressemblances, il n'est pas possible, cependant, d'identifier ces maladies, mais nous ne sommes pas moins amené à penser que la goutte doit avoir son origine dans une substance chimique qui, de même que le plomb, a pu apporter dans le système nerveux des désordres susceptibles de se continuer par hérédité.

Brown Séquard ayant démontré qu'un simple traumatisme médullaire peut se transmettre héréditairement, on comprend facilement qu'il en soit de même des modifications apportées dans le système nerveux par l'action de certains poisons. C'est précisément ce qui a lieu pour l'alcool, pour le plomb, et aussi pour d'autres intoxications. Or, en s'appuyant de ces considérations, on en arrive à supposer que la goutte provient de modifications semblables qui, en se transmettant par hérédité, sont parvenues à constituer une sorte de race à part, dont l'excitabilité réflexe exagérée serait la cause du grand nombre des maux qui la caractérisent.

CHAPITRE III

ANATOMIE ET PHYSIOLOGIE PATHOLOGIQUES — HÉMATOLOGIE ET UROLOGIE — PATHOLOGIE COMPARÉE

Totum corpus est podagra, écrivait Sydenham ; c'est là un axiome toujours vrai, car loin de se limiter aux articulations, la goutte, s'étendant à tous les organes, produit partout des lésions anatomiques semblables : les unes fluxionnaires, les autres trophiques, et présente ainsi, au point de vue anatomo-pathologique, deux phases distinctes qui se succèdent ou s'associent, à savoir : 1° une *phase vaso-motrice*, 2° une *phase trophique*.

I. — ANATOMIE PATHOLOGIQUE

Phase vaso-motrice. — Cette phase constitue, en général, la première étape de la goutte ; elle consiste en des désordres de la contractibilité des muscles de la vie organique, aussi bien des viscères que des petits vaisseaux.

Les désordres des muscles viscéraux se traduisent par des *spasmes* purement fonctionnels, ayant pour siège principal les orifices naturels ; ils seront étudiés plus loin. Ceux des petits vaisseaux, selon qu'ils viennent à se resserrer ou à se dilater, ont pour effet de l'anémie ou de l'hyperémie.

Dans le premier cas, les parties affectées deviennent

pâles ou livides et se refroidissent; mais, en raison de la faible durée du processus, les tissus ne sont généralement pas modifiés, ou bien il s'y produit de simples nécroses partielles et circonscrites.

Dans le second cas, les tissus rougissent, s'infiltrent de sérosité (œdème), de sang extravasé (hémorragie) ou encore d'urates de soude ou de chaux, ce qui constitue trois variétés d'altération que nous désignons comme il suit : 1° variété congestive; 2° variété hémorragique ; 3° variété uratique.

1° *Variété congestive*. — Caractérisée par la dilatation des petits vaisseaux et l'infiltration de sérosité dans les mailles du tissu conjonctif, cette variété, de beaucoup la plus commune, a pour siège de prédilection les articulations, le tissu conjonctif sous-cutané et la peau, mais elle se rencontre encore dans la plupart des organes, et varie d'intensité suivant le degré de laxité des tissus affectés.

Les *articulations* augmentent de volume par le fait de l'infiltration de sérosité dans les tissus circonvoisins et dans la synoviale qui s'injecte et laisse transsuder une quantité ordinairement peu abondante de liquide, y compris quelques leucocytes, sans fibrine; elles sont colorées, lisses à leur surface et les parties qu'elles réunissent, souvent déviées, en raison de la souffrance que le moindre mouvement suffit, d'ailleurs, à provoquer. La peau qui les recouvre devient luisante et laisse au doigt la sensation d'un œdème dur. Toutes les articulations sont sujettes à ces fluxions, principalement celles des pieds et des mains; ce sont, par ordre de préférence, les articulations des gros orteils et puis des autres doigts des pieds, celles des articulations correspondantes des membres supérieurs, les articulations tibio-tarsiennes, celles des genoux, des coudes, des épaules et enfin celles des hanches.

Le tissu conjonctif sous-cutané est le siège de fluxions semblables, moins bien connues. Celles-ci se montrent sous la forme circonscrite ou sous la forme diffuse. La forme circonscrite varie depuis la simple tache érythémateuse, la papule d'urticaire et le bouton d'érythème noueux, jusqu'à l'apparition de nodosités du volume d'une noix ou d'une pomme. Ces éruptions diverses ont pour siège de prédilection les parties voisines des articulations, du périoste et des tissus fibreux. Elles sont communes aux mains, aux régions antérieures des jambes et postérieures des avant-bras et se voient encore sur le tronc, les oreilles, sur le menton, les joues, etc.

Un homme d'une soixantaine d'années, atteint de tophus goutteux, fut soigné par nous à plusieurs reprises pour des saillies ou boutons d'un rouge violacé, du volume d'une noisette, d'une noix, ou d'une pomme d'api qui se manifestaient tout à coup sur plusieurs points de la figure, et disparaissaient au bout de 40 à 50 heures, sans laisser d'autres traces qu'une desquamation et un léger état violacé de la peau ; en somme, ces accidents, assez semblables à ceux de l'érythème noueux, étaient, comme ces derniers, sous la dépendance d'un trouble vaso-moteur circonscrit.

La forme diffuse, peu étudiée, se rencontre ordinairement sous l'apparence de larges plaques, de zones ou de bandes étendues de plusieurs centimètres, et situées, en général, sur le trajet des cordons nerveux. Ces poussées, dans certains cas, enveloppent tout un membre et peuvent en imposer pour un phlegmon diffus, avec cette différence que jamais elles ne suppurent, qu'elles disparaissent tout à coup, ainsi que les poussées articulaires, au bout de quelques jours, sauf à reparaître plus tard sur le même point, de préférence sur un autre point.

Un goutteux, soigné pour une crise d'urémie qui m'avait donné les plus vives inquiétudes, se trouvait fort bien la veille au soir, quand, vers cinq heures du matin, son valet de chambre vint me chercher en toute hâte, me disant que son maître avait passé une très mauvaise nuit. A mon grand étonnement, je constatai, à quelques centimètres au-dessus du genou gauche, une tuméfaction douloureuse rouge, violacée, comme s'il s'agissait d'un phlegmon diffus, occupant le tiers inférieur de la cuisse.

Cette tuméfaction, surmontée de veines dilatées et volumineuses, était le siège d'une élévation de température des plus manifestes, à tel point que, l'ayant prise tout d'abord pour un phlegmon diffus, j'en arrivai à condamner irrémédiablement mon malade qui présentait, en outre, une fièvre intense. Cependant, la brusque apparition de cette affection dans la nuit, et cela sans cause appréciable, sans aucune plaie ou égratignure, la physionomie relativement bonne du malade étaient autant de circonstances qui ne tardèrent pas à me rassurer.

Me rappelant plusieurs cas semblables, chez des goutteux pour lesquels j'avais été appelé en consultation, je finis par considérer cet accident comme une simple poussée goutteuse du tissu conjonctif sous-cutané, ce qui était exact, car, au bout de quelques jours, j'avais la satisfaction de voir disparaître cette énorme fluxion sous l'influence de quelques grammes d'antipyrine. Peu de jours plus tard, survint une semblable poussée dans l'un des poignets.

Les faits de ce genre sont souvent embarrassants pour les médecins qui, faute de bien connaître les manifestations de la goutte, les prennent pour des phlegmons. Mais, quoiqu'il en soit, ces faits mettent en évidence les fluxions goutteuses du tissu cellulaire sous-cutané. Or, des poussées analogues peuvent se produire au sein des viscères, puisque la goutte, tout en ayant une préférence marquée pour les tissus fibro-cartilagineux, n'épargne, pour ainsi dire, aucun organe.

Les oreilles, formées surtout de cartilage et de tissu fibreux, sont, par cela même, prédisposées aux fluxions goutteuses qui se manifestent par la tuméfaction et la rougeur de la conque, du conduit auditif et quelquefois aussi des parties plus profondes. Assez souvent ces fluxions laissent, à leur suite, sur les cartilages auriculaires, des dépôts d'urate de soude sous forme de petits points blanchâtres, miliaires ou lenticulaires, stigmates importants pour le diagnostic de la goutte.

L'œil est exposé à de semblables lésions, et un certain nombre d'ophtalmies, caractérisées par la fluxion de cet organe tout entier, ou seulement de quelques-unes de ses parties, méritent d'être rattachées à la goutte. Le glaucome, dans certains cas, paraît être le simple effet de phénomènes congestifs, liés à cette même maladie; la preuve en est dans l'absence d'exsudats oculaires au cours de cette affection. La sclérotique n'y échappe pas, car elle a été trouvée, à plusieurs reprises, infiltrée sur des points circonscrits de dépôts uratiques.

Les méninges et l'encéphale lui-même offrent des désordres du même genre, à en juger par certains accidents passagers et intermittents, plus particulièrement propres aux goutteux : tels les vertiges, certaines attaques apoplectiques ou même épileptiformes (Trousseau); qu'il s'agisse, dans ces cas, de vaso-dilatation ou de vaso-constriction des vaisseaux encéphaliques, le fait est prouvé par les dépôts uratiques, rencontrés chez les goutteux au sein de ces organes.

Semblables fluxions paraissent atteindre également les organes génito-urinaires des goutteux. Difficiles à constater dans les reins, en raison de la rareté des autopsies, ces fluxions n'existent pas moins dans certains cas où ces organes se tuméfient et deviennent douloureux, au point d'en imposer pour des crises de coliques néphrétiques et même de coliques hépatiques. Plus facilement appréciables dans les testicules, ces mêmes désordres se manifestent par la tuméfaction du corps de ces organes qui rappelle celle des oreillons, apparaît et disparaît au bout de quelques jours, sans laisser trace de son passage, ainsi que l'a vu Debout d'Estrées, qui a pu en observer plusieurs exemples.

Les glandes salivaires n'échappent pas à ces poussées goutteuses. Aussi voit-on les glandes parotides se tuméfier tout à coup et revenir, au bout de quelque temps, à leur état normal ; c'est du moins ce que nous avons pu constater à la suite de l'emploi de l'aspirine.

Semblables manifestations peuvent sans doute se produire du côté du foie, si on en juge par certains accidents aigus de cette glande avec ou sans ictère, généralement pris pour des crises de coliques hépatiques. Les veines sont encore sujettes à ces mêmes désordres, car ce qu'on appelle phlébite goutteuse n'est vraisemblablement qu'une fluxion du même genre, avec ou sans coagulation du liquide sanguin. Le cœur est sans doute aussi atteint de fluxions goutteuses, malgré la difficulté que l'on éprouve à les reconnaître, car il est vraisemblable que certaines affections cardiaques douloureuses et passagères n'ont pas d'autre cause ; on peut en dire autant des artères, en raison surtout des battements dont elles sont souvent le siège.

Les lésions vaso-motrices des organes respiratoires s'observent dans les poumons aussi bien que dans les voies aériennes. — Dans les poumons, elles se manifestent sous forme de fluxions congestives et séreuses rarement constatées *de visu*, mais sur la nature desquelles l'examen clinique ne laisse pas de doute. Dans les cas où il a été possible d'examiner ces organes, ils étaient fortement œdématiés, congestionnés, et cependant ils ne renfermaient aucun exsudat inflammatoire, comme dans la pneumonie franche. — L'altération des voies respiratoires, plus facile à reconnaître, se traduit au niveau des fosses nasales par une tuméfaction légère, accompagnée d'une rougeur uniforme qui s'étend à la plus grande partie du nez. Simultanément avec cet afflux sanguin, il se produit un flux séro-muqueux constitué, tout d'abord, par un liquide clair et transparent remarquable par sa grande abondance. Semblables altérations se rencontrent encore dans le larynx et dans les bronches, sous forme de poussées successives généralement associées à des quintes de toux. Ces poussées s'améliorent et disparaissent au bout de quelque temps; mais, dans certains cas, la fluxion persiste, passe à l'état chronique, la rougeur diminue, l'expectoration, plus compacte et moins transparente, finit quelquefois par devenir purulente, sous l'influence sans doute de l'action de microbes venus de l'extérieur, car le propre des poussées congestives de la goutte n'est pas de suppurer.

Les fluxions des organes digestifs se manifestent, ainsi que celles des voies respiratoires, par une injection vasculaire plus ou moins vive, avec légère tuméfaction, et un excès de sécrétion, comme il est possible de s'en rendre compte pour la bouche, la langue et le pharynx. Semblables phénomènes peuvent, selon toute apparence, avoir lieu dans l'estomac et les intestins. On est du moins conduit à le supposer en présence des vomissements muqueux et bilieux, comme aussi des crises diarrhéiques relativement communes chez les goutteux. Celles-ci survenant, en général, à la suite des repas par le fait, sans doute, d'un acte réflexe, portent à croire à l'existence de fluxions que semble confirmer l'infiltration uratique des villosités intestinales, observée dans quelques cas (1).

Mais c'est à tort, selon nous, que certaines gastrites et entérites ont été attribuées à la goutte, car le propre des lésions goutteuses de cette première phase est de s'arrêter à la fluxion sans jamais aller jusqu'à la véritable inflammation.

Ces lésions sont constituées, en effet, par la simple dilatation des petits vaisseaux avec extravasation, dans les mailles du tissu conjonctif et dans les cavités articulaires, d'une sérosité claire, transparente, fortement albumineuse et non fibrineuse, renfermant à peine quelques leucocytes et quelques hématies, et une légère sécrétion de mucus lorsqu'il s'agit des membranes muqueuses. Aussi, ne voit-on jamais ces processus aboutir à une nouvelle formation, pas plus qu'à la suppuration, à moins de leur pénétration, dans de rares cas, par des microbes pyogènes. Tels sont les véritables caractères des lésions goutteuses; faciles à reconnaître, ils peuvent être considérés comme pathognomoniques ; en tout cas, ils séparent nettement les manifestations de la goutte de celles de la plupart des maladies infectieuses, et, d'ailleurs, les organes lymphatiques, toujours plus ou moins lésés dans ces dernières maladies, conservent leur intégrité dans la goutte.

2° *Variété hémorragique.* — Les fluxions hémorragiques s'observent dans la plupart des organes et de préférence dans ceux que tapisse une membrane muqueuse; par contre, elles ne se voient pas dans les cavités séreuses. On pourrait croire que ces hémorragies sont des faits de hasard, mais il n'en est rien; nous en avons la

(1) Voy. Rendu, art. *Goutte*, du Dict. encyclopéd. des sciences médicales, série 4, t. X, Paris, 1884.

preuve dans la variabilité de leur siège, selon l'âge des individus. Dans le jeune âge, en effet, les voies supérieures, respiratoires et digestives, les organes thoraciques sont particulièrement affectés, tandis que, dans l'âge avancé, ce sont les viscères abdominaux : intestins et vessie en sont le siège habituel. Leurs causes occasionnelles sont les émotions, la fatigue, le refroidissement, les indigestions, etc.

A la peau et dans le tissu conjonctif sous-cutané ces hémorragies, faciles à observer, se traduisent par une tuméfaction légère avec ou sans œdème et par des extravasations sanguines, plus ou moins étendues : purpura, taches ecchymotiques, etc. Chez un jeune garçon de 5 à 6 ans, fils d'une mère goutteuse, il m'arriva de voir apparaître brusquement, à la suite d'une légère fatigue, un purpura symétrique de la partie inférieure des deux jambes qui m'inquiéta tout d'abord, mais que je ne tardai pas à rattacher à une disposition héréditaire. Associé à un léger œdème sous-cutané et à quelques douleurs articulaires, ce purpura, en effet, céda au bout d'une quinzaine de jours, sans laisser la moindre trace, et fut suivi plus tard d'épistaxis.

Depuis lors, j'ai eu l'occasion d'observer bien des fois le même accident sur les membres et de préférence au voisinage des articulations, sur les portions de peau en rapport immédiat avec un tissu fibreux, et notamment à la région antérieure du tibia. Ce purpura se montre sous la forme de taches plus ou moins régulières, variant de plusieurs millimètres à un centimètre de diamètre. — D'un rouge brunâtre, ces taches subissent peu à peu les transformations du sang épanché, et diffèrent sensiblement des points purpuriques situés à la base des poils dans le scorbut. Wickham Legg n'hésite pas à admettre une certaine relation entre la goutte et l'hémophilie;

Dyce Duckworth, tout en la combattant, n'est pas éloigné d'y croire (1).

Les hémorragies goutteuses des membranes muqueuses se produisent assez habituellement au cours de l'adolescence et à la fin de l'accroissement, elles ont pour siège habituel les membranes muqueuses des fosses nasales, du pharynx, des bronches, tandis que, plus tard, elles se localisent de préférence aux membranes muqueuses du tube digestif et de la vessie, comme si elles procédaient de haut en bas.

Les épistaxis, accidents relativement communs chez les jeunes gens, n'offrent d'autre lésion qu'une simple fluxion, mais si on veut bien se donner la peine de faire un examen attentif de l'état de santé des parents, on ne tarde pas à reconnaître que ceux-ci, la plupart du temps, sont de race goutteuse, et qu'ainsi l'épistaxis apparaît en vertu d'une fluxion qui est l'une des premières manifestations de la goutte. Certaines hémorragies du pharynx n'ont pas d'autre origine. L'un de nos malades goutteux, grand et sec, m'apprit un jour qu'il venait de perdre une assez grande quantité de sang par la bouche et ajouta, avec raison, qu'il ne s'en effrayait pas, car il savait qu'il s'agissait d'un déplacement de ses hémorrhoïdes; celles-ci, en effet, ne sont que des poussées congestives semblables à celles qui produisent les épistaxis et plusieurs autres hémorragies.

Les voies respiratoires sont encore un siège relativement commun des hémorragies de la goutte, et c'est là une particularité qu'il ne faut pas oublier. En ce moment même, je soigne un jeune homme de 25 ans, fils de père et mère goutteux, qui, il y a cinq ans, sans avoir jamais eu ni épistaxis, ni hémorrhoïdes, fut pris d'une

(1) DYCE DUCKWORTH, *Traité de la goutte*, trad. française, Paris, 1892, p. 186.

première hémoptysie. Celle-ci se répéta l'année suivante, et enfin trois et cinq ans plus tard. Or, jamais il ne me fut possible de constater chez ce garçon, très coloré, le moindre signe de tuberculose; mais, par contre, il est dyspeptique, migraineux et fortement hypocondriaque, comme le sont la plupart des goutteux. J'ai pu observer plusieurs cas semblables chez des goutteux que des médecins des plus distingués avaient considérés comme atteints de tuberculose et qui n'avaient, en réalité, qu'une simple prédisposition aux hémorragies nerveuses.

Un homme d'une cinquantaine d'années, obèse et goutteux, me fit appeler un jour pour une hémoptysie des plus abondantes survenue dans la nuit à la suite d'un dîner copieux; l'examen le plus approfondi des organes respiratoires et circulatoires ne m'ayant rien révélé et sachant, d'ailleurs, que cet homme s'était toujours bien porté, j'en arrivai à conclure qu'il s'agissait d'une hémoptysie névropathique, se rattachant à la goutte et en réalité cet homme a pu vivre longtemps, sans présenter le moindre désordre des organes thoraciques.

Les voies digestives supérieures sont rarement le siège d'hémorragies de ce genre; cependant, il nous a été donné d'observer des stomatorrhagies et des gastrorrhagies qui nous ont paru se rattacher à la goutte. Il n'en est pas de même des régions inférieures du tube digestif, car si la partie supérieure de l'intestin est rarement le siège de phénomènes de ce genre, il en est autrement de sa région inférieure. Celle-ci, comme on le sait, est le siège des hémorrhoïdes, accidents des plus communs chez les goutteux.

A part quelques cas liés à l'obstacle apporté au cours du sang de la veine porte par une cirrhrose hépatique ou par une compression quelconque des veines mésaroïques, les *hémorrhoïdes*, à l'encontre de ce que pensent un certain nombre de médecins et de chirurgiens, ont une origine nerveuse et non pas mécanique; en effet, elles se rencontrent dans des cas où il est impossible de constater cette dernière cause, et, d'ailleurs, elles sont peu ou pas influencées par la station debout et par la constipation. Pour en bien saisir le mécanisme, il est bon de rappeler que le plexus hémorroïdal forme un réseau sous-muqueux disposé au pourtour du sphincter externe de l'anus, et que de ce réseau partent des ramifications qui traversent la couche musculaire, produisent un nouveau réticulum veineux dans le tissu sous-cutané à la circonférence de l'anus. Les veines du plexus sous-muqueux se dilatent tout d'abord, présentent ensuite des saillies et des inégalités un peu molles, violacées, brunâtres ou grisâtres, isolées ou disposées en bourrelets. Le rectum incisé laisse voir une ou plusieurs zones de boutons superposés, ou encore des saillies pyriformes qui diminuent au fur et à mesure qu'on s'élève, et sont constituées en partie par des amas de circonvolutions variqueuses; ces saillies correspondent aux plis longitudinaux très vasculaires de la face interne de l'anus, et lorsqu'on les incise on reconnaît qu'elles sont formées par des aréoles remplies de sang, dont les dimensions varient depuis le volume d'un grain de mil jusqu'à celui d'un noyau de cerise.

Ces aréoles, qui donnent à la tumeur hémorrhoïdale son apparence caverneuse, sont tapissées par une membrane très mince qui est la continuation immédiate de la tunique interne des veines. Tels sont les caractères anatomiques des hémorrhoïdes internes et, dès lors, il est facile de comprendre que ces tumeurs, susceptibles d'une augmentation de volume par afflux sanguin, puissent faire saillie, au moment des évacuations, s'étrangler sous l'influence de la contraction spasmodique du sphincter, se rompre enfin et donner lieu à des hémorragies abondantes.

Constituées dans le principe par des varices situées sous la peau de l'anus, les hémorrhoïdes externes sont entourées d'un tissu lâche qui s'épaissit, s'indure peu à peu, d'où il résulte des boutons parfois difficiles à distinguer des caroncules de l'anus. Ces petites tumeurs ne déterminent jamais de vives douleurs et ce serait une grave erreur que de leur attribuer les tourments inhérents aux hémorrhoïdes internes.

L'encéphale, chez les goutteux, n'est pas à l'abri des poussées congestives et hémorragiques. Celles-ci en effet ne sont pas rares, du moins chez les anciens hémorrhoïdaires ; aussi sommes-nous d'avis, avec plusieurs auteurs, qu'il y a lieu de respecter les hémorrhoïdes, et même de chercher à les rappeler parfois dans le but de prévenir certaines hémorragies cérébrales.

De nombreuses observations nous ont appris en effet que le plus grand nombre de ces hémorragies ne proviennent pas uniquement d'un acte mécanique, tel que la rupture d'un vaisseau sous l'influence de la tension sanguine ; nous en avons la preuve dans le fait que cet accident, dans les neuf dixièmes des cas, survient vers le matin, à la descente du lit, plus rarement à la suite d'un repas copieux, d'une vive émotion, d'une grande fatigue, d'un voyage en chemin de fer, etc., toutes circonstances dans lesquelles il y a lieu de croire à un afflux sanguin vers l'encéphale.

Les hémorragies des voies urinaires viennent tantôt de la vessie, tantôt des uretères ou des bassinets, exceptionnellement des reins. Le sang qui s'écoule par le canal de l'urèthre avec l'urine, parfois abondant, n'est pas toujours mélangé, il est habituellement rouge, sans cylindres fibrineux moulés sur les voies urinaires ; il apparaît tout à coup, s'en va de même, et rappelle ainsi la brusquerie du début et de l'évolution de la plupart des manifestations de la goutte ; les faits en sont relativement nombreux, nous y reviendrons plus loin.

La plupart des organes, en résumé, peuvent être le siège d'hémorragies qui, tant par leurs caractères que par leur évolution et leur association avec différentes manifestations de la goutte, se rapportent incontestablement à cette maladie. Ces hémorragies ont pour caractères, en effet, de se produire sans lésions appréciables des tissus ou des organes, à la suite d'une fluxion suivie de l'extravasation du sang par une sorte de diapédèse globulaire, d'apparaître tout à coup et souvent aussi de disparaître de même ou bien spontanément ou bien sous l'influence d'un médicament, de la quinine en particulier, et de se rencontrer chez des personnes nerveuses exposées aux fluxions et la plupart du temps atteintes d'un certain nombre de stigmates ou d'accidents goutteux.

3° *Variété uratique.* — Caractérisée par l'infiltration ou le dépôt, dans certains tissus, d'urates alcalins, cette variété est toujours considérée comme la pierre de touche de la goutte ; mais en réalité elle est loin d'être constante et peut exister en dehors de cette maladie, comme par exemple dans l'intoxication saturnine, la leucémie, et d'autres états pathologiques.

Les tissus cartilagineux, fibreux, ou fibro-cartilagineux, c'est-à-dire les tissus les moins vasculaires, sont le siège de prédilection des dépôts uratiques qui, s'ils sont abondants, finissent par les détruire et constituent des sortes d'abcès susceptibles, lorsqu'ils sont rapprochés de la peau, de la perforer et de se vider au moins partiellement au dehors.

Les cartilages diarthrodiaux, dans lesquels se font le plus souvent ces dépôts, perdent leur état lisse et leur teinte normale, puis, présentent des stries ou taches d'un blanc mat, semblables à un dépôt de craie formé dans leur épaisseur, et qui, en se développant, s'étendent jusqu'à la surface articulaire, tandis que les sels uratiques qui les constituent peuvent se déverser dans la cavité de la synoviale (fig. 1 et 2).

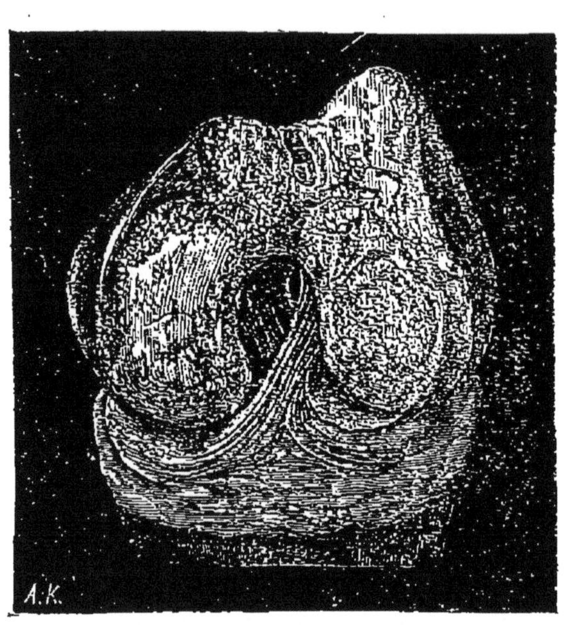

Fig. 1. — Surface articulaire des condyles fémoraux, parsemée de points, de taches et de lignes blanchâtres formés par l'incrustation d'urates de soude dans les cartilages diarthrodiaux.

Ces dépôts s'observent, en outre, dans la plupart des cartilages et des fibro-cartilages, y compris les cartilages des oreilles, du larynx, de la trachée, et des bronches. Malgré une moindre affinité pour les tissus fibreux, les ligaments articulaires, les tendons, la dure-mère, etc., ils s'y rencontrent quelquefois; on les a même vus à la surface des valvules cardiaques (1) et jusque dans l'endartère.

C'est, en général, par les cartilages diarthrodiaux que commence l'infiltration uratique, et tout d'abord dans leur portion la plus superficielle. Elle se produit soit à

(1) Voy. E. Lancereaux, *Atlas d'Anatomie pathologique*, Paris, 1871, p. 214, pl. 22, fig. 4.

l'intérieur des cellules, soit dans leurs intervalles et de préférence vers le centre de la surface articulaire, comme si les parties les moins accessibles à la circulation y étaient les plus exposées; mais elle se retrouve encore dans les cellules cartilagineuses et endothéliales des franges synoviales et même sur cette membrane dont la cavité peut se remplir d'une bouillie blanche, semblable à du plâtre gâché. Les ligaments, les tendons voisins des articulations, les bourses synoviales elles-mêmes participent quelquefois à cette même incrustation. Le tissu cellulaire du voisinage n'y échappe pas toujours et les dépôts qui s'y forment peuvent être assez abondants pour constituer des tumeurs un peu molles, donnant à la peau qu'elles distendent une teinte jaunâtre, et pouvant, dans certains cas, la perforer.

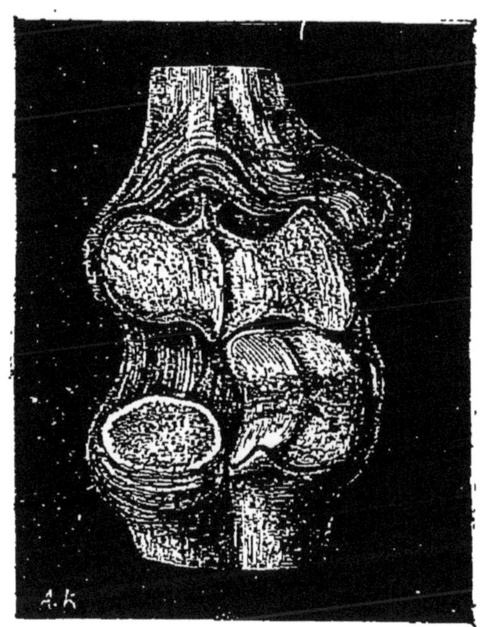

Fig. 2. — Surfaces articulaires du coude, semées de taches blanches, résultant de l'infiltration des éléments cartilagineux par des sels uratiques.

Ces tumeurs, qui ont pour siège habituel les régions antérieures et postérieures des articulations des mains et des pieds, ne seront pas confondues avec les ostéophytes, d'une dureté plus considérable et situés de préférence sur les parties latérales des articulations.

Les incrustations tophacées des cartilages des oreilles, beaucoup plus fréquentes chez l'homme que chez la femme, sont tantôt uniques, tantôt multiples et disposées en chapelet; d'un volume qui varie depuis celui d'une tête d'épingle jusqu'à celui d'un pois ou d'une lentille, elles ressemblent assez à de petites perles. Le plus souvent situées dans la gouttière de l'hélix, elles ont une consistance ferme, crayeuse, et parfois molle ou fluide, à tel point qu'une simple piqûre pratiquée sur la petite tumeur donne issue à un liquide lactescent.

Ces concrétions, déjà signalées avant Garrod, ont été bien étudiées par cet observateur qui a fait valoir l'intérêt qu'elles peuvent avoir pour le diagnostic de la goutte. Elles se détachent tôt ou tard, quand elles sont dures, par un travail d'élimination qui s'effectue sans le moindre indice d'inflammation et une simple petite fossette marque le lieu où elles existaient; mais lorsqu'elles sont enfermées dans une sorte de kyste, celui-ci persiste après l'évacuation de son contenu, sous forme d'une tumeur arrondie, percée à son sommet d'un petit pertuis. Les traces que laissent ces tumeurs n'offrent pas un moindre intérêt diagnostique que les concrétions qui les précèdent, elles sont simplement plus difficiles à reconnaître.

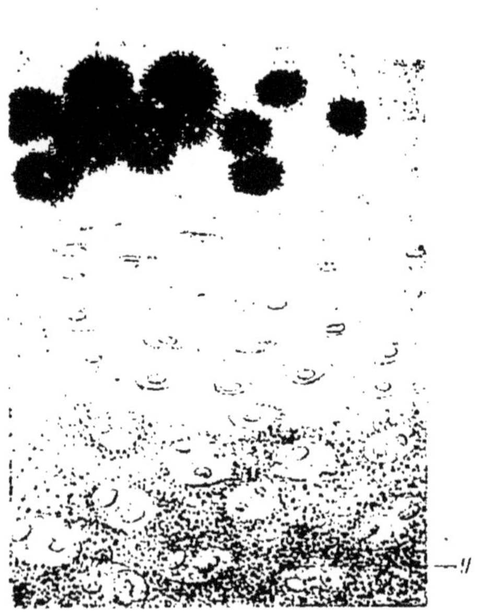

Fig. 3. — Coupe microscopique du cartilage thyroïde, où se voient en *c*, des amas de cristaux d'urate de soude et en *g* de simples granulations, grisâtres.

Les cartilages du larynx, ceux des bronches, pour être moins exposés que ceux de l'oreille aux concrétions tophacées, ne présentent pas moins, dans quelques circonstances, les mêmes dépôts, soit à leur surface, soit dans leur épaisseur. Garrod a signalé l'encroûtement uratique du cartilage arythénoïde; Virchow a trouvé un petit tophus dans la partie supérieure de la corde vocale droite ; Litten a décrit la présence de ces mêmes dépôts sur les ligaments cricoarythénoïdiens, et dans un cas qui m'est personnel (fig. 3), les cartilages thyroïde, cricoïde, et les disques intervertébraux (fig. 4) se trouvaient incrustés de dépôts blanchâtres formés d'urates alcalins. Semblables altérations ont encore été constatées, rarement il est vrai, dans les cartilages bronchiques.

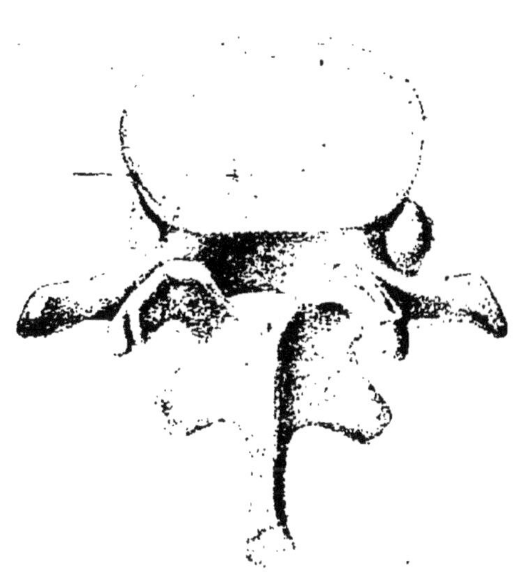

Fig. 4. — Vertèbre lombaire dont le disque offre à son centre un dépôt blanchâtre, grenu, formé de sels uratiques.

Examinée au microscope, la matière dite tophacée est entièrement formée de cristaux aciculaires (fig. 5), faciles à constater dans les cellules par cartilages diarthrodiaux, à l'exception de certains cas où ils se présentent sous forme d'amas disséminés, semblables à une matière amorphe qui, d'après Garrod, ne serait qu'une agglomération de cristaux. Additionnées d'une goutte d'acide acétique, les préparations microscopiques laissent apercevoir des cristaux rhomboédriques d'acide urique. Traités d'abord par l'eau froide, ensuite par l'alcool, puis par l'eau chaude, les tissus affectés deviennent transparents et les réactifs usités pour ce lavage laissent déposer des cristaux d'urate de soude qui, par incinération, fournissent du carbonate de soude; mais traités à leur tour par l'acide azotique bouillant et par l'ammoniaque, ces mêmes produits donnent naissance à du purpurate d'ammoniaque, ou murexide, dont la couleur est caractéristique.

La peau et le tissu sous-jacent, dans certains cas, s'infiltrent aussi d'urates de soude. Lecorché a trouvé dans l'épaisseur de la peau des doigts, à la face palmaire surtout, des noyaux tophacés qui se présentaient sous la forme de petites saillies jaunâtres, lenticulaires ou miliaires, entourées d'une aréole vasculaire, faisant

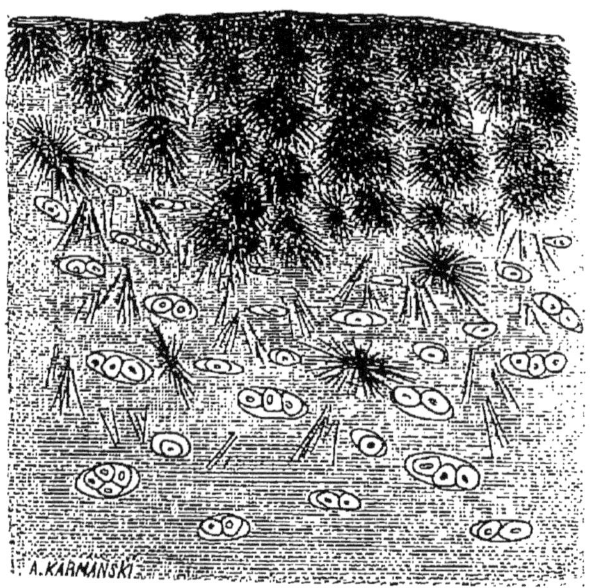

Fig. 5. — Coupe microscopique du cartilage du genou perpendiculaire à la surface libre; elle présente des amas de cristaux aciculaires d'urate de soude développés au sein des capsules cartilagineuses.

corps avec l'épiderme. Ces noyaux ulcèrent parfois la peau et laissent à leur suite des cicatrices caractéristiques, indélébiles.

Ideler, Todd, Garrod, Charcot et d'autres auteurs ont observé de petites concrétions d'urate de soude sur les paupières et aussi dans l'épaisseur des téguments de la face, en particulier sur l'aile du nez. Dans un cas personnel, une substance blanchâtre, formée d'urates de soude, s'échappait par la pression d'une tumeur lenticulaire, située sur le nez et dont la présence pouvait être considérée comme un indice à peu près certain de la goutte. Les tendons, de même que les ligaments et les tissus fibreux péri-articulaires, le tendon d'Achille en particulier (fig. 6), offrent, dans certains cas, des dépôts uratiques, sous forme de petites tumeurs blanchâtres et grenues. Garrod a observé un dépôt goutteux, gros comme un petit pois, dans le tissu fibreux du corps caverneux. Les méninges, et surtout la dure-mère, sont également exposées à ces mêmes désordres, témoin le fait rapporté par Ollivier (1), d'un homme de quarante-cinq ans, ayant souffert de douleurs constrictives autour du cou, du thorax et de l'abdomen, avec irradiations fulgurantes le long des membres, de façon à faire croire à un tabes, et chez lequel existaient, à la face externe de la dure-mère spinale, une série de granulations blanches qui formaient une couche uniforme, s'étendant depuis la troisième vertèbre jusqu'au canal sacré, avec prolongation sur les gaînes des nerfs spinaux. Schrœder van der Kolk a vu le névrilème des nerfs périphériques envahi, sur plusieurs points, par des dépôts d'urate de soude. Albert, cité par Rendu, a signalé aussi l'existence de concrétions uratiques à la surface des méninges spinales ; d'ailleurs, il a été trouvé à plusieurs reprises dans le liquide céphalorachidien des urates de soude sous forme de petits grains et même sous forme de crist aux (Cornil).

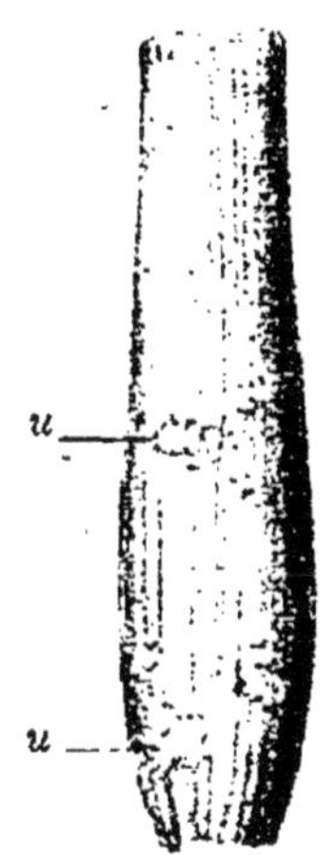

Fig. 6. — Tendon d'Achille, offrant en *u u*, des amas d'urate de soude.

Si les centres nerveux n'échappent pas aux atteintes

(1) A. Ollivier, *Archives de physiologie normale et pathologique*, sér. 2, t. V, p. 455. Paris, 1878.

des fluxions goutteuses, par contre, ils sont rarement le siège de dépôts d'urate de soude. Cependant, Norman Moore a trouvé de l'acide urique dans un foyer de ramollissement encéphalique chez un goutteux qui présentait des tophus articulaires, et si nous ne connaissons pas d'autre fait d'un semblable désordre, c'est vraisemblablement parce que les recherches laissent à désirer sur ce point.

L'incrustation uratique des reins siège de préférence dans la région des pyramides qui présentent à la coupe des stries blanchâtres, parallèles aux tubes urinifères. Castelnau (1), qui les a bien étudiées, s'exprime à leur sujet, comme il suit : « Tous les cônes tubuleux renferment des dépôts de matière blanche comme l'émail, en tout semblables à ceux des articulations ; cette matière est disposée en stries très fines qui affectent la direction des tubes urinifères et semble être contenue dans les tubes eux-mêmes ; ce n'est que dans des points très rares qu'on la trouve sous forme de granulations amorphes infiniment petites et toujours d'un blanc éclatant. » Garrod et ensuite Charcot et Cornil (2) ont décrit ces mêmes altérations; mais ils ne sont pas entièrement d'accord sur leur siège initial à l'intérieur ou en dehors du tube urinifère. Rendu donne raison à Garrod, qui le place dans le tissu interstitiel; au contraire, nous croyons avec plusieurs auteurs que ce dépôt a lieu dans les tubes urinifères, comme on peut s'en rendre compte par la figure 5 de la planche 53 de notre *Atlas d'Anatomie pathologique* reproduite ici, où l'on voit, sur le trajet des tubuli collecteurs, des concrétions formées de cristaux aciculaires, disposés au pourtour d'un centre commun et diver-

(1) Castelnau, *Arch. générales de médecine*, 1848, t. III, p. 285.

(2) Charcot et Cornil, *Mém. de la Société de Biologie*, t. V, p. 153. Paris, 1864.

geant comme les rayons d'une roue ; d'autres cristaux, disposés en forme d'éventail et, situés tout d'abord dans les tubes urinifères, ont fini par les détruire et par envahir le tissu environnant (fig. 7). Les épithéliums situés au voisinage de ces dépôts sont granuleux, mais ceux qui existent dans le reste de l'étendue du rein ne sont pas lésés.

A côté de ces incrustations, il est commun d'observer chez le goutteux, dans les calices et les bassinets, de petites concrétions d'acide urique dont le déplacement est la cause habituelle des crises de coliques néphrétiques. Ces concrétions, enfin, peuvent être le point de départ de calculs plus ou moins volumineux du bassinet avec ou sans irradiation dans les calices et le rein, avec ou sans pyélite consécutive.

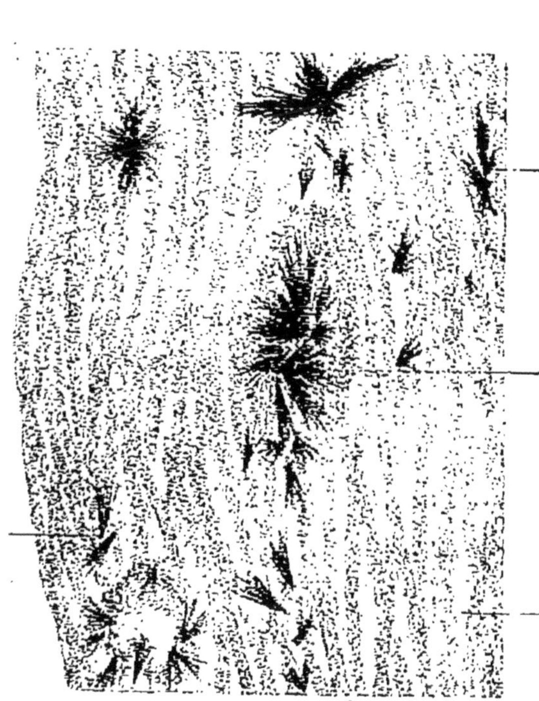

Fig. 7. — Coupe microscopique longitudinale d'une pyramide de Malpighi (150 diamètres). *cc*, cristaux uratiques disposés en amas, au niveau de points clairs où existe une atrophie, sinon une destruction des tubuli ; *aa*, ces mêmes cristaux obliquement disposés par rapport aux canalicules à l'intérieur desquels ils paraissent avoir pris naissance.

Dans la vessie, la gravelle urique est quelquefois aussi le point de départ de calculs volumineux, bien que, dans la plupart des cas, elle ne donne lieu qu'à des graviers de moyen calibre n'entraînant pas toujours la suppuration de ce réservoir.

Les veines offrent de rares dépôts uratiques, car le cas rapporté par Schrœder vander Kolk, dans lequel les parois et les valvules veineuses étaient profondément infiltrées d'urates de chaux, est à peu près unique dans les Annales de la science; mais il se pourrait que ces lésions fussent plus fréquentes si on se donnait la peine de les chercher plus souvent.

Les infiltrations uratiques observées dans les valvules aortiques (1) et mitrale (2) plaident, du moins, en faveur de cette manière de voir. Dans un fait observé par moi, il existait, sur la face auriculaire de la valvule mitrale, des végétations villeuses, rudes au toucher, formant de petites houppes grisâtres, constituées histologiquement par du tissu fibroïde parsemé de grains opaques, qui, traités par l'acide acétique, se dissolvaient et se transformaient en cristaux d'acide urique. Dans un autre cas, ces mêmes valvules étaient le siège d'un dépôt granuleux uratique, disposé sous forme de bande blanchâtre ou d'un pointillé d'apparence calcaire (fig. 8). Si ces altérations ont été rarement observées, c'est peut-

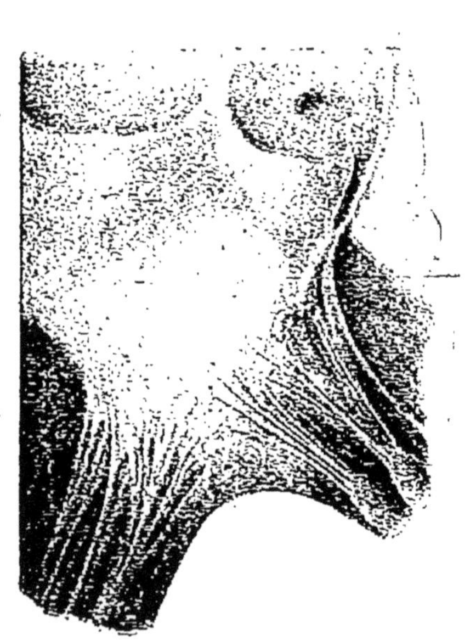

Fig. 8. — Valvules sygmoïdes et mitrale. A l'insertion de l'une des premières se trouve un dépôt linéaire, allongé, formé d'urates de soude dans sa profondeur et de quelques cristaux d'acide urique à sa surface libre.

(1) Sidney Coupland, *Gouty concretions of the aortic valves. Transact. of the pathol. Soc. of London*, 1873, t. XXIV, p. 69).
(2) E. Lancereaux, *Gaz. méd. de Paris*. 1868, p. 187.

être parce que, en présence d'incrustations de ce genre dans l'épaisseur des valvules cardiaques, on ne se donne la peine ni de les examiner au microscope, ni de les traiter par les réactifs nécessaires.

Ce que nous savons des veines et du cœur nous amène à supposer que de semblables dépôts peuvent avoir lieu du côté des artères, ce qui d'ailleurs a été constaté par Landerer, Bramson, Bence Jones. Dans un cas cité par ce dernier auteur, il y avait de l'acide urique associé à du phosphate et à du carbonate de chaux, mais les artères sont avant tout le siège de lésions trophiques dont nous aurons à parler plus loin.

Phase trophique. — Cette seconde phase anatomique de la goutte succède à la phase congestive ou survient d'emblée. Elle est caractérisée par des lésions, semblables à celles des articulations dans le tabes, à celles des membres à la suite de section ou de plaies des nerfs, elles consistent en des hyperplasies conjonctives ou osseuses (1). Ces lésions se terminent quelquefois par des mortifications de tissus, ou par des atrophies musculaires; elles constituent, en somme, la phase avancée de la goutte, celle qui présente les accidents les plus sérieux.

Relativement rare dans la jeunesse, cette seconde phase s'observe le plus souvent à un âge avancé de la vie, et de préférence à l'époque de la ménopause. La fatigue, le surmenage, l'habitation dans des endroits humides en sont les causes déterminantes les plus ordinaires. Le sexe féminin y prédispose d'une façon manifeste, car si la goutte de l'homme est le plus souvent congestive, celle de la femme est surtout trophique.

Les cartilages diarthrodiaux, les tissus fibreux péri-

(1) La comparaison de notre fig. 9 avec la fig. 66, p. 217 de notre Traité d'anatomie pathologique, rend évidente cette ressemblance.

articulaires, les tendons, les aponévroses et en un mot tous les tissus ou organes peu ou pas vasculaires sont le siège de choix des lésions qui caractérisent cette phase avancée.

Les articulations, par leur composition histologique, y sont particulièrement prédisposées, mais la peau, les organes des sens, les organes respiratoires et circulatoires, le système lymphatique excepté, y prennent également part.

Les lésions articulaires se localisent spécialement aux cartilages et aux ligaments ; celles des cartilages intéressent à la fois les éléments cellulaires et la substance intermédiaire ou fondamentale.

Cette substance commence par devenir fibrillaire, puis subit la dégénérescence muqueuse, se transforme en mucosine qui se retrouve en abondance dans le liquide synovial ; par contre, les éléments cellulaires se divisent et se multiplient en donnant naissance à des capsules secondaires qui se comportent différemment selon leur siège au centre ou à la périphérie de l'articulation. Au centre, sous l'influence de la pression et de la transformation de la substance fondamentale, les capsules cartilagineuses sont détruites et leur contenu, déversé dans la cavité articulaire, subit la dégénérescence colloïde, tandis qu'à la périphérie leur prolifération donne naissance à une sorte de bourrelet cartilagineux ou ecchondrose, qui se transforme ensuite en un tissu osseux, et forme ainsi une sorte de couronne osseuse à la circonférence des surfaces articulaires. Un travail assez semblable se passe dans la partie profonde du cartilage diarthrodial, c'est-à-dire du côté de l'os, ou les cellules cartilagineuses se transforment en un tissu osseux nouveau, sorte de sclérose osseuse lisse et nettement appréciable dans les articulations mobiles. Les surfaces articulaires présentent, alors, un aspect luisant éburné, semé de rayures dans le sens des mouvements articulaires et vu l'absence de sécrétion de la synoviale ces désordres ont reçu le nom d'*arthrite sèche*.

Si, au contraire, l'articulation est immobile, l'éburnation d'après Adams n'existe plus, mais il se forme un tissu conjonctif jeune qui tout d'abord unit les os par l'intermédiaire d'une couche fibreuse et qui, plus tard, devenant osseux, produit une ankylose. C'est ce qui se passe, en effet, pour les articulations vertébrales et quelques autres dont la mobilité est nulle ou presque nulle.

A côté de ces lésions, se forment, au niveau des rebords des cavités articulaires, des crètes osseuses provenant du cartilage ou même du périoste, et de préférence à la hanche et à l'épaule. Semblables lésions se produisent encore au niveau des phalanges des doigts, sur les côtés des articulations où elles forment de petites tumeurs osseuses dites *ostéophytes*, qui ne sont souvent que l'exagération des tubercules épiphysaires.

Les éléments des noyaux cartilagineux que renferment, à l'état normal, les fibro-cartilages, les franges et appendices synoviaux, sont également susceptibles de proliférer et de produire un cartilage nouveau dont la transformation, en tissu osseux, donne naissance à des corps étrangers, maintenus sur un pédicule qui, venant à se rompre, les rend absolument libres, au sein de la cavité articulaire (fig. 9).

Des corps étrangers sessiles peuvent encore se former dans l'épaisseur de la synoviale et, dans quelques circonstances, ce sont les franges synoviales elles-mêmes qui prolifèrent et donnent naissance à ce qu'on appelle des fongosités articulaires; mais ces fongosités, communes dans la tuberculose, sont relativement rares dans la goutte.

Les ligaments et les tissus fibreux péri-articulaires, moins fréquemment lésés que les cartilages, ne sont pas

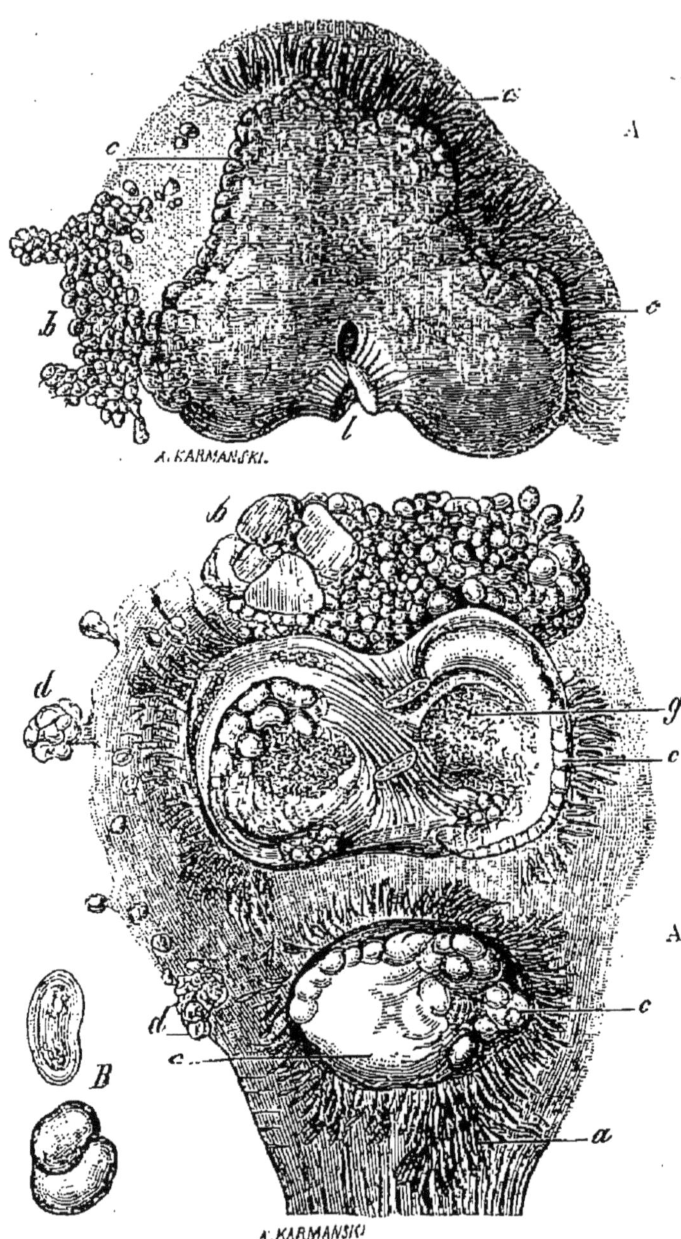

Fig. 9. — Projection de l'articulation du genou : A, condyles fémoraux. A', cavités glénoïdes du tibia et rotule ; *aa* franges synoviales hyperplasiées et fortement injectées ; *cc*, bourrelets osseux de formation cartilagineuse à la circonférence des surfaces articulaires, au centre desquelles le cartilage a disparu ; *dd*, corps étrangers développés aux dépens de la synoviale et du périoste ; *bb*, corps étrangers provenant des franges synoviales ; B, mêmes productions de volume normal ; *g*, cavités glénoïdes érodées ; *l*, ligament interarticulaire.

moins le siège d'altérations produites par la formation d'éléments conjonctifs nouveaux, dont l'organisation et la rétraction ont pour effet la raideur des jointures et des déformations articulaires. Les tendons, et en particulier le tendon d'Achille, sont susceptibles d'altérations semblables, qui ont également pour effet la déviation des membres dans un sens ou dans l'autre, le plus souvent dans celui de la flexion, comme on l'observe pour les phalanges des doigts, pour la jambe par rapport à la cuisse, pour l'avant-bras par rapport au bras. Il en est autrement pour la rétraction des extenseurs, et lorsque celle-ci se produit simultanément avec celle des fléchisseurs, il en résulte des déviations tout à fait particulières.

Certaines aponévroses, notamment les aponévroses palmaire et plantaire, sont exposées aux mêmes désordres. Etudiée tout d'abord par Dupuytren et Goyrand d'Aix, la rétraction de l'aponévrose palmaire consiste dans la formation d'un tissu de cicatrice qui, par ses propriétés rétractiles, détermine la flexion des doigts, notamment de ceux qui sont soumis à la moindre force d'extension. Elle se manifeste par des épaississements, sous forme lenticulaire, qui font saillie à la face palmaire de la main, se réunissent ensuite peu à peu, de façon à former une saillie continue, exagérée par la rétraction, au point de former des sortes de cordes tirant sur les doigts, qu'elles ramènent vers le poignet. Le tissu adipeux sous-cutané disparaît, et l'aponévrose, blanche, tendue, très ferme, adhère intimement à la peau par places, et surtout au niveau des plis. Cette altération s'étend, en général, aux expansions aponévrotiques que Dupuytren considérait comme étant la principale cause de la déviation des doigts. Elle est le plus souvent symétrique et limitée tantôt au domaine du nerf cubital, tantôt à celui du nerf médian ou encore aux deux simultanément, en sorte qu'il est difficile de ne pas lui attribuer une origine nerveuse.

Les os, rarement touchés, n'offrent guère que des lésions tardives qui consistent dans une atrophie à laquelle se substituent du tissu graisseux et parfois un tissu osseux de nouvelle formation. L'affection décrite sous le nom d'ostéite raréfiante, ou encore d'ostéite déformante, nous paraît rentrer dans ce cadre, d'autant plus qu'elle est généralement associée à l'artériosclérose, à des arthrites sèches, aux nodosités d'Heberden et qu'elle offre enfin les caractères des modifications subies par les os dont on a sectionné les nerfs (1). Elle présente deux phases distinctes caractérisées l'une par la résorption de la substance osseuse, l'autre par la réparation de cette substance (fig. 10). Aussi voit-on, dans certains cas, à côté de canaux dilatés et de cavités anfractueuses, des canaux et ces cavités rétrécis ou même oblitérés; et l'analyse chimique des os ainsi modifiés (cas de Sir James Paget) a montré que les matières minérales étaient en moindre proportion.

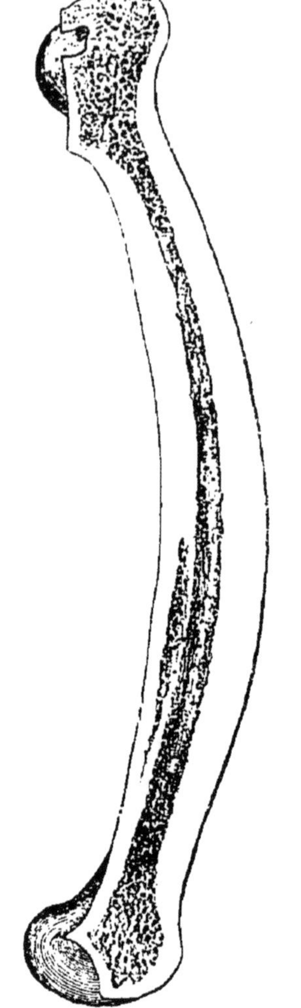

Fig. 10. — Fémur courbé par résorption de sa substance centrale; en même temps, formation osseuse périphérique.

Cette lésion se distingue de l'ostéite syphilitique, qui est gommeuse ou simplement con-

(1) Voy. la description que nous donnons de cette affection dans notre *Traité d'Anatomie pathologique*, t. III, pp. 50 et suivantes, et aussi le fait qui s'y trouve consigné.

densante, de l'ostéomalacie, dans laquelle les os sont mous et renferment de la substance médullaire en abondance, et, enfin, du rachitisme, que caractérise un tissu friable, peu poreux, assez semblable à un tissu de feutre.

Les muscles, rarement altérés dans la période aiguë ou congestive de la goutte, ne sont pas moins soumis aux désordres trophiques et frappés tantôt simultanément avec les articulations, tantôt seulement à leur suite. Ces organes subissent un degré plus ou moins avancé d'atrophie localisée dans les cas de lésions articulaires circonscrites, généralisée dans ceux où la plupart des articulations se trouvent intéressées (arthrites déformantes progressives). Ces atrophies, caractérisées par la disparition d'un certain nombre de fibres musculaires susceptibles de se reproduire, guérissent habituellement, du moins chez les jeunes gens, comme nous avons pu le constater, à maintes reprises, chez des jeunes filles atteintes d'une atrophie presque généralisée, tandis que, chez les personnes avancées en âge, on parvient difficilement à y remédier. Lorsqu'elle est partielle, l'atrophie musculaire, venant s'ajouter aux ostéophytes, et aux rétractions fibreuses, contribue à accentuer les déformations des doigts et des membres.

Ces déformations commencent presque toujours aux extrémités d'où elles s'étendent, ensuite, vers la racine des membres ; elles sont en général moins prononcées aux membres inférieurs qu'aux membres supérieurs, où elles se font remarquer par la déviation en dedans des doigts demi-fléchis, et souvent aussi par leur renversement en arrière. La main, inclinée vers le bord cubital, présente une sorte d'ensellure produite, d'une part, par la saillie du poignet, d'autre part, par celle des têtes des métacarpiens, ce qui lui donne l'apparence d'un dos de fourchette. Les pieds sont le siège de déformations analogues ; les doigts sont déjetés le plus souvent en dehors et une saillie prononcée, dite *oignon*, existe habituellement au niveau de la tête du premier métacarpien (fig. 11). Les articulations tibio-tarsiennes sont parfois aussi déformées avec des ostéophytes à leur pourtour.

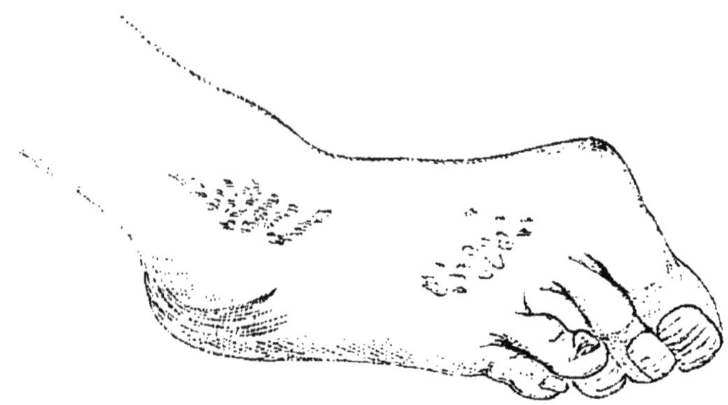

Fig. 11. — Pied d'un jeune homme de 25 ans atteint d'arthrites déformantes avec poussées aiguës. Eczéma des jambes et de la face dorsale du pied ; lésions trophiques des ongles.

Les genoux, volumineux, sont affectés de ces mêmes saillies sur leurs parties latérales et la jambe tout entière peut être déviée de son axe. Les articulations des coudes et des épaules, affectées de lésions analogues, sont dans l'impossibilité de fonctionner régulièrement.

L'articulation coxo-fémorale, également déformée dans certains cas, se fait remarquer par l'usure des cartilages d'encroûtement, par de la raideur ou bien par une mobilité excessive.

Les articulations vertébrales donnent au malade une attitude spéciale, avec légère flexion du tronc en avant (fig. 12). Cet état, qui résulte de la soudure des corps vertébraux, n'a de particulier que l'ankylose provenant du faible mouvement des articulations des vertèbres, aussi n'y a-t-il pas lieu d'en faire une maladie à part (1).

Ces déformations et déviations constituent la *goutte*

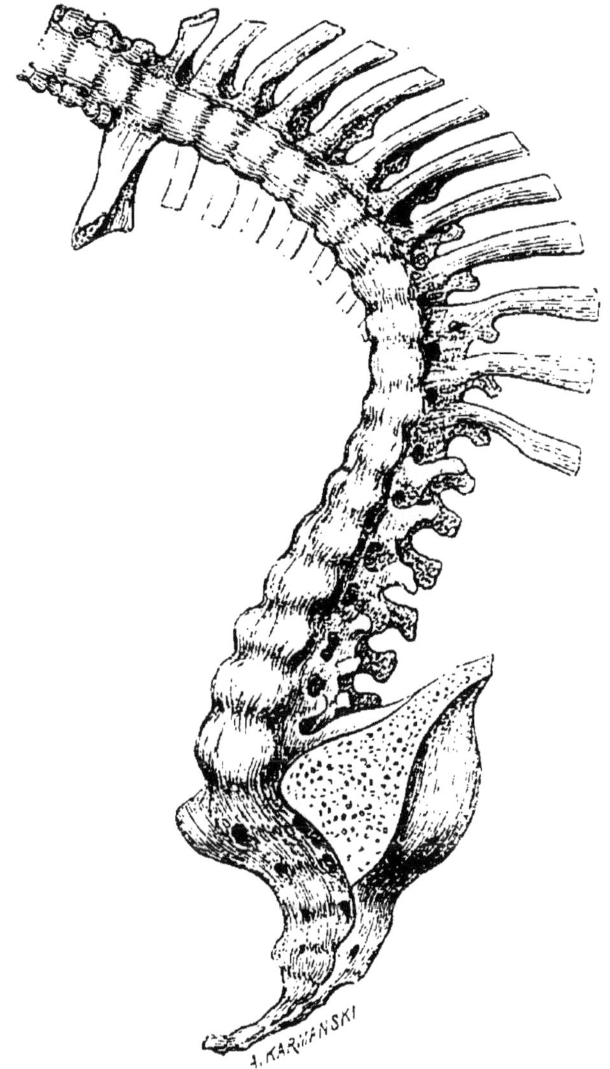

Fig. 12. — Colonne vertébrale avec soudure des vertèbres.

asthénique des anciens auteurs, séparée à tort de la goutte uratique, dont elle a les mêmes associations mor-

(1) E. LANCEREAUX, *Traité d'Anatomie pathologique*. Paris, 1885, t. III, pp. 201, 206 et suiv., fig. 60, p. 211, fig. 63, 64, 65, etc.

bides. La femme y est particulièrement prédisposée, tandis que l'homme est plus sujet aux dépôts uratiques.

Tels sont les désordres articulaires, fibro-osseux et musculaires constatés dans la goutte ; ce sont de beaucoup les plus communs; mais là ne se limite pas cette maladie et,si nous leur avons accordé la première place, c'est uniquement pour montrer la similitude des altérations qui vont suivre.

L'affection désignée sous le nom de *gingivite expulsive* résulte, en effet, d'une prolifération scléreuse du tissu fibreux des gencives que caractérise l'épaississement de ce tissu, sa rétraction et par suite l'expulsion des dents, non altérées. A part cette lésion gingivale, à laquelle s'ajoute fréquemment de la suppuration, les dents sont peu modifiées dans la goutte, à moins de névralgies rebelles de la cinquième paire, produisant leur carie au niveau du collet et leur chute, ou bien leur disparition par usure.

La *peau* présente souvent une sclérose partielle des extrémités des membres se traduisant tantôt par un état lisse, tantôt par un état rugueux avec squames à la surface, lésion qui parfois se termine par mortification; elle est, en outre, dans certains cas, le siège d'une sclérose étendue, connue sous le nom de *sclérodermie*, et qui débute par la face et le thorax. Caractérisée par l'épaississement et la rétraction du derme, cette affection, constituée par un tissu conjonctif nouveau, coexiste fréquemment avec des arthrites sèches chroniques, des hémorroïdes, des varices, etc., et, comme telle, se rattache à la goutte dans un grand nombre de cas.

Certains lichens de la peau, circonscrits sous forme de plaques ordinairement symétriques et prurigineuses, paraissent encore rentrer dans le même cadre. Situées en général dans le sens de l'extension des membres, ces lésions ont pour caractère l'épaississement scléreux du derme, surmonté de petites saillies papuleuses et pigmentées.

Les *poils* et les *ongles* sont fréquemment altérés dans la goutte, car rien n'y est plus commun que la calvitie fronto-occipitale, qui est l'un des principaux stigmates de cette maladie. Il en est de même de l'altération des ongles, de ceux des doigts de pieds tout au moins, en raison sans doute de la plus grande fréquence des troubles trophiques aux membres inférieurs.

L'altération des poils a pour siège les parties les plus velues : le cuir chevelu, les sourcils, exceptionnellement la barbe; elle apparaît sous la forme de plaques irrégulières, rougeâtres ou à peine colorées, qui se rapprochent peu à peu et finissent par se confondre. Situées à la base des poils, ces plaques se couvrent bientôt de squames minces et petites, faciles à détacher. A ce niveau, le microscope constate l'existence d'une série de désordres nutritifs, à savoir la multiplication des éléments normaux de la gaine du poil, une production excessive de cellules graisseuses, et une véritable séborrhée se traduisant par des pellicules ou des lamelles qui s'accolent aux cheveux et au cuir chevelu, puis une formation exagérée de cellules cornées qui remplissent la gaîne en question.

La racine du cheveu, comprimée et en quelque sorte soulevée, se montre sous la forme d'un pinceau qui s'éloigne de sa papille atrophiée, et ne s'y rattache que par un cordon épithélial rétréci. Maintenu pendant quelque temps par la couche cornée, le cheveu parfois change seulement de couleur, mais, le plus souvent, il finit par tomber, ne laissant à sa place qu'un cordon de cellules épithéliales annexé aux glandes sébacées, et qui disparaît à son tour (1). Les muscles qui s'attachent aux poils prennent alors leur insertion sur les faisceaux lamineux du derme et ne servent plus qu'aux glandes sébacées qui contrastent, par leur volume, avec l'atrophie de l'organe pileux, et dont la sécrétion donne au cuir chevelu un aspect luisant, comme si on avait répandu un verni à sa surface.

Les *ongles* sont le siège d'altérations particulières, caractérisées par la multiplication de leurs éléments, par leur épaississement, l'état rugueux de leur surface, leur chute dans certains cas, et leur destruction écailleuse dans d'autres. Tous ces désordres dépendent de la multiplication des éléments des ongles et de leur mortification.

Les *organes digestifs* ne renfermant que peu de tissu fibreux sont, par cela même, peu disposés aux lésions trophiques de la goutte. La langue y prend la plus large part, en raison surtout des irritations auxquelles elle est soumise chez les personnes qui font abus du tabac, chez les souffleurs de verre, chez les individus en possession de plaques muqueuses, etc.; aussi les lésions trophiques de cet organe sont-elles plus communes chez l'homme que chez la femme, beaucoup moins exposée que ce dernier aux causes d'irritation linguale.

Désignées sous les noms de *psoriasis lingual*, d'*ichtyose linguale*, etc., ces lésions se montrent, chez le goutteux, tantôt sous la forme de taches rouges ou rosées, privées d'épiderme (variété eczémateuse), tantôt sous celle de plaques blanches, opalines, recouvertes de squames plus ou moins épaisses (variété psoriasique),

(1) Ch. Remy, *Sur l'état anat. du cuir chevelu comparé à différents âges de la vie (Journal de l'anatomie et de la physiologie de l'homme et des animaux.* Paris, 1879, pl. III et IV).

tantôt sous celle de plaques étendues (variété ichtyosique). Ces désordres ont pour caractères anatomiques soit une légère desquamation de la muqueuse linguale, soit un épaissement de ses cellules de revêtement épithélial, soit enfin une légère prolifération conjonctive, du genre de celles qui se produisent dans toutes les lésions d'origine trophique.

Le *pharynx*, en raison, sans doute, du tissu fibreux sur lequel repose sa membrane muqueuse, est fréquemment lésé dans la goutte. Effectivement, à côté des désordres aigus, fluxionnaires, dont il a été déjà question, cet organe est le siège de lésions qui ont pour caractères une rougeur sombre et un état lisse et luisant de sa membrane muqueuse. Surmontée le plus souvent de granulations grisâtres, semi-transparentes, ayant l'aspect de gouttes de rosée, cette membrane, manifestement épaissie tout d'abord, est plus tard indurée et rétractée. Cet état, généralement connu sous le nom d'*angine granuleuse*, sera étudié plus loin, avec détails.

L'*estomac*, dont les fonctions sont si fréquemment troublées chez le goutteux, n'offre pas de désordres trophiques appréciables ; mais, il est possible qu'une étude histologique plus approfondie finisse par y trouver des modifications jusqu'ici inconnues. Les intestins, pas plus que l'estomac, ne présentent, à cet égard, de désordres caractéristiques, si ce n'est dans l'affection désignée, à tort, sous le nom d'*entérocolite membraneuse*, où le mucus, concrété sous des formes diverses, a pu en imposer parfois pour des anneaux de tænia. Toutefois, il importe de savoir distinguer, dans ces organes, des lésions qui ne se rattachent à la goutte que d'une façon tout à fait indirecte. Ainsi, les lésions rénales, si communes dans cette maladie, produisent, dans certains cas, des altérations de l'estomac et des intestins connues sous les noms de *gastrite* et d'*entérite urémiques* et l'état organique du cœur détermine, dans d'autres cas, des stases sanguines qui modifient également ces viscères, alors que ni l'un ni l'autre de ces désordres ne dépend immédiatement de la goutte.

Les *organes respiratoires* sont, comme les précédents appareils, exposés aux désordres de la goutte, là surtout où du tissu fibro-cartilagineux entre dans leur composition. La membrane muqueuse des fosses nasales est, en effet, dans certains cas, le siège d'un épaississement et plus tard d'une atrophie que l'on peut considérer comme un véritable trouble trophique, constituant un terrain favorable au développement des microbes et en particulier à ceux de l'ozène.

Le *larynx* offre des lésions qui ont pour siège de prédilection la portion de sa membrane muqueuse, riche en follicules et en glandules, comme celle qui tapisse les cartilages aryténoïdes et la base de l'épiglotte; mais ces lésions peuvent gagner en étendue et atteindre les cordes vocales inférieures. La portion altérée est rouge, épaissie, semée de varicosités veineuses et surmontée de follicules et de glandes hypertrophiées. Les conduits des glandules ne sont pas seulement dilatés par suite d'une abondante sécrétion, ils sont encore le siège d'une prolifération épithéliale qui peut être comparée à celle que l'on observe dans le cuir chevelu, au niveau des canaux excréteurs des glandes sébacées. Les cellules épithéliales des culs-de-sac sont plus volumineuses et plus allongées qu'à l'état normal ; si les orifices glandulaires viennent à s'oblitérer, il en résulte une accumulation du produit de sécrétion, des saillies plus ou moins volumineuses, et, au pourtour de ces saillies, des granulations, formées de tissu adénoïde, semblables à celles du pharynx.

La *trachée*, les grosses bronches et même celles de petit calibre ont, dans quelque cas, leur membrane muqueuse inégale et tomenteuse, d'un rouge sombre, violacée, parsemée de veinules dilatées et surmontée de saillies miliaires, grisâtres ou blanchâtres, à peine différentes de celles qui se rencontrent dans le pharynx et dans le larynx. Ainsi modifiée, cette membrane, de même que celle des fosses nasales, forme un terrain sur lequel se développe facilement l'agent de la bronchite fétide et ceux de la suppuration; les glandes hypertrophiées donnent lieu à une sécrétion muqueuse, épaisse et visqueuse, d'un blanc grisâtre, difficile à rejeter au dehors, et qui, pour ce motif, est toujours accompagnée d'un liquide aqueux, transparent, aéré, semblable à une solution de gomme, non coagulable par l'acide nitrique et se produisant, en général, au moment d'une quinte de toux.

Les *poumons* eux-mêmes participent aux troubles trophiques de la goutte, l'emphysème vésiculaire de ces organes, c'est-à-dire, la dilatation de la terminaison des canalicules pulmonaires est une affection commune chez les goutteux, du moins à un certain âge de la vie, et cette affection, que Brown-Séquard a pu reproduire expérimentalement par la section des nerfs pneumogastriques, est véritablement trophique. A part les cas où elle résulte d'un acte mécanique, elle coexiste habituellement avec les diverses manifestations de la goutte, et comme telle nous paraît devoir se rattacher à cette maladie. Elle consiste dans un désordre nutritif du tissu fibro-élastique composant les vésicules pulmonaires et qui a pour effet de permettre leur distention par la pression de l'air, pénétrant à chaque inspiration dans le poumon.

A côté de cet emphysème trophique, il existe un emphysème mécanique ou traumatique qui en diffère anatomiquement par le siège habituel de l'air dans le tissu interstitiel et, partant, toujours facile à distinguer. L'*appareil circulatoire*, en raison de la structure de quelques-unes de ses parties, offre une disposition toute spéciale aux troubles trophiques de la goutte. Ainsi les veines sont des organes presque constamment altérés chez les goutteux, du moins à un certain âge de la vie. Ces vaisseaux allongés et flexueux constituent l'affection désignée sous le nom de *varice veineuse ou phlébectasie.* Découvrez un malade atteint de la maladie qui nous occupe, fréquemment vous trouverez sur les jambes des dilatations variqueuses des veines superficielles, cutanées et sous-cutanées. Les veines de petit calibre, et même les veines plus volumineuses, comme les saphènes, les veines du cordon spermatique (varicocèle), et celles de l'anus (hémorrhoïdes) sont le siège habituel de cette affection.

Les varices des membres sont cylindroïdes ou ampulaires. Les varices cylindroïdes se montrent sous la forme de cordons allongés, noirâtres, rectilignes et peu volumineux, ou encore sous celle de flexuosités serpentines, tandis que les dilatations ampullaires sont caractérisées par la présence de renflements fusiformes ou sacciformes, plus ou moins saillants et volumineux.

Les parois veineuses, fermes et indurées, sont allongées et épaissies sur tout leur trajet ou seulement par places; le canal qu'elles circonscrivent est agrandi, et, si on vient à l'inciser, l'ouverture en reste béante comme celle d'une artère. La membrane interne est plissée, les valvules sont insuffisantes, réduites à des brides ou aplaties sur la paroi, disposition due à la formation, au sein des tuniques veineuses, de la tunique interne en particulier, d'éléments embryonnaires de tissu conjonctif passés à l'état de tissu fibroïde (fig. 13).

Ce tissu comprime et atrophie les faisceaux musculaires, qui disparaissent en même temps que les lames élastiques, de sorte qu'à un moment donné il constitue à peu près toute la paroi veineuse. Celle-ci, ne pouvant plus résister à la pression sanguine, se laisse distendre et de là des dilatations ampullaires plus ou moins étendues, et parfois même la rupture (1).

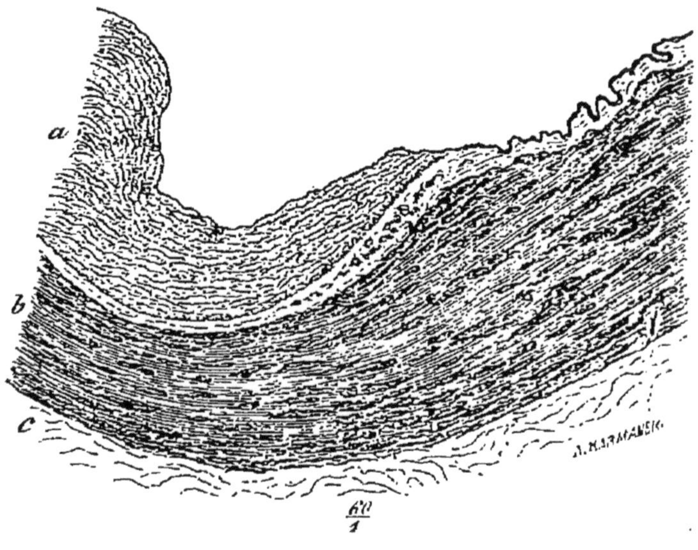

Fig. 23. — Coupe microscopique perpendiculaire à l'axe longitudinal d'une veine variqueuse ; *a*, tunique interne épaissie par la multiplication de ses éléments ; *b*, tunique moyenne dont les faisceaux musculaires sont écartés par la présence d'un tissu conjonctif de nouvelle formaison ; *c*, tunique externe.

Le sang qui stagne au niveau de ces dilatations a de la tendance à s'y coaguler et à obstruer le vaisseau, pour peu que celui-ci soit irrité, ce qui peut être l'occasion d'une guérison par adhésion des parois veineuses et, parfois aussi, la source d'une embolie. Par contre, à la suite d'une fatigue ou d'un traumatisme, il peut se produire une phlébite aiguë qui suppure et entraîne des accidents sérieux.

Des eczémas, certains ulcères des jambes sont des acci-

(1) E. Lancereaux, *Traité d'Anatomie pathologique*, t. II, p. 980. Paris, 1885.

dents qui souvent compliquent les varices; ils sont la conséquence d'un trouble de nutrition des tissus cutané et sous-cutané provenant du désordre nerveux dont la varice n'est qu'un effet, bien plus que du trouble circulatoire, de telle sorte qu'il y a tout lieu d'abandonner l'épithète d'*ulcère variqueux*.

La dilatation des veines spermatiques forme, au niveau du cordon et à la partie supérieure des testicules, des paquets mous plus ou moins volumineux, qui se gonflent au moment des chaleurs et s'accompagnent fréquemment de douleurs inguinales, de tristesse et d'hypocondrie.

La dilatation du plexus veineux sous-cutané et sous-muqueux de la région anale est désignée sous le nom d'*hémorrhoïdes* et celles-ci, suivant que l'un ou l'autre de ces plexus est atteint, sont dites internes ou externes. Les hémorrhoïdes internes sont caractérisées tout d'abord par une simple dilatation veineuse, plus tard par des saillies et des inégalités un peu molles, violacées, grisâtres ou brunâtres, isolées et disposées sous forme de zone ou de bourrelet. Les hémorrhoïdes externes, constituées tout d'abord par des varices situées sous la peau de l'anus, déterminent peu à peu, dans le tissu qui les entoure et la peau qui les recouvre, des épaississements qui donnent naissance à des boutons durs, peu incommodes, contrairement aux hémorrhoïdes internes, qui sont le siège de gêne, de cuisson, de démangeaisons, de douleurs parfois très vives et d'hémorragies qu'il faut savoir réprimer au besoin (fig. 14).

Constituée par un tissu peu ou pas vasculaire, se rapprochant du cartilage, la tunique interne des artères est le siège fréquent d'une altération désignée sous le nom d'*artério-sclérose* et dont les conséquences sont des plus sérieuses, en raison du retentissement que peut avoir sur la nutrition des viscères ce désordre qui en trouble la circulation.

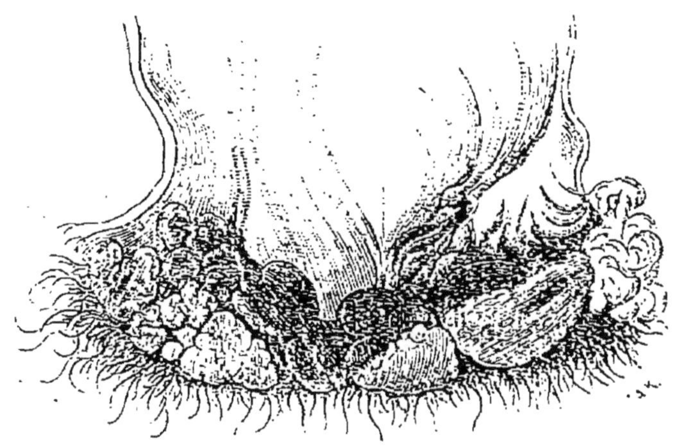

Fig. 14. — Bourrelet hémorrhoïdal de l'extrémité inférieure du rectum.

Constituée par la prolifération des éléments cellulaires de l'endartère, cette altération, absolument comparable aux lésions trophiques des cartilages, produit l'épaississement et quelquefois aussi l'allongement des parois artérielles. L'aorte, qui en est le point de départ habituel, présente tout d'abord à sa surface interne de petites saillies qui, en s'accroissant, finissent par se réunir et former des masses lenticulaires, des plaques de un à plusieurs centimètres de diamètre. Ces plaques, d'abord fermes et transparentes, plus tard opaques et moins résistantes, donnent à la surface interne du vaisseau une apparence inégale et mamelonnée (fig. 15). Elles ont leur siège de prédilection au niveau de l'origine des artères collatérales, dont elles rétrécissent assez souvent les orifices, et forment ailleurs des saillies isolées, des épaississements diffus qui, rétrécissant le calibre des vaisseaux, mettent obstacle à la circulation des organes qu'elles alimentent. Ce fait est facile à constater sur les artères rénales, cérébrales et en particulier sur l'artère splénique, dont les flexuosités normales sont exagérées et fixées par l'induration de ses parois; il se voit encore dans les artères des membres, souvent allongées, flexueuses, épaissies ou amincies, dilatées ou rétrécies et quelquefois annelées.

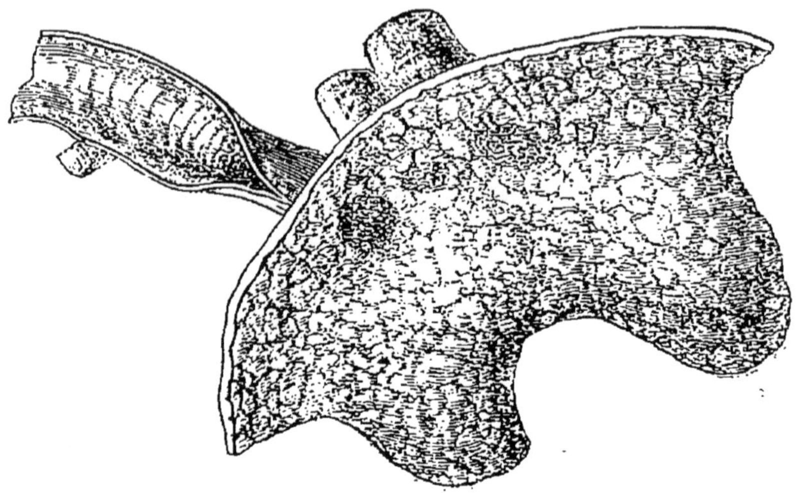

Fig. 15. — Crosse de l'aorte dont la membrane interne est mamelonnée et épaissie par l'accroissement et la multiplication de ses éléments constitutifs (1/3 de la grandeur naturelle).

Une section perpendiculaire à l'axe du vaisseau montre que l'épaississement de sa paroi est produite par une masse grisâtre ou jaunâtre, semi-transparente ou opaque, qui a pour siège initial la tunique interne, les deux autres tuniques étant toujours atteintes à un moindre degré (fig. 16, A). Vue au microscope, à un faible grossissement, la membrane interne, principal siège de l'altération, présente, au-dessous de sa couche endothéliale, des cellules de nouvelle formation, rondes ou allongées, étoilées dans le voisinage de la tunique moyenne, et disposées, comme les précédentes, au sein d'une trame aréolaire. La tunique moyenne est elle-même parfois infiltrée de jeunes cellules qui compriment et atrophient ses propres éléments; la tunique externe est hyperémiée, rarement épaissie, et partant cette lésion toujours étendue, sinon généralisée, est fort différente de l'artérite syphilitique qui débute par la tunique externe et demeure circonscrite.

Effet de la multiplication des cellules préexistantes de la tunique interne des artères, cette altération offre une analogie parfaite avec celle des cartilages diarthrodiaux,

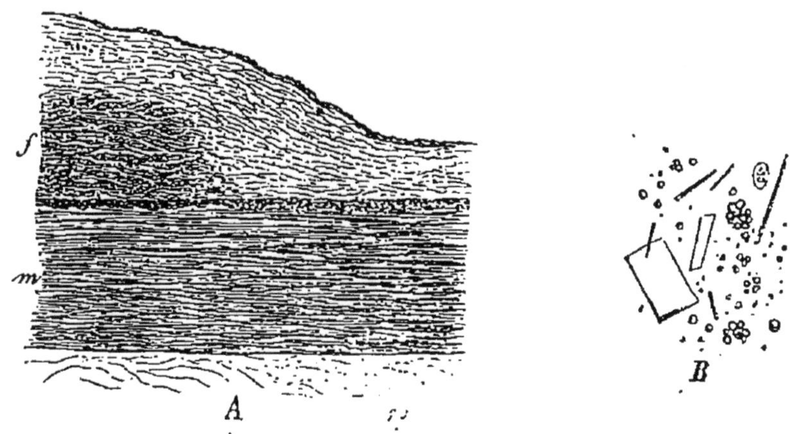

Fig. 16. — A. Coupe microscopique de l'aorte, au niveau d'une masse noueuse; *m*, tunique moyenne; *f*, foyer de dégénérescence dans la partie profonde de la tunique interne. — B, granulations graisseuses et cristaux divers de cholestérine provenant du foyer dégénéré.

à part l'impossibilité de former un tissu définitif. Les nouveaux éléments, en effet, subissent pour la plupart une transformation granulo-graisseuse en vertu de laquelle les saillies de la surface interne des artères revêtent peu à peu une teinte jaunâtre, et arrivent à former un magma grenu avec reflets brillants, une sorte de bouillie connue sous le nom d'athérome artériel, dans laquelle le microscope découvre tout à la fois des cellules en voie de destruction, des granulations graisseuses libres, des cristaux lamellaires de cholestérine (fig. 16, B). La surface interne du vaisseau devient alors inégale, rugueuse, comme réticulée, et la mince lame d'endothélium qui tapisse ces foyers, finissant par se détruire au contact du sang, ceux-ci déversent peu à peu ou brusquement leur contenu dans le sang, d'où la production de frissons et d'un état fébrile difficile à reconnaître. Un autre inconvénient de cet état est la formation de caillots fibrineux qui peuvent être autant de sources d'embolie.

D'autrefois, il se dépose des sels calcaires dans l'épaisseur de l'endartère, et de là, des inégalités, des saillies aiguës tranchantes, des fissures par lesquelles le sang venant à s'infiltrer parvient à rompre la tunique moyenne et à donner naissance exceptionnellement à la formation d'une poche anévrysmale, mais ce qui se produit le plus communément alors est le décollement des tuniques et la formation d'un anévrysme disséquant. Ces accidents sont le propre des gros vaisseaux comme l'aorte et ses principales branches; les artères des membres ont plutôt de la tendance à former des bouchons sanguins qui les obstruent et produisent la nécrose (gangrène sèche) des extrémités.

L'artério sclérose a, vis-à-vis des viscères, des conséquences non moins sérieuses, qui varient selon que les vaisseaux sont simplement rétrécis, obstrués ou rompus.

Dans le premier cas, elle a pour effet la sclérose avec perte de la substance et atrophie de l'organe affecté, ainsi que cela se voit fréquemment pour les reins, l'encéphale et quelques autres organes. Dans le second cas, elle donne lieu à des nécroses parenchymateuses circonscrites, connues sous le nom d'*infarctus* dans les viscères de l'abdomen, sous celui de *ramollissement* dans le système nerveux cérébro-spinal. La rupture du vaisseau a pour conséquence, enfin, une hémorragie plus ou moins abondante et pour siège plus spécial l'encéphale.

Trois sortes de lésions peuvent ainsi résulter de l'artério-sclérose cérébrale, à savoir : pour un simple rétrécissement des artères, l'atrophie avec induration de la masse encéphalique à laquelle se substitue une quantité correspondante de liquide céphalo-rachidien ; après l'oblitération d'un vaisseau, un foyer de ramollissement, à la suite d'une rupture vasculaire, une hémorragie.

La rate et les reins sont le siège de désordres analogues. Le premier de ces organes est fréquemment atrophié et parfois atteint d'une dépression transversale lorsqu'une de ses branches artérielles vient à s'oblitérer ; les seconds sont le siège d'inégalités irrégulières plus ou moins étendues, de légères dépressions et d'une sclérose qui comprime et altère de plus en plus la substance sécrétoire et diminue son volume.

Cette altération, désignée par certains auteurs qui ont cru y voir l'action de la goutte et l'ont désignée sous le nom de *néphrite goutteuse*, a été dénommée plus justement par nous sous celui de *néphrite artérielle*: elle n'a, en effet, que des rapports médiats avec cette maladie, car elle ne provient ni d'une fluxion goutteuse, ni d'une incrustation uratique, mais bien de l'artério-sclérose qui, en modifiant la circulation rénale, ne permet plus aux éléments des reins de se nourrir convenablement, d'où atrophie, nécrose partielle du parenchyme, irrégularités de la surface, diminution de volume, et induration de ces organes. Les petits vaisseaux ont, en général, leurs parois épaissies ; les glomérules et les tubes sécréteurs, comprimés, sont atrophiés sur plusieurs points, tandis que, sur d'autres, venant compenser la fonction, ils sont hypertrophiés.

Ce processus se développe graduellement et d'une façon irrégulière dans l'organe, sans atteindre sensiblement la substance tubuleuse, mais il donne parfois lieu à la formation de petits kystes par rétraction au niveau des tubes urinifères ou des corpuscules de Malpighi; il diminue le volume des reins de moitié, fait adhérer la capsule au parenchyme et entrave sérieusement la fonction de ces organes.

Cette affection, des plus communes et des plus graves chez les goutteux, survient en général avant cinquante ans et la plupart du temps fait périr le goutteux entre 50 et 60 ans ou un peu plus tard; aussi est-il nécessaire de la bien connaître afin de l'éviter, en ayant soin de combattre l'artério-sclérose à son début.

En résumé, deux sortes de lésions rénales se rencontrent dans la goutte : l'une est caractérisée par l'infiltration uratique des tubes urinifères, ceux des pyramides surtout, l'autre consiste dans la sclérose avec atrophie dépendante de l'altération des artères rénales. Cette dernière, en conséquence, n'a pas, comme la première, des rapports directs avec la goutte, mais seulement des rapports indirects, puisqu'elle est commandée par l'artério-sclérose. Elle se reconnaît à l'irrégularité des saillies de la surface des reins, contrairement à ce qui a lieu dans d'autres états, la néphrite saturnine, par exemple, où la surface extérieure de ces organes est surmontée de saillies à peu près égales.

Le cœur est exposé à des désordres qui varient également, suivant que ses artères sont simplement rétrécies, oblitérées ou rompues; mais, en outre, cet organe s'hypertrophie, par le fait du rétrécissement ou de la dilatation, et de la perte d'élasticité du système artériel. Il se nécrose partiellement si l'une des artères coronaires vient à s'oblitérer; tandis que la sclérose généralisée de ses vaisseaux détermine tout à la fois une sclérose avec dégénérescence du myocarde, en vertu de laquelle l'organe se dilate et finit par devenir insuffisant.

La rupture d'un vaisseau, quoique rare, n'est pas

moins possible; elle produit une hémorragie intrapéricardique, qui se termine par la mort, à moins d'une intervention des plus rapides et des plus énergiques, *ce qui a rarement lieu.*

Tels sont les désordres pathologiques généralement constatés dans la goutte. Si on veut bien y jeter un coup d'œil d'ensemble, il sera facile de reconnaître que cette maladie, comme tous les grands processus morbides, a pour localisation spéciale certains tissus ayant entre eux la plus grande analogie de structure, et comme ces tissus entrent dans la composition de la plupart des organes, il en résulte qu'aucun de ceux-ci n'échappe à l'influence de la goutte. Aussi, loin de se limiter à quelques organes, cette maladie les atteint à peu près tous, et présente partout les mêmes caractères anatomiques, vasomoteurs ou trophiques, avec ou sans dépôts uratiques. Mais, en outre, elle les frappe quelquefois indirectement, par le fait de l'altération des vaisseaux et surtout de l'artério-sclérose, en donnant naissance à des désordres des plus sérieux qui entraînent généralement la mort.

II. — HÉMATOLOGIE ET UROLOGIE

Hématologie. — Tenant et Wollaston ayant trouvé, à la fin du XVIIIe siècle, que les tophus de la goutte étaient formés d'urate de soude, il devenait présumable que le sang des goutteux devait contenir de l'acide urique en excès, et c'est en effet ce que démontra Garrod (1) vers le milieu du dernier siècle. Chez un malade en proie à un accès de goutte aiguë, cet observateur recueillit 65 grammes de la sérosité d'une saignée, qu'il dessécha au bainmarie. Le résidu, réduit en poudre, fut additionné d'alcool

(1) A.B. GARROD, *Med. chirurg. Transactions.* London, 1848, t. III, p. 83.

et soumis à l'ébullition; puis, après épuisement à l'eau distillée bouillante; quelques gouttes de la solution aqueuse ainsi obtenue furent évaporées jusqu'à siccité avec de l'acide nitrique et le résidu fut exposé à la vapeur d'ammoniaque. Il se produisit alors une belle coloration pourpre de murexide ou purpurate d'ammoniaque et la présence de l'acide urique fut ainsi mise en évidence.

Ces recherches, poursuivies sur plusieurs malades, donnèrent pour 65 grammes de sérum des chiffres variant depuis 2 jusqu'à 11 milligrammes d'acide urique, soit une proportion de 4 à 10 centigrammes environ par litre.

A ce procédé, long et compliqué, Garrod ne tarda pas à substituer le procédé du fil, qui est devenu classique depuis lors. Il consiste à recueillir, dans une capsule de verre un peu plate, 5 grammes environ de sérum sanguin ou de la sérosité d'un vésicatoire, à ajouter à ce liquide six gouttes d'acide acétique concentré, titré à 28 o/o, de le placer dans un endroit sec, à une température qui ne dépasse pas 21°, d'introduire quelques brins de charpie, écartés les uns des autres, et de laisser évaporer lentement jusqu'à dessiccation presque complète. Examinés ensuite sous le champ du microscope, les brins de charpie sont tapissés de cristaux rhomboédriques d'acide urique, auxquels s'ajoutent, lorsqu'il s'agit de la sérosité d'un vésicatoire, des dépôts cellulaires qui peuvent masquer les cristaux d'acide urique, surtout si ceux-ci sont peu nombreux. Il faut, de plus, savoir éviter de dessécher par trop le sérum, car il se formerait, alors, des cristaux prismatiques de phosphate ammoniaco-magnésien, solubles dans l'eau, tandis que les cristaux rhomboédriques d'acide urique sont insolubles.

Ce procédé n'est pas assez sensible pour démontrer la présence de l'acide urique, à l'état normal, dans le sang, mais il suffit amplement aux besoins de la pratique clinique, puisque, suivant Garrod, il décèle la présence d'un soixante-cinq millième de cette substance, laquelle se rencontre d'une manière permanente dans les cas de goutte chronique, augmente de quantité avec les accès, diminue dans leurs intervalles, au moins à l'origine de la maladie, pour se montrer à nouveau quelque temps avant leur explosion. Certains auteurs ont voulu faire de ce phénomène le signe pathognomonique de la goutte, par rapport au rhumatisme aigu (Garrod) et au rhumatisme chronique (Charcot); mais, en admettant même que la présence de l'acide urique, en certaine proportion dans le sang, soit un symptôme important de la goutte, il nous est impossible de lui accorder une valeur diagnostique aussi décisive, dès l'instant où un excès d'acide urique peut se rencontrer dans le saturnisme, le mal de Bright et dans d'autres affections.

Le sang n'est pas le seul liquide où la présence de l'acide urique ait été constatée chez le goutteux; cet acide se retrouve, en outre, dans le liquide céphalo-rachidien, dans les sérosités épanchées des plèvres et du péricarde, dans le liquide des vésicules d'eczéma, puis, simultanément, avec de l'acide lactique, des chlorures et des phosphates, dans la poussière blanche qui se forme quelquefois à la surface de la peau des goutteux, et, enfin, dans la plupart des tissus.

Considéré, jusque dans ces derniers temps, comme le résidu d'une destruction incomplète des matières albuminoïdes, un produit attardé par insuffisance d'oxydation de l'urée, l'acide urique serait, aujourd'hui, l'effet d'un processus différent et nettement distinct de celui de l'urée. Les recherches de Kossel, Emile Fischer, Spitzer, Burian, Fauvel, etc., ont en effet démontré que l'acide urique provient du dédoublement des nucléines de l'organisme et de celles des aliments; mais, de plus, Arm.

Gautier et H. Wienner admettent que l'organisme est capable de produire de l'acide urique par synthèse; cet acide, en tout cas, a une double origine: l'une endogène, l'autre exogène.

L'acide urique d'origine endogène provient de la destruction des leucocytes et de la désintégration des nucléo-protéides des noyaux cellulaires des tissus, des actes trophiques des muscles qui, d'après Burian, produisent, au repos, une quantité importante d'hypoxanthine, encore exagérée par le travail. Tous les tissus, mais principalement les muscles, le foie et la rate, sont ainsi considérés comme étant des centres de formation de l'acide urique endogène. L'acide urique d'origine exogène a sa source dans la désintégration des nucléoprotéides alimentaires et dans la transformation diastasique des bases puriques contenues dans les aliments, à l'état libre ou à l'état de combinaison.

Ainsi l'acide urique serait l'effet de la transformation d'un certain nombre de substances, faisant partie d'un même groupe, les corps puriques : xanthine, hypoxanthine, guanine, adénine et autres composés similaires qui, par oxydation, aboutissent à l'acide urique, et cela aux dépens de diastases, dites nucléaires, découvertes dans la rate, le foie, les poumons, les capsules surrénales. Or, toute cellule, étant pourvue de noyau, produit des corps puriques, transformables en acide urique; aussi, cet acide est-il partout. Burian attribue aux muscles une part importante dans sa formation endogène, et Horbaczewski a mis en évidence le rôle des globules blancs dans la genèse de cette substance, en montrant que toute leucocytose physiologique, expérimentale ou clinique, s'accompagne d'une exagération de l'excrétion uratique. Pendant la digestion, le nombre des leucocytes s'élève et la production des urates augmente; les injections de cultures microbiennes, en provoquant une leucocytose intense, s'accompagnent de décharges uratiques. La quantité d'acide urique enfin peut être sextuplée chez les leucocythémiques, et Magnus Levy a recueilli jusqu'à 5 gr. de cet acide par 24 heures dans l'urine d'un de ses malades.

L'influence des substances alimentaires sur la genèse de l'acide urique semble également bien connue. Des travaux divers ont démontré l'indépendance de l'uropoïèse par rapport à l'ingestion des matières albuminoïdes, en établissant qu'on peut augmenter la ration quaternaire sans influencer l'excrétion uratique, pourvu que l'albumine ingérée soit exempte de nucléines; c'est ainsi que le blanc d'œuf, le gluten de la farine, les albumines du sang et du lait demeurent sans influence sur la production de l'acide urique, contrairement à la chair musculaire qui renferme des nucléines dans les noyaux de ses cellules.

L'ingestion du foie, de la rate, du poumon et du thymus, substances très riches en nucléines, surélève le taux de l'acide urique. Les végétaux, comme tous les êtres vivants, contiennent des nucléines, mais celles-ci ne fournissent qu'une faible quantité d'acide urique (1).

Si nous connaissons assez bien les transformations des substances diverses qui aboutissent à la formation de l'acide urique, par contre, nous ne sommes pas encore fixés sur les conditions qui président à la destruction et à l'élimination de cet acide, pas plus d'ailleurs qu'à celles qui concernent la glycolyse. S'agit-il d'une formation exagérée d'urates ou de sucre, ou bien d'une insuffisance de l'uricolyse et de la glycolyse, la production d'acide urique et de glycose demeurant normale? Nous n'avons aucune donnée précise à cet égard.

(1) Voy. à ce sujet un intéressant article de L. HUGOUNENQ intitulé: Origines et modes de formation de l'acide urique (*Archives des maladies de l'appareil digestif et de la nutrition*, Paris, nov. 1907).

Cependant, nous nous rattachons plus volontiers à la première hypothèse qui, pour la formation du sucre, tout au moins, concorde avec les intéressantes recherches de Claude Bernard sur le diabète. Mais, en ce qui concerne l'acide urique, des connaissances plus approfondies du biochimisme des tissus et de leur subordination au système nerveux nous paraissent nécessaires pour obtenir une solution satisfaisante.

D'autres acides ont été trouvés dans le sang des goutteux. Todd, Garrod y ont constaté, dans plusieurs cas, la présence de l'acide lactique et de l'acide oxalique.

Ces acides, bien que diminuant l'alcalinité du sang, n'exposent pas à de sérieuses complications. Garrod a enfin constaté, à plusieurs reprises, des quantités anormales d'urée dans le sang des goutteux.

La richesse globulaire de ce liquide n'est pas atteinte, du moins dans les premières phases de la goutte, le nombre des hématies est normal et celui des leucocytes n'est pas augmenté, preuve que cette maladie n'a pas une origine infectieuse. Toutefois, à une phase avancée, si surtout il survient des hémorragies abondantes ou une altération des reins, le sang s'appauvrit, le nombre des globules rouges diminue, tandis que celui des leucocytes augmente.

La fibrine et l'albumine sont peu ou pas modifiées dans la goutte. Garrod prétend que l'augmentation de la fibrine dans cette maladie est proportionnelle à l'intensité du travail inflammatoire, mais cette assertion doit être mise en doute, puisqu'il s'agit de simples fluxions. En tout cas, il n'y a pas d'augmentation de l'albumine du sang, et la densité du sérum sanguin est plus faible que dans toute autre maladie, excepté dans l'albuminurie et le scorbut.

Urologie. — Les premiers observateurs qui se sont occupés de l'*état des urines* des goutteux ont cru reconnaître que l'acide urique s'y trouvait en quantité exagérée ; mais ils n'avaient pas la précaution d'opérer sur les urines des 24 heures et cela, pendant plusieurs jours successifs, ce qui est une condition nécessaire pour obtenir des résultats certains et positifs. Or, en procédant de la sorte, Garrod est arrivé à reconnaître : que, dans les accès de goutte aiguë, les urines sont rares et foncées en couleur, et que la quantité d'acide urique éliminée dans les 24 heures est presque toujours moins considérable qu'à l'état normal (0 gr. 25, au lieu de 0 gr. 50).

Or, suivant cet auteur, la diminution de ce produit coïnciderait avec une augmentation de sa proportion dans le sang, et, par conséquent, il y aurait rupture de l'équilibre entre la formation de l'acide urique et son élimination. Dans la goutte chronique, les choses se passeraient de même, car, sur 17 malades observés par ce même auteur, l'acide urique a constamment été trouvé en proportion moindre qu'à l'état normal, même en dehors de toute déformation articulaire. Garrod reconnaît pourtant que, de temps à autre, il se produit des décharges d'acide urique, pendant lesquelles les urines renferment une quantité plus considérable de ce produit ; néanmoins il y aurait, dans la goutte, selon lui, un défaut d'équilibre entre la production de l'acide urique et son élimination ; exagérée dans le sang, elle serait diminuée dans les urines. Lehmann et d'autres observateurs ont obtenu de semblables résultats ; mais Lecorché et Bouchard ont constaté dans la période intercalaire des accès de goutte des chiffres égaux ou notablement supérieurs à la normale, excepté dans la phase avancée de la maladie et dans la néphrite qui lui fait souvent cortège (période dite cachectique).

Les recherches de Lecorché (1) sur l'élimination de l'a-

(1) E. Lecorché, *Traité théorique et pratique de la Goutte*, Paris, 1884.

cide urique l'ont amené à reconnaître que celle-ci était diminuée avant l'attaque de goutte, qu'elle était faible pendant plusieurs jours, de deux à quatre, qu'elle s'élevait beaucoup au-dessus de la normale le 3e jour et les deux jours suivants, pour y revenir vers la fin de l'attaque, de telle sorte que la plus forte élimination avait lieu au paroxysme de l'attaque, et non à la fin, comme le pensait Garrod. Il en serait de même pour l'urée, mais sa diminution est sans doute en rapport avec la diminution de l'appétit, puisque, dans la goutte chronique, les oscillations de l'urée sont toujours étroitement parallèles à celles de l'alimentation.

Produits de désassimilation et de combustion des tissus organiques, les phosphates ont été, comme l'acide urique, l'objet de divergences nombreuses dans la goutte. Parkes, Stokvis et d'autres observateurs ont constaté leur diminution aussi bien au moment des accès que dans leurs intervalles; mais ces résultats sont en désaccord avec ceux de J. Teissier (1), qui a trouvé une augmentation de l'acide phosphorique au moment de l'accès.

Lecorché a constaté que les oscillations de cet acide suivent exactement celles de l'acide urique et que, au moment de l'accès de goutte, il se produisait une notable décharge phosphorique, de même qu'il y avait une décharge uratique et que l'acide phosphorique éliminé atteignait jusqu'à 2 gr. 15 cent. pour retomber, après l'attaque, au-dessous de 1 gr. 50. Ces résultats contradictoires proviennent de ce que les examens d'urines ont été faits dans des conditions différentes et qu'il n'a pas toujours été tenu un compte suffisant de l'alimentation, de l'âge des sujets et de la phase plus ou moins avancée de la mala-

(1) J. Teissier, *Recherche sur le diabète phosphaturique*, Thèse de Paris, 1877, p. 160.

dic. Bouchard, en effet, est arrivé à la conclusion que la quantité de l'acide phosphorique éliminée avait toujours été normale ou en quantité excédante, sauf dans les cas de cachexie et d'alimentation insuffisante (1). L'acide sulfurique n'offre pas de changements appréciables dans les urines, mais on y trouve de la xanthine, de l'acide hippurique, et enfin de nombreux cristaux d'acide oxalique; ceux-ci m'ont paru exister d'une façon constante chez les goutteux dyspeptiques.

Dans la goutte, en résumé, les variations de l'urée sont parallèles à celles de l'alimentation, celles de l'acide urique et des phosphates sont discutées. L'acide urique, selon Garrod, serait toujours au-dessous du taux normal et cette insuffisance, coïncidant avec l'exagération de ce produit dans le sang, expliquerait la saturation de l'économie; il en serait de même pour les phosphates. Suivant d'autres observateurs, l'élimination de l'acide urique et de l'acide phosphorique se fait en excès au moment des attaques de goutte, et reste souvent supérieure dans leurs intervalles. Par conséquent, nous ne sommes pas définitivement fixés jusqu'ici sur la composition des urines dans la goutte, pas plus que sur la valeur pathogénique des produits qu'elles renferment, ce qui tient, sans aucun doute, à la complexité du problème. Pourtant, il est un fait acquis, c'est l'hyperacidité habituelle de l'urine, déterminée par la présence du phosphate acide de soude et par un excès d'urates de la même base.

III. — PATHOLOGIE COMPARÉE

Savoir si la goutte existe chez les animaux est une question non encore bien élucidée, et cependant des plus

(1) Ch. Bouchard, *Maladies par ralentissement de la nutrition*, Paris, 1882, p. 271.

intéressantes, car, si elle était résolue, elle nous aiderait à mieux juger de l'influence du régime sur la genèse de cette maladie.

Remarquons, tout d'abord, qu'il convient d'établir, à cet égard, une distinction entre les mammifères, les oiseaux et les reptiles, et que si l'acide urique en excès dans le sang est considéré comme la caractéristique de la goutte, il est clair que cette maladie n'existe pas chez les mammifères. Mais si, comme nous le pensons, la goutte a pour caractère des fluxions séreuses ou sanguines et des troubles trophiques, les dépôts uratiques étant de simples effets, il y a lieu de reconnaître que cette maladie peut exister chez certains mammifères et en particulier chez le cheval, qui, en dehors de poussées cutanées, eczémateuses ou autres, présente assez souvent des arthropathies avec usure des cartilages, en tout semblables aux arthropathies sèches ou rhumatismales chroniques de l'homme (1).

Chez une jument en notre possession, nous avons pu observer non seulement des poussées eczémateuses et articulaires, mais encore une rétraction du paturon avec renversement du pied en arrière, affection analogue à la rétraction de l'aponévrose palmaire de l'homme.

En conséquence, si l'on ne constate pas de dépôts uratiques manifestes dans les tissus des mammifères, on y rencontre cependant, du moins chez le cheval, des arthropathies et des rétractions tendineuses qui ont de grandes analogies avec celles du rhumatisme chronique chez l'homme, affections, pour nous, inséparables de la goutte.

Contrairement aux mammifères, les oiseaux et les reptiles maintenus en captivité, et placés ainsi dans des conditions un peu spéciales, sont exposés à une affection qui

(1) Il existe, au Musée d'Alfort, une très belle collection de ces lésions préparées par le regretté professeur Colin.

ne manque pas de ressemblance avec la goutte uratique. Notons toutefois que, dans ces deux classes d'animaux, le travail de désassimilation n'aboutit pas à la formation d'urée, mais à la simple production d'urate d'ammoniaque, substance qui se retrouve seule dans les urines. Déjà Aldrovandi avait reconnu que les faucons présentaient autour des doigts des tumeurs formées par des amas de matière gypseuse. Semblables tumeurs furent observées par Bertin, d'Utrecht, chez le perroquet (*psittacus grandis*) au voisinage des jointures, avec infarctus analogues dans les articulations et dans les reins.

Des dépôts du même genre ont été rencontrés dans les reins et les jointures des reptiles (*alligator sclerops*) et Bertin a également trouvé chez la tortue des lésions articulaires et rénales avec dépôts uratiques.

Quelle que soit la valeur de ces lésions, il est curieux d'observer chez des animaux si peu voisins de l'homme des lésions analogues, sous tous les rapports, à celles de la goutte de ce dernier, mais ce qui ne l'est pas moins, c'est la possibilité de reproduire expérimentalement ces désordres, comme ont pu le faire quelques observateurs, entre autres Zalesky (1).

Cet expérimentateur pratique la ligature des uretères sur des oies, des poules et des couleuvres (*coluber natrix*) et, douze à quinze heures après l'opération, se déclarent les premiers phénomènes sous la forme de dépôts uratiques qui n'empêchent pas l'existence de se prolonger pendant deux ou trois jours. Après la mort, on constate de l'urate de soude dans les reins, les uretères, les lymphatiques, les membranes séreuses, le tissu conjonctif sous-cutané, les follicules de l'estomac, les valvu-

(1) Zalesky, *Untersuch. ueber Uræmisch. Process*, Tubingue, 1865.

les du cœur, les capsules de tous les organes, celles des articulations en particulier; le sang, lui-même, renferme des grumeaux composés d'urates alcalins et la vésicule biliaire en contient également. Mendelsohn (de New-York) est parvenu, à l'aide des mêmes procédés, à décrire la goutte guanine du porc; la guanine est un corps de la série de l'acide urique.

Ces recherches intéressantes exécutées sur les animaux ne jettent, pourtant, qu'un faible jour sur la pathogénie de la goutte, car si elles montrent la possibilité de la production de dépôts tophacés par la rétention de produits excrémentitiels, c'est uniquement chez les oiseaux et les reptiles qui fabriquent une grande quantité d'acide urique; mais elles ne semblent pas éclairer les multiples et nombreux désordres de cette maladie chez l'homme.

CHAPITRE IV

SYMPTOMATOLOGIE ET MORPHOLOGIE

SYMPTOMATOLOGIE

Soumises à l'influence de la portion du système nerveux qui préside aux grandes et importantes fonctions de la circulation locale et de la nutrition générale (système nerveux de la vie organique), les déterminations symptomatiques de la goutte varient nécessairement avec la fonction spéciale des organes affectés, et, comme telles, il convient de les étudier dans chacun des appareils organiques. Les organes locomoteurs, les articulations en particulier, ayant toujours fixé d'une façon plus spéciale l'attention des observateurs, méritent, pour ce fait, d'occuper ici la première place, d'autant mieux que leur étude peut servir de guide à celle des autres organes. Puis, après avoir passé en revue les modifications morbides, apportées par la goutte dans les différents appareils organiques, ou *déterminations morbides locales*, nous étudierons celles qui intéressent l'organisme tout entier, ou *déterminations morbides générales* : glycosurie, phosphaturie, etc.

Art. I. — *Déterminations morbides locales.*

§ 1. — APPAREIL LOCOMOTEUR.

I. — Articulations.

Les manifestations articulaires de la goutte, contrairement à celles du rhumatisme aigu (fièvre rhumatismale ou rhumatose), se localisent de préférence aux tissus les moins vasculaires de l'articulation : tissus fibreux et cartilagineux, et revêtent deux formes distinctes : l'une aiguë, l'autre chronique, cette dernière pouvant succéder à la première ou en être indépendante.

Forme aiguë. — La goutte articulaire aiguë procède par poussées congestives, connues sous le nom de crises ou accès de goutte qui, venant à se succéder, constituent la véritable attaque. Très bien décrite par la plupart des auteurs qui se sont occupés de l'étude de cette maladie, l'attaque de goutte articulaire est fréquemment précédée de troubles digestifs, d'irritabilité nerveuse, de toux et de dyspnée, accidents qui s'amendent d'une façon notable au moment où elle se produit ; dans quelques cas pourtant, elle survient au milieu des apparences de la meilleure santé, ou bien dans un état de bien-être inaccoutumé. Tel individu se met au lit, bien portant, quand, dans la nuit, le matin de préférence, il est éveillé tout à coup par la sensation, au niveau d'une ou de plusieurs articulations, de douleurs violentes, à peine supportables et assez semblables à celles que déterminent une entorse, une luxation, un traumatisme quelconque. Le plus souvent une ou deux articulations sont affectées, l'attaque de goutte est *mono* ou *bi-articulaire*, d'autres fois plusieurs articulations sont prises simultanément ou successivement ; l'attaque de goutte est *polyarticulaire* ou *généralisée.*

Goutte aiguë monoarticulaire. — Une sorte de frisson, une certaine inquiétude et un malaise général annoncent habituellement le début de la crise, puis apparaît la douleur, qui s'accroît rapidement, revêt les caractères d'un déchirement, d'une brûlure, de battements intenses, s'exagère par le mouvement, le toucher, à tel point que le contact de la couverture du lit peut devenir insupportable au malade. Ces phénomènes, au bout de quelques heures, lorsque la crise survient dans la nuit, permettent un léger sommeil et il se produit une douce moiteur de la peau. Le matin, le gros orteil, toujours douloureux, est tuméfié, la peau qui le recouvre est d'un rouge sombre, tendue, lisse, luisante, parsemée de veinules distendues par le sang. A la suite du gonflement, la douleur cède quelque peu, à part certains cas dans lesquels elle persiste jusqu'au soir. Elle reprend son intensité première, dans la seconde nuit, et celle-ci se passe de nouveau au milieu de souffrances et d'angoisses qui ne cessent qu'avec le commencement du jour. Les mêmes phénomènes reparaissent les jours suivants et le malade peut souffrir ainsi pendant plusieurs jours, quelquefois pendant plusieurs semaines, la durée de l'attaque de goutte se trouvant subordonnée à des circonstances diverses, toujours variables.

La douleur, en somme, ouvre la scène, elle précède la tuméfaction, et celle-ci, comme dans la simple fluxion dentaire, semble n'être que l'effet du désordre nerveux. Cette évolution, très favorable à la doctrine névropathique ou solidiste de la goutte, l'est beaucoup moins à la doctrine humorale. L'hyperesthésie, et surtout l'hyperalgésie des parties affectées proviennent de l'exaltation de la sensibilité due aux troubles vaso-moteurs qui produisent la tuméfaction articulaire; celle-ci tient à la fois à la dilatation de tous les vaisseaux de l'articulation, et à l'extravasation de sérosité dans les tissus périarticulaires: tissu conjonctif, périoste, ligaments, tendons. La peau, à ce niveau, est violacée, distendue; le doigt, appliqué à sa surface, détermine sa décoloration et une violente douleur, perçoit une résistance qui n'existe pas dans l'œdème passif et laisse à sa suite une légère dépression qui distingue cette fluxion de celle de la rhumatose.

Du pourtour de l'articulation où elle se trouve localisée, la tuméfaction s'étend parfois sur le trajet des gaînes tendineuses, au point d'en imposer, par sa rougeur et sa chaleur, pour un phlegmon ou pour un abcès en voie de formation. Cependant, il s'agit là d'un tout autre processus, car jamais, à moins de circonstances particulières, cette fluxion n'aboutit à la suppuration, ce qui la distingue des processus d'origine infectieuse. Puis, au bout d'un certain temps, l'œdème périphérique diminue; et la tuméfaction tout entière s'efface rapidement ou peu à peu, laissant, à sa place, la peau légèrement ridée et en voie de desquamation.

Telle est l'attaque classique de goutte aiguë, elle atteint de préférence le gros orteil, mais il faut savoir qu'elle peut se fixer sur d'autres articulations. C'est ainsi que l'articulation métacarpo-phalangienne du pouce peut en être le siège, comme j'ai pu le constater sur moi-même pendant les deux dernières années de mon internat dans les hôpitaux. Les articulations tibio-tarsiennes, celles des genoux et d'autres encore, peuvent être également affectées, soit isolément, soit simultanément avec celle du gros orteil. Il nous a été donné d'observer plusieurs faits de ce genre, chez des personnes ayant des tares goutteuses, telles que : migraines, hémorrhoïdes, asthme, etc., et qui étaient prises brusquement de violentes douleurs dans une articulation, le genou par exemple, rapidement suivies d'un épanchement parfois abondant. Ces douleurs, dont le siège plus spécial se trouve au niveau des tissus fibreux, c'est-à-dire sur les côtés de l'articulation, sont exagérées par les mouvements et plus vives la nuit que le jour. La peau qui recouvre l'articulation est peu colorée et celle-ci ne manifeste aucune tendance à la suppuration, malgré un léger œdème sous-cutané ; mais l'épanchement synovial disparaît assez tôt, ne laissant à sa suite que de la sécheresse ou des craquements articulaires, plus rarement de la rétraction des parties tendineuses ou musculaires, si surtout on n'a pas pris la précaution de tenir la jambe étendue lorsque le genou était le siège du mal.

Depuis longtemps, je me suis appliqué à différencier ces fluxions articulaires de celles de la rhumatose (1), en montrant que, contrairement à ces dernières spécialement localisées aux tissus séreux, les fluxions goutteuses s'établissent de préférence dans les tissus péri-articulaires fibreux et fibro-cartilagineux.

Les tendons les plus volumineux, le ligament rotulien lui-même, ou du moins les tissus qui les entourent, sont sujets à ces mêmes fluxions, auxquelles n'échappe pas toujours le tissu conjonctif sous-cutané, comme nous le verrons plus loin. Plusieurs fois, en effet, j'ai été consulté pour des poussées de ce genre, par des médecins distingués qui les avaient prises pour des phlegmons et s'en étaient fort inquiétés.

(1) E. Lancereaux, *Leçons de clinique médicale*, 1879-1891, t. I, p. 341. Paris, 1892.

En somme, il serait erroné de limiter le siège de l'accès de goutte à quelques articulations spéciales, puisqu'il peut se fixer sur la plupart des jointures, celles des extrémités en particulier, sur les talons, le tendon d'Achille, sur le ligament rotulien, à la plante ou au dos des pieds et jusque dans le tissu cellulaire sous-cutané. Le côté gauche, suivant quelques auteurs, serait le plus souvent affecté ; mais ce fait, s'il est exact, n'a qu'une faible importance.

Quel que soit son siège, l'accès de goutte aiguë s'accompagne d'une élévation locale et générale de la température. Soigneusement mesurée par Lecorché, la température locale au niveau des poussées articulaires a été trouvée de 29, 5 ; 30 ; 31, 5 et 32. C... La température de l'aisselle varie entre 38° et 39° ; elle atteint exceptionnellement 40°. Les pulsations oscillent entre 80 et 100 à la minute.

Il existe en même temps un état saburral de la langue, qui devient large et se recouvre d'un enduit jaunâtre, s'accompagne d'un profond dégoût de la nourriture, d'une soif vive, et plus rarement de hoquet, de vomissements, de constipation et d'un léger météorisme de l'abdomen.

Quelques médecins signalent, en outre, la tuméfaction du foie ; mais j'avoue ne l'avoir pas constatée, malgré une grande habitude de l'exploration de cet organe. Les urines sont diminuées de quantité, leur coloration est accentuée, et de même que les urines fébriles, elles laissent déposer d'abondants sédiments d'urates alcalins, d'acide urique et renferment parfois, d'une façon purement transitoire, une faible quantité d'albumine non rétractile, pouvant résulter d'une fluxion rénale passagère, attendu qu'elle persiste rarement.

Tel est l'exposé succinct de l'attaque de goutte aiguë, localisée à une ou à quelques articulations ; cette affection, en dépit de la souffrance qu'elle détermine, laisse parfois, à sa suite, une sensation de bien-être, ou contribue même à faire disparaître des désordres pathologiques antérieurs, tels que eczéma, dyspepsie, migraine, etc. Cependant, il n'est pas rare de constater la persistance d'une tuméfaction avec légère raideur des articulations et gonflement périostique ou ostéophytique, ou encore une réelle infiltration uratique des cartilages. Dans la plupart des cas, il existe une difficulté de la marche, qui dure pendant plusieurs semaines, et généralement aussi une atrophie musculaire du genre de celle qui se produit communément à la suite d'une arthrite traumatique ou autre.

Goutte aiguë polyarticulaire ou généralisée.—Connue de Todd et de Budd, observée par Trousseau et par Garrod, la goutte aiguë polyarticulaire se manifeste sous la forme de crises ou attaques se répétant d'ordinaire plusieurs fois dans le cours de l'existence.

Ces attaques s'observent quelquefois chez des jeunes gens, plus souvent dans l'âge adulte, et parfois à une phase avancée de l'existence, contrairement à la rhumatose, maladie infectieuse, rare après l'âge de vingt-cinq ans, et à laquelle elles sont trop souvent attribuées. Elles apparaissent d'ordinaire brusquement à la suite d'un refroidissement, d'une fatigue, d'une vive émotion et se localisent immédiatement sur plusieurs articulations, de préférence sur celles des pieds, des genoux, des mains et des coudes ; elles débutent par de violentes douleurs qu'exagèrent encore les mouvements, et qui, en général, sont plus intenses la nuit que le jour. Les articulations se tuméfient, excepté dans quelques cas où elles restent sèches, tandis que, dans d'autres, elles offrent un gonflement qui tient soit à un léger œdème périphérique, soit surtout à un épanchement synovial qui peut être abondant, du moins aux genoux ; la peau qui les recouvre est peu colorée, mais la pression en est le plus souvent douloureuse. Cet état peut exister sans réaction fébrile appréciable ; en général, il s'accompagne d'une élévation de température de 38° ou 38° 5 et qui peut atteindre 39° C. Le pouls oscille entre 80 et 100 pulsations; les sécrétions sont peu modifiées et les sueurs font généralement défaut; les urines, peu abondantes, sont chargées de sels; le sang n'est pas fibrineux et l'anémie n'est jamais prononcée. Ces attaques, en somme, ressemblent à celles de la goutte monoarticulaire, avec cette différence qu'elles sont moins aiguës, et peuvent se prolonger beaucoup plus longtemps. Leur durée, généralement incertaine, est tantôt de 15 jours ou un mois, tantôt de plusieurs mois en dehors de toute intervention thérapeutique.

Ces crises procèdent par poussées successives très irrégulières et, en cela, elles se distinguent nettement des poussées du rhumatisme articulaire aigu ou *rhumatose* qui, à l'instar de la plupart des maladies infectieuses, évolue par septenaires, d'une façon à peu près certaine, dans l'espace de 15 à 30 jours; en outre, tandis que la goutte polyarticulaire n'est suivie que de craquements articulaires, d'ostéophytes, d'atrophies musculaires, etc., la rhumatose, qui se localise spécialement aux tissus séreux, offre des endocardites, des péricardites, des pleurésies, en sorte que les affections résultant de chacune de ces maladies sont absolument distinctes. La goutte, en effet, laisse le cœur intact et si, dans certains cas, elle produit l'insuffisance des valvules sigmoïdes de l'aorte, c'est par sa localisation au feuillet artériel ou aortique de ces valvules, et non au feuillet ventriculaire, à la façon de la rhumatose.

Ainsi l'attaque de goutte aiguë ne vise pas seulement les orteils et les articulations des doigts, elle s'étend fréquemment aux articulations des poignets, des coudes et même, dans certains cas, à la plupart d'entre elles. Ce qui porte à rattacher cette seconde forme morbide à la goutte, c'est qu'elle se montre tout à coup, le plus souvent sans cause appréciable, chez des individus présentant un plus ou moins grand nombre des tares de cette maladie : épistaxis, migraines, calvitie, eczéma, hémorrhoïdes, etc., ou encore chez leurs descendants.

Les variétés cliniques de la goutte articulaire aiguë se distinguent, en réalité, par la brusque apparition de l'attaque, par l'absence d'exsudats inflammatoires, ou tout au moins de suppuration, par une tendance marquée à se répéter chaque année et de préférence au printemps ou à l'automne, et le plus souvent, à la suite de fatigue ou de surmenage. Elles n'ont pas, en général, de gravité sérieuse, mais leur fréquente répétition rend l'existence pénible et peut devenir dangereuse, si surtout la fluxion articulaire vient à se porter sur les viscères.

Forme chronique.— Qu'elle survienne d'emblée ou à la suite d'une ou plusieurs crises aiguës, cette seconde forme tantôt monoarticulaire tantôt polyarticulaire a pour caractères essentiels, en dehors des modifications des articulations, l'altération habituelle de la santé générale et, selon qu'elle s'accompagne ou non de dépôts tophacés, elle constitue la goutte uratique ou la goutte ostéophytique (goutte asthénique de Landry-Beauvais), qui appartient plus particulièrement à la femme (1). Bien que la plupart des auteurs aient cru voir dans ces formes morbides des maladies distinctes, je persiste à croire qu'il n'en est rien, pour ce double fait que la goutte uratique présente toujours, simultanément avec l'incrustation qui la caractérise, les lésions trophiques plus ou moins accentuées de la goutte asthénique et que cette dernière s'accompagne à peu près constamment des mêmes manifestations que la première, à savoir : migraine, hémorrhoïdes, calvitie, épistaxis, asthme, bronchite chronique, éruptions prurigineuses diverses, dyspepsie, constipation, etc. Or, dans ces conditions, il nous semble impossible de séparer ces formes morbides. C'est pourquoi nous n'hésitons pas à en faire deux variétés d'une même maladie.

Variété uratique. — Considérée, à tort, par la plupart des médecins comme le signe pathognomonique de la goutte, — l'incrustation des tissus par l'urate de soude — n'a de valeur absolue qu'autant qu'elle se rencontre avec d'autres manifestations de cette maladie, puisqu'en fait elle s'observe dans d'autres états pathologiques, et en particulier dans le saturnisme.

L'arthropathie uratique, ordinairement symétrique, plus commune aux membres inférieurs qu'aux membres supérieurs, a pour siège de prédilection l'articulation métatarso-phalangienne du gros orteil, ainsi qu'il arrive d'ailleurs dans l'intoxication saturnine (fig. 17). Elle ne se révèle tout d'abord par aucun caractère tant qu'il n'existe qu'une incrustation cartilagineuse ; mais lorsque le dépôt uratique devient abondant, il produit sous la peau des masses, fermes et indolentes, qui prennent peu à peu une teinte grisâtre, puis jaunâtre de

(1) *Goutte rhumatismale* (SAUVAGE), *Nodosité des jointures* (HAYGARTH, HEBERDEN), *Rhumatisme articulaire chronique* (ADAMS), *Rhumatisme goutteux* (TRASTOUR).

plus en plus accentuée, au fur et à mesure que les téguments se distendent et s'amincissent (fig. 18). Situés au pourtour des articulations,

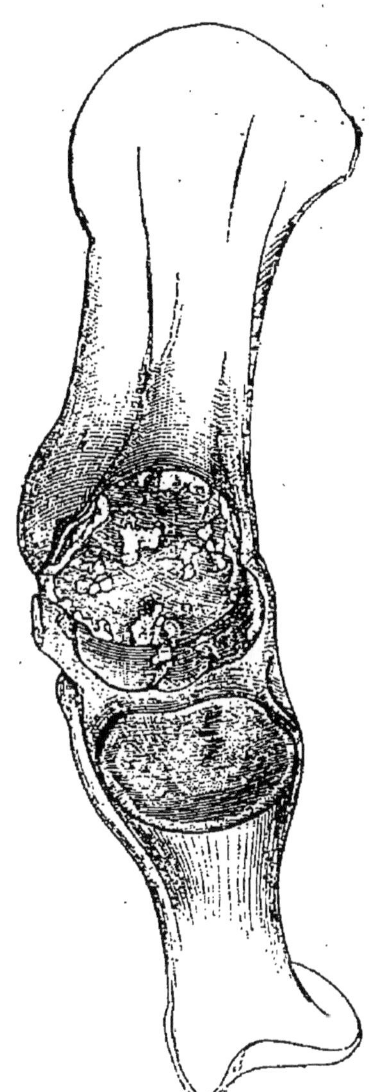

Fig. 17. — Le premier métacarpien et la phalange correspondante du gros orteil (intoxication saturnine). Les cartilages articulaires sont infiltrés d'urate de soude et de chaux.

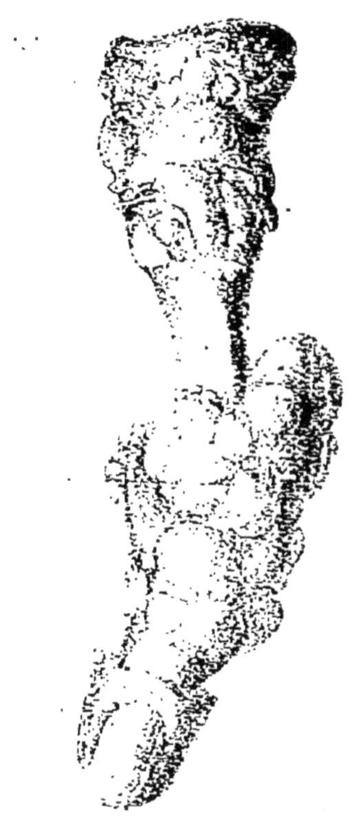

Fig. 18. — Le premier orteil du pied droit avec son métacarpien et le cunéiforme correspondant ; abondants dépôts uratiques au niveau des articulations.

ces tophus forment sur les faces antérieures ou postérieures, plus rarement sur les côtés, des saillies jaunâtres nettement distinctes, tant par leur siège que par leur coloration et leur mode d'évolution, des ostéophytes dont il sera plus loin question (fig. 19).

L'évolution de ces tophus comprend, en effet, trois phases : la première, dans laquelle le dépôt est simplement liquide, la seconde, dans laquelle il se solidifie et revêt la forme d'une masse dure, indolente, plus ou moins arrondie, une troisième enfin dont le principal caractère est l'ulcération de la peau qui livre passage à des quantités plus ou moins considérables d'une matière crayeuse, assez semblable à du plâtre gâché et composée surtout de cristaux aciculaires d'urate de soude et d'urate d'ammoniaque.

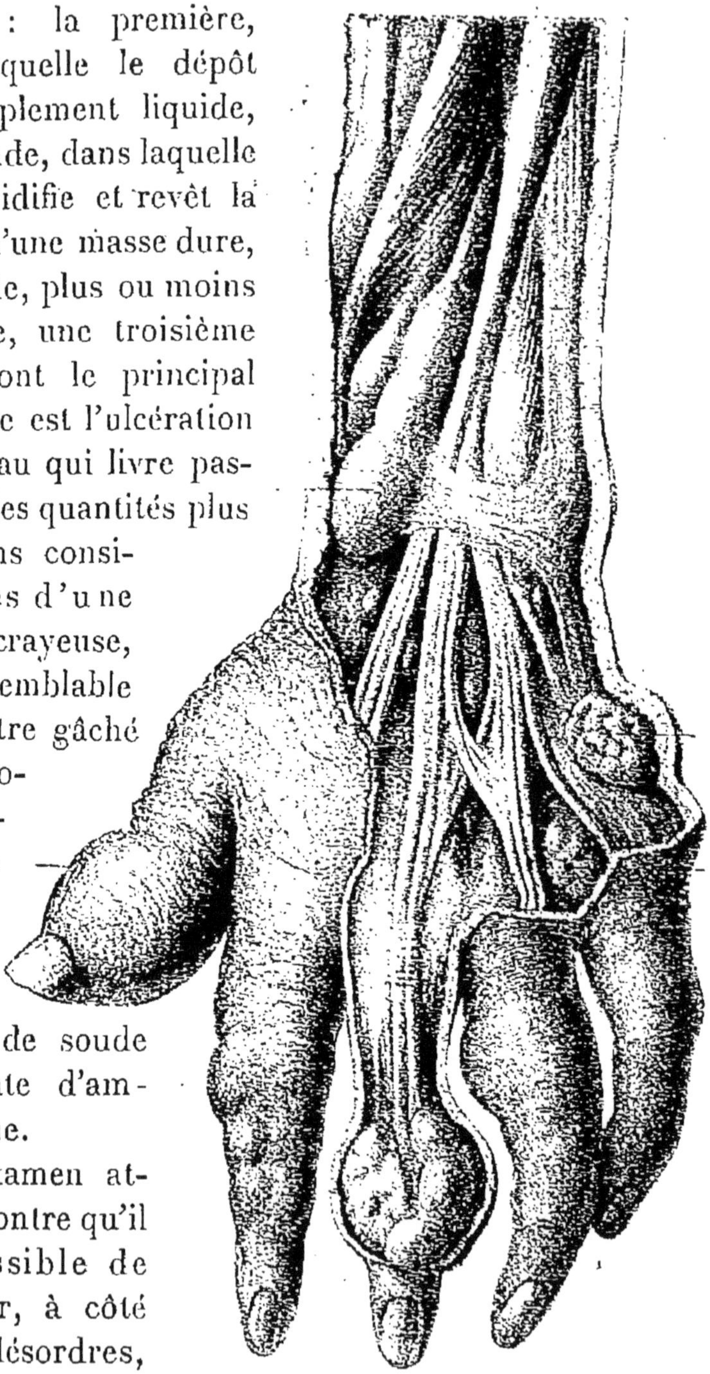

Un examen attentif montre qu'il est possible de constater, à côté de ces désordres, la présence au niveau des rebords

Fig. 19. — Tophus des articulations et des gaines tendineuses, dénudés ou recouverts par la peau.

articulaires et des épiphyses, de légères saillies osseuses de nouvelle formation qui contribuent à augmenter les déformations articulaires.

L'élimination du contenu uratique s'effectue, en général, lentement et sans travail inflammatoire bien manifeste, après quoi la peau se cicatrise. Dans quelques cas, pourtant, des agents pyogènes venant à s'introduire dans le foyer, celui-ci se met à suppurer et laisse échapper au dehors tout à la fois du pus et de la matière tophacée. La peau alors offre une coloration violacée, avec menace de gangrène, et pour peu que l'urate de soude se trouve infiltrée dans les mailles du tissu cellulaire, la plaie se déterge difficilement et la cicatrice a de la peine à se produire. L'articulation, à la rigueur, peut s'ouvrir sans danger sérieux pour le malade et sans qu'il soit nécessaire de recourir à des mesures violentes; dans la majorité des cas, enfin, les parties deviennent indolentes, l'ulcération continue à fournir du pus par intervalles, tout en donnant issue à des matières crayeuses, et se cicatrise d'une façon définitive.

Variété ostéophytique. — La variété ostéophytique ou trophique (goutte asthénique, goutte noueuse et déformante) est la variété la plus sérieuse et la plus tenace des manifestations de la goutte, à tel point que Haygarth a pu dire, non sans raison, qu'une fois établie elle prend possession de l'individu et, dès lors, si elle s'apaise par moments, elle ne cesse jamais complètement. Beaucoup plus fréquente chez la femme que chez l'homme, cette variété a pour siège spécial les petites articulations, et en particulier celles des membres supérieurs ; mais les autres articulations, et même les plus grosses, ne lui échappent pas absolument; elle est quelquefois monoarticulaire, le plus souvent polyarticulaire.

La *goutte chronique monoarticulaire*, généralement désignée sous le nom de *rhumatisme chronique partiel*, d'*arthrite sèche* ou sénile, se localise de préférence aux articulations du genou, des hanches ou des épaules.

Elle débute insidieusement, évolue lentement et progressivement, ou bien d'une façon subaiguë par des sensations douloureuses d'élancement ou de brûlure et par une tuméfaction notable, formée d'un œdème péri-articulaire des petites jointures et d'un épanchement synovial au niveau des grosses articulations, celles des membres inférieurs en particulier. Il s'y associe d'ordinaire un certain degré d'inappétence, un état fébrile passager ne dépassant guère 38° C., sans aucune sécrétion sudorale.

Dans une phase plus avancée, l'épanchement se résorbe. On voit apparaître des ostéophytes aux confins des surfaces articulaires et au niveau des saillies épiphysaires, puis enfin des craquements rudes et désagréables. Les ligaments se relâchent plus ou moins, il survient des déformations de l'articulation et souvent une mobilité anormale qui fait ressembler le membre à une jambe de polichinelle.

Peut-être trouvera-t-on que nous rangeons dans le cadre des affections goutteuses des désordres articulaires qui ne doivent pas y rentrer, mais si on veut bien remarquer que ces désordres coexistent le plus souvent, si non constamment, avec ceux que présente la goutte classique, on reconnaîtra qu'il est difficile de les en séparer et on n'hésitera pas à leur accorder une même origine, si non une parenté indéniable. Leur ressemblance avec l'arthropathie tabétique, dont l'origine trophique est incontestable, vient encore à l'appui de cette manière de voir.

La goutte chronique polyarticulaire, c'est-à-dire localisée tout d'abord à plusieurs articulations, se manifeste dès son début par des sensations d'engourdissement dans les membres, de froid ou de brûlure aux extrémités, par des douleurs, au niveau des articulations, parfois légères, souvent intenses, du moins quand les grandes articulations sont affectées. Ces douleurs consistent en des sensations de froid, de cuisson insupportable, d'arrachement, de dislocation, aggravées par les changements de température; plus vives la nuit que le jour, elles laissent peu de moments de repos aux malades, s'exagèrent par le contact des couvertures, la pression et les mouvements, au point, dans certains cas, d'immobiliser les membres.

Le gonflement suit de près la douleur, c'est d'abord un simple empâtement œdémateux des parties molles et des tissus fibreux péri-articulaires, de teinte pâle ou rosée avec légère élévation de température, auquel s'ajoute quelquefois un épanchement articulaire peu abondant et mobile, notamment aux genoux et aux poignets. Puis, le périoste se tuméfie, au niveau des extrémités osseuses, à partir de leur union avec la diaphyse, et il se forme peu à peu, à côté des saillies normales, des productions osseuses anormales (ostéophytes). C'est ainsi que l'extrémité de la tête inférieure du radius, celle des métacarpiens proéminent, dans certains cas, au point de donner au dos de la main une concavité caractéristique dite en *dos de fourchette*, et que les parties latérales des extrémités des phalanges, la circonférence des condyles fémoraux et les extrémités articulaires, en général, offrent des saillies arrondies, des nodosités et des crêtes qu'il faut se garder de confondre avec les concrétions tophacées.

Appréciables au toucher, visibles à l'œil nu, ces saillies et ces nodosités ont un volume qui varie depuis celui d'une lentille ou d'un pois jusqu'à celui d'un haricot ou d'une cerise. Peu à peu elles distendent la peau qui les recouvre, mais, contrairement aux tophus, elles ne modifient pas sa coloration et ne la perforent pas.

Désignées sous le nom d'*oignons* lorsqu'elles ont pour siège la tête du premier métacarpien, sous celui de *nodosités d'Heberden* quand elles affectent spécialement les articulations phalangiennes des mains, ces saillies portent le nom d'*ostéophytes* pour toutes les autres articulations.

Les membres inférieurs, ainsi affectés, prennent la position demi-fléchie, du moins tant qu'il existe de la douleur, de façon à éviter le tiraillement des parties fibreuses et le mouvement des articulations, et cette attitude est celle que conservent, en général, les malades lorsqu'ils deviennent infirmes. Il résulte de là, pour les ligaments qui entourent le coude et le genou, dans le sens de l'extension, un allongement continu et pour les os une saillie considérable avec tendance au déplacement, à la formation d'une demi-luxation, des amincissements et même des érosions des téguments sur les éminences osseuses, d'autant plus faciles que la peau offre alors une certaine tendance aux désordres trophiques. Ainsi, le tibia se porte en arrière des condyles fémoraux, l'avant-bras se trouve fléchi sur le bras et la main sur l'avant-bras. Mais c'est aux doigts surtout que se produisent les déformations les plus remarquables.

Expressions de l'exagération des mouvements de latéralité, d'extension et surtout de flexion, ces déformations présentent trois types distincts : type de flexion, type d'extension, type de déviation latérale (1).

Les deux premiers de ces types se voient rarement sur la même main, cependant plusieurs doigts peuvent être fléchis, tandis que les autres sont étendus ou réciproquement (fig. 20). Le troisième type s'unit d'ordinaire aux deux

(1) Voy. TRASTOUR, *Du Rhumatisme chez la femme*. Thèse de Paris, 1853.

précédents, et c'est presque toujours, pour le pied, vers le bord externe, pour la main vers le bord cubital, que les doigts sont déviés en masse (fig. 21). Un fait digne de remarque est l'opposition, pour ainsi dire constante, de l'attitude de la seconde phalange, par rapport aux deux autres. Lorsque la phalange et la phalangette sont fléchies, la phalangine est dans l'extension, et inversement, d'où une série bizarre, mais régulière, de saillies et de dépressions au niveau des articulations digitales (fig. 20 et 21).

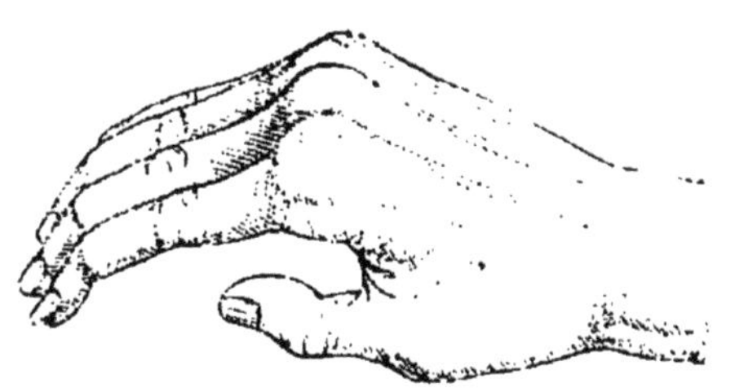

Fig. 20. — Main affectée d'arthrite déformante avec flexion des phalangettes sur les phalangines et des phalanges sur les os métacarpiens.

En effet, l'articulation de la phalange avec le métacarpien étant saillante, celle de la première phalange avec la deuxième présente une dépression, et celle de cette dernière avec la 3me une proéminence, tandis que l'inverse a lieu pour un doigt dans l'extension.

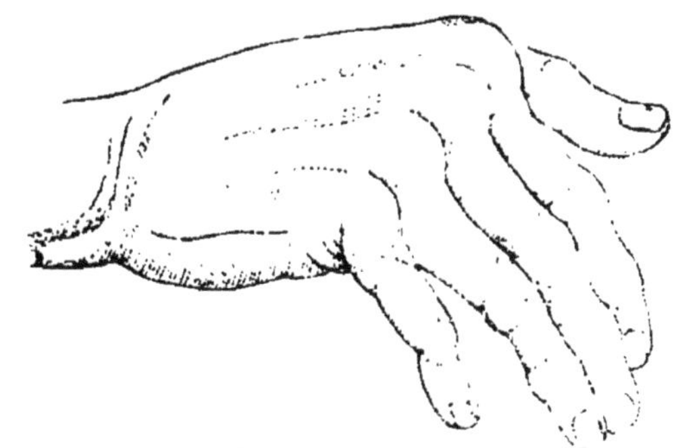

Fig. 21. — Main affectée d'arthrites déformantes et de saillies ostéophytiques des extrémités articulaires. Les quatre derniers doigts sont déviés en dehors.

Telles sont les déformations habituelles des doigts, tantôt à peine appréciables, tantôt exagérées jusqu'à la luxation complète. Le type de flexion est de beaucoup le plus commun et, dans quelques cas, les doigts demeurent fléchis ainsi que dans l'hémiplégie.

Chacun de ces types, comme il est facile de le concevoir, offre de nombreuses variétés, subordonnées à des influences diverses qui agissent isolément ou simultanément, comme, par exemple, la présence d'ostéophytes au niveau des surfaces articulaires, les rétractions tendineuses ou musculaires; mais ce sont les attitudes vicieuses qui paraissent jouer ici le principal rôle, de telle sorte qu'on ne peut trop recomnander de placer les membres dans des gouttières et de les immobiliser dans le but de les éviter.

Les surfaces articulaires, ordinairement privées de leurs cartilages, donnent lieu, sous l'influence des mouvements, à des craquements durables et pénibles au toucher; dans quelques cas aussi, elles se soudent, soit par un tissu fibreux, soit par un tissu osseux, et il se produit ainsi des ankyloses des doigts et surtout des articulations, dont les mouvements sont limités, comme celles du bassin, du sternum, des corps vertébraux. La soudure de ces derniers, relativement rare, n'a pas moins été envisagée par P. Marie comme une maladie à part et désignée sous le nom de *spondylose rhizomélique*, alors qu'elle n'est que le mode de terminaison d'une affection rentrant dans le cadre du rhumatisme chronique (goutte), ainsi que nous avons pu nous en rendre compte à plusieurs reprises et notamment dans deux faits des plus nets. Par suite de la disparition des disques intervertébraux et de la soudure des corps des vertèbres, les individus ainsi affectés offraient une attitude particulière, courbée (voy. fig. 12) et comme empalée, tellement caractéristique qu'il suffit de la voir une fois pour ne plus l'oublier. Toujours associée, ainsi que nous l'avons constaté, à plusieurs des manifestations de la

(1) Voy. E. LANCEREAUX, *Traité d'Anatomie pathologique*, t. III, p. 207. Paris, 1885.

goutte, cet état mérite d'autant moins d'en être séparé qu'il est le produit de désordres anatomiques en tout semblables à ceux que l'on observe dans la phase trophique de cette maladie.

Les différents désordres locaux que nous venons de passer en revue sont fréquemment accompagnés d'une réaction fébrile peu intense et d'une température qui oscille entre 37° 8 le matin et 38° 3, le soir. Dans quelques cas, pourtant, la température monte jusqu'à 39° et la fièvre, momentanément modifiée par les agents thérapeutiques, ne persiste pas moins dans certains cas pendant des mois, sans qu'il soit possible de l'enrayer.

L'appétit est alors faible ou nul, les digestions sont pénibles, les urines rares, épaisses et chargées d'urates alcalins, et l'amaigrissement rapide.

Les malades dont le dépérissement est progressif sont impatients et inquiets, ce qui rend leur situation des plus pénibles; ils se plaignent, indépendamment de leurs articulations, de douleurs musculaires, de crampes dans les membres inférieurs, de douleurs sur le trajet des nerfs sciatiques et, dans quelques cas enfin, il se produit, en raison du décubitus, au niveau des ischions, des trochanters et des talons, des escarres qu'il importe de panser convenablement, afin d'éviter les phénomènes d'infection qui pourraient en être la conséquence. Ces désordres, qui s'expliquent facilement dans une maladie, caractérisée surtout par des troubles trophiques, constituent ainsi un état des plus graves, et qui peut être mortel, aussi doit-on s'appliquer à les combattre dès leur début.

On s'étonnera peut-être de nous voir rattacher à la goutte l'affection généralement désignée sous le nom de *rhumatisme déformant progressif;* mais si on veut tenir compte de la nature des lésions qui la caractérisent, des désordres qui la précèdent ou l'accompagnent, comme aussi de son hérédité incontestable, on lui trouvera, comme nous, des liens de parenté indiscutable avec cette maladie.

Elle constitue, en tous cas, une affection sérieuse, qui a pu faire dire à des médecins tels que Musgrave, Sauvage et Haygarth qu'elle ne cessait souvent qu'à la mort. Pourtant, ceux qui en sont atteints, malgré de graves infirmités, parviennent quelquefois à un âge avancé. Haygarth cite le cas d'un individu qui vécut jusqu'à 92 ans; j'ai soigné une dame qui est morte à 87 ans. L'état de ces malades est toujours pénible, car si, dans quelques cas le mal, limité à un petit nombre d'articulations, n'a que de rares paroxysmes et apporte seulement de la gêne et de la raideur dans les mouvements des jointures, sans les empêcher de s'exercer, il n'est pas moins vrai que, dans d'autres cas, il se continue pendant des semaines et des mois, par crises successives, ainsi que nous avons pu l'observer, cette année même, chez quatre malades, dont la plupart des articulations se trouvaient affectées et le système musculaire atrophié. Dans ces cas, il survient quelquefois des sueurs abondantes, du moins la nuit ; aussi, comme l'amaigrissement est progressif, on en arrive, pour peu qu'il y ait de la toux, à se demander s'il ne s'agit pas d'une tuberculose à son début. Dans un cas de ce genre, où la peau, par suite de désordres trophiques, revêtait une teinte fortement bronzée, des médecins étrangers avaient diagnostiqué une tuberculose des capsules surrénales. Souvent, enfin, il existe des rémissions, sans suspension complète, et bon nombre d'articulations, venant à s'immobiliser dans des positions vicieuses, imposent au malade l'obligation de rester cloué sur un lit ou dans un fauteuil et à avoir recours, pour se nourrir, à des mains étrangères.

Ces graves accidents, associés à un état fébrile persistant, s'observent de préférence chez des personnes déjà âgées, vers l'époque de la ménopause, quelquefois aussi dans le jeune âge, où ils sont susceptibles d'amélioration et de guérison. Nous avons soigné deux jeunes filles de neuf à onze ans qui, à la suite de poussées articulaires successives, avaient les membres dans un tel état de flexion qu'il parut impossible de pouvoir jamais les étendre.

Les articulations étaient tuméfiées par la présence de nodosités ostéophytiques et les muscles, réduits à de simples lamelles, constituaient un état des plus graves en apparence, sans amélioration ou du moins sans guérison possible. Cependant, sous l'influence de l'iodure de potassium, administré à la dose de 1 gr. à 1 gr. 50, pendant 12 à 14 mois, nous sommes parvenus, non sans un réel étonnement, à constater la résorption des ostéophytes, la reconstitution des muscles, le redressement des jambes, et, à voir ces jeunes personnes finir par marcher, d'abord avec des béquilles et plus tard sans aucun appui. Légère ou d'intensité moyenne, cette affection est, à plus forte raison, susceptible de guérison, si on prend la peine de la traiter énergiquement. A un âge avancé, surtout chez la femme, où elle paraît avoir une certaine relation avec la fonction génitale, elle est d'ordinaire très tenace, sans être absolument incurable.

II. — Os.

Les os, indépendamment des altérations de leurs extrémités dans les arthropathies goutteuses, sont le siège vraisemblable de troubles vaso-moteurs se manifestant par de vives douleurs, le siège certain de désordres trophiques.

L'un des mieux connus parmi ces derniers est *l'ostéite déformante*, dite encore *maladie de Paget*.

Cette affection se manifeste toujours après le complet

accroissement du système osseux, vers l'âge moyen de la vie, souvent plus tard, et, en cela, elle se distingue du rachitisme et de la simple hypertrophie dont le développement appartient à la jeunesse. Cette circonstance explique également sa fréquence relative avec le cancer, qui est le plus souvent aussi une maladie de l'âge avancé. Mais si on remarque, comme il nous est arrivé de le faire à plusieurs reprises, qu'elle coexiste souvent avec les manifestations ordinaires de la goutte, et particulièrement avec les désordres trophiques de cette maladie : arthrites déformantes, artériosclérose, et qu'elle se rencontre de préférence chez les migraineux, les hémorrhoïdaires, les eczémateux, on est amené à la rattacher à la goutte. Barlow (1), au surplus, rapporte un cas où elle coexistait avec des dépôts uratiques ; mais quelques observateurs, Lannelongue, en particulier, tenant uniquement compte des antécédents des malades, n'hésitent pas à l'attribuer à la syphilis. C'est à tort, selon nous, car, en pareil cas, il convient de considérer avant tout les caractères du désordre anatomique et son évolution. Or, la lésion anatomique de l'ostéite déformante diffère de celles des manifestations osseuses de la syphilis, tout à la fois par son extension, par ses caractères histologiques et par sa marche. Le tibia et le fémur, ses sièges de prédilection, sont généralement atteints dans toute leur étendue, et à part quelques ostéophytes au niveau des apophyses articulaires, ils ne présentent aucune saillie appréciable. Ces organes offrent, dès leur début, la raréfaction de la substance osseuse, l'élargissement des canaux de Havers et la formation de cavités anfractueuses, comme l'a vu Butlin, dans le cas observé par Paget. A cette dilatation, toutefois, succède la for-

(1) Barlow, cité par Dyce Duckworth, *Traité de la goutte*. Paris, 1892, p. 192.

mation d'un tissu nouveau au-dessous du périoste, de telle sorte que cette affection présente, pour ainsi dire, deux phases distinctes : l'une de résorption, l'autre de réparation. La composition chimique des os ainsi altérés est généralement modifiée, l'analyse qui a été faite, par Russell, de plusieurs fragments du tibia (cas de Paget) a montré que les matières minérales étaient en moindre proportion.

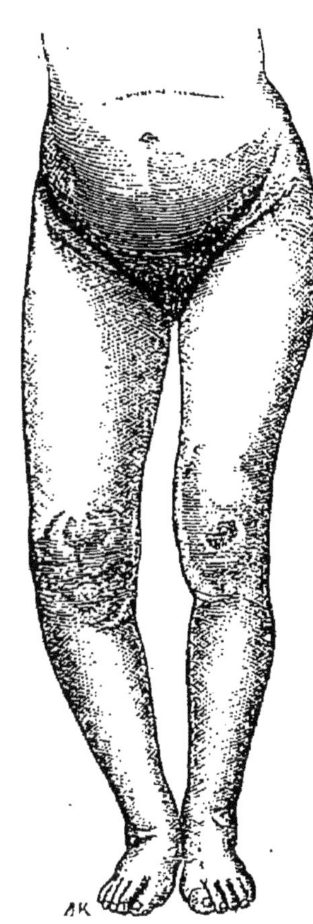

Fig. 22. — Ostéite déformante du fémur et du tibia du côté droit chez une femme, atteinte de lésions trophiques d'un grand nombre d'articulations, de migraines, d'hémorrhoïdes, etc.

Cette affection à laquelle ne s'associe, en général, aucun phénomène spécifique, a toujours débuté, dans les cas observés par nous et dont un se trouve actuellement sous nos yeux, par des élancements douloureux, intenses, survenant d'ordinaire par crises à intervalles plus ou moins éloignés, et trop souvent considérés comme des douleurs névralgiques ou encore syphilitiques. Les extrémités osseuses de l'articulation du genou augmentent de volume, se tuméfient, s'arrondissent et souvent la rotule se déplace en dedans. La cuisse et la jambe donnent au membre une attitude semi-fléchie qui résulte d'une légère courbure du fémur et surtout du tibia, comme si ces os supportaient difficilement le poids du tronc (fig. 22 et aussi la fig. 10, p. 65).

Distincte de l'ostéomalacie et du rachitisme, cette affection évolue avec lenteur, dure pendant plusieurs années, guérit difficilement et doit être considérée comme un désordre sérieux (1).

L'iodure de potassium a eu certainement, dans plusieurs de nos cas, une efficacité incontestable; mais sans qu'il soit possible d'en induire, comme cela se fait trop souvent, la nature syphilitique de l'affection, attendu que cet agent est également le médicament de choix des troubles trophiques. L'ostéite déformante, au reste, offre la plupart des caractères des modifications osseuses produites par Schiff et Vulpian, à la suite de la section des nerfs d'un membre, et cette circonstance, qui est en faveur d'une pathogénie nerveuse, vient encore à l'appui de son origine goutteuse.

III. — Muscles, tendons et aponévroses.

Les muscles, et surtout les aponévroses, moins exposés que les articulations aux poussées congestives de la goutte, n'échappent pas, pour cela, aux troubles trophiques de cette maladie.

Des douleurs lancinantes ont souvent lieu dans certains muscles, particulièrement dans les adducteurs de la cuisse et les gastro-cnémiens, et, selon toute vraisemblance, elles se lient à des poussées congestives, se rapprochant de celles des articulations, car il est notoire qu'elles changent de place comme ces dernières, et souvent cèdent de même. C'est pourquoi elles nous paraissent, ainsi qu'à Sir Dyce Duckworth, se rattacher à la goutte. Elles se déclarent de préférence, en effet, pendant la nuit ou dans la matinée, à la suite d'une exposition à l'humidité ou d'un refroidissement, et procèdent par crises successives. Les douleurs lombaires ou *lom-*

(1) E. Lancereaux, *Traité d'Anatomie pathologique*, t. III, p. 49. Paris. 1885.

bago, si intenses, dans certains cas où elles clouent littéralement le malade sur le lit, ont même origine ; c'est ainsi que l'attaque de lombago aigu ne manque pas d'analogie avec l'attaque de goutte articulaire, tandis que les douleurs lombaires du matin, qui disparaissent au bout d'une heure ou deux, se rapprochent de celles des articulations que la marche fait cesser.

Des dépôts uratiques, au reste, ont été observés dans certains tendons, dans les aponévroses des muscles lombaires, et ces parties, de même que les ligaments articulaires, le ligament rotulien surtout, sont susceptibles de se rétracter à la suite d'un épaississement ou de la formation, dans leur épaisseur, d'une sorte de tissu de cicatrice.

Les tendons, et en particulier le tendon d'Achille, sont parfois aussi le siège d'incrustations uratiques, et de douleurs d'une grande intensité qu'il est possible de rattacher à la goutte, en raison de leur brusque apparition, de leurs caractères symptomatiques, de leur évolution et de leur coexistence avec plusieurs des phénomènes de cette maladie.

Les muscles, dans la phase trophique de la goutte, se font remarquer par la diminution de leur volume et par une atrophie progressive qui ne va pas jusqu'à abolir toute réaction électrique. Chez trois personnes, deux hommes et une femme, atteintes de goutte polyarticulaire déformante, ces organes, et en particulier ceux des membres, subirent, sous nos yeux, une diminution de volume rapide et progressive, qui les réduisit en quelques semaines à de minces bandelettes. Malgré la possibilité d'un retour à l'état normal, ce désordre grave mérite l'attention du praticien, d'autant plus qu'il s'accompagne assez souvent de troubles trophiques de la peau et de la formation d'escarres.

Les ligaments, comme les tendons, sont parfois le siège d'un trouble trophique, en vertu duquel, ils s'épaississent, puis se rétractent, déterminent de la gêne dans les mouvements articulaires et produisent souvent aussi des déformations des membres. Or, les tendons des muscles fléchisseurs étant le plus souvent atteints, il en résulte : pour les membres inférieurs, la flexion habituelle du pied sur la jambe, de celle-ci sur la cuisse et de cette dernière sur le bassin ; pour les membres supérieurs la flexion des phalanges sur les métacarpiens, celle de l'avant-bras sur le bras, etc.

Les aponévroses, de préférence celles des mains et des pieds, présentent des désordres trophiques analogues, attribués, à tort selon nous, à la profession des malades, du moins en ce qui concerne l'aponévrose palmaire. Ces désordres sont caractérisés, cliniquement, par des noyaux d'induration qui, en se réunissant et en se rétractant, prennent l'apparence de cordes plus ou moins raides dont le relief sous-cutané s'accentue et ressemble, en dernier lieu, au tendon d'un muscle contracturé qui partirait de la racine des doigts, pour aboutir au talon de la main; aussi le mouvement des doigts finit-il par devenir impossible. Le creux de la main se déprime, le pli palmaire inférieur ou pli de la flexion des doigts s'accentue, mais sans se déplacer sensiblement; il se rapproche du pli palmaire inférieur, principalement au niveau de l'annulaire, de telle sorte que ce doigt se trouve comme engagé dans la paume de la main. La peau soulevée présente, à l'union de la paume de la main avec les doigts, des rides semi-lunaires à concavité inférieure; elle n'est ni épaissie, ni indurée, mais simplement adhérente aux parties sous-jacentes, rigides, fermes et très résistantes (fig. 23).

La première phalange est fléchie sur l'os métacarpien

et la seconde sur la première, tandis que la dernière ne participe presque jamais à la rétraction. L'extension de ces parties est impossible et ne sert qu'à faire saillir davantage la corde qui traverse la paume de la main. Les articulations sont, en général, saines et mobiles ; mais aucun effort ne parvient à les étendre, car le tissu rétracté serait brisé plutôt que redressé.

Cette affection débute presque toujours par l'annulaire, se porte ensuite sur l'auriculaire et reste quelquefois limitée à ces deux doigts ; d'autres fois, elle atteint le médius et l'indicateur, exceptionnellement le pouce. Ce sont

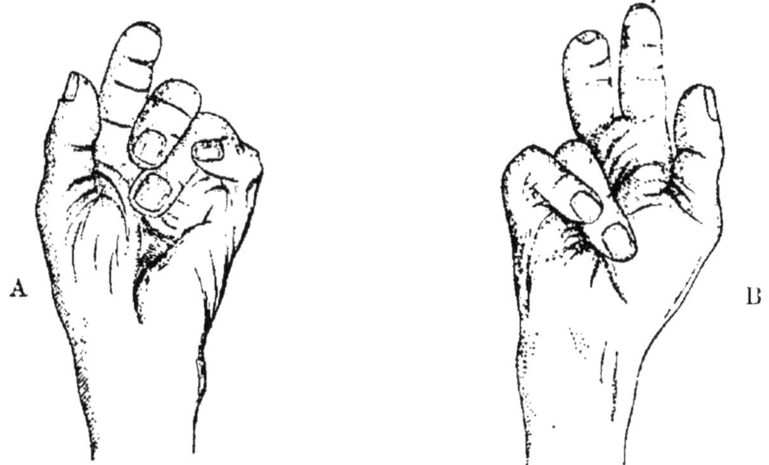

Fig. 23. — Faces antérieures des mains d'un même individu atteint de rétraction de l'aponévrose palmaire.

là autant de localisations limitées tantôt au nerf cubital, tantôt au nerf médian, et conséquemment l'origine nerveuse de ce processus n'est pas contestable.

Les deux mains d'ailleurs sont, en général, simultanément affectées et leur altération est presque toujours symétrique, ce qui vient encore à l'appui d'une origine névropathique. Les mouvements de préhension sont profondément gênés et les malades se voient réduits à un véritable état d'infirmité.

Attribuée à tort au traumatisme ou à la profession,

cette affection se voit chez des individus qui n'ont exercé aucun travail manuel et, par suite, elle a une toute autre cause; elle ne tient pas davantage à la tuberculose, qui touche peu ou pas aux tissus fibreux. Par contre, aux raisons que nous avons données de son origine nerveuse, nous ajouterons qu'elle s'est rencontrée parfois à la suite de la section des nerfs qui se distribuent à la main (1), aussi n'hésitons-nous pas à en faire une sclérose trophique, et, vu sa coexistence habituelle avec divers désordres de la goutte, notamment le diabète, l'eczéma, les ostéophytes, etc., à la rattacher à cette maladie.

Observée, dans de rares cas, à la plante du pied, cette affection s'y montre avec des caractères semblables à ceux qu'elle présente à la main, et détermine des rétractions peu différentes.

IV. — Hernies et ptoses viscérales.

La tendance de la goutte à modifier les tissus fibreux n'est pas seulement propre à l'individu ; en raison de son origine nerveuse, elle se propage par hérédité à ses descendants, et c'est ainsi que l'on voit fréquemment ceux-ci atteints d'une sorte d'aplasie et de relâchement de ces tissus, qui les prédispose aux hernies et aux ptoses viscérales.

De nombreux auteurs avaient déjà signalé l'hérédité des hernies, quand Malgaigne, à la suite d'une étude sérieuse, la trouva une fois sur 3 1/2. Ce résultat fut confirmé, sur un plus grand nombre de cas, par Kingdon, qui la rencontra une fois sur 3, 86.

De nos observations personnelles, il résulte que huit

(1) Voy. notre *Traité d'Anatomie pathologique*, Paris, 1885, tome III, p. 329.

fois au moins sur dix, les hernieux sont des goutteux, et comme ce ne sont pas toujours les mêmes manifestations que transmet la goutte, on s'explique que l'hérédité de la hernie ne soit pas constante et que, dans certains cas, cette affection puisse être remplacée par d'autres désordres morbides.

Le goutteux, en tous cas, naît avec des tissus fibreux peu développés, faibles, peu résistants et qui, dans l'abdomen, sous l'influence de la pesanteur et des efforts, cèdent facilement à la pression des viscères. Ceux-ci parviennent ainsi à s'introduire, sous l'influence des efforts, dans les orifices abdominaux et à former des hernies, d'où la fréquence de ces accidents dans la goutte.

De la même façon se produisent les différentes *ptoses viscérales*, connues sous les noms de *déplacement ou de mobilité des reins*, *du foie*, *de l'utérus*, *de l'estomac*, *des intestins*, *etc.* L'observation attentive des individus affectés de ces ptoses conduit à reconnaître qu'elles s'observent dans des familles de goutteux et que, loin d'être des désordres traumatiques ou autres, elles se rattachent le plus souvent à une disposition toute spéciale, essentiellement héréditaire, et s'associent généralement aux manifestations de la goutte, notamment à la dyspepsie avec ectasie et ectopie gastrique, à l'entérite muco-membraneuse, etc. La coexistence de ces diverses affections est tellement commune, du moins chez la femme, que la connaissance de l'une d'elles met immédiatement sur la voie des autres et qu'il est difficile de les séparer et d'en faire des maladies distinctes.

La description de ces désordres pourrait avoir sa place ici, mais les hernies appartiennent à la chirurgie et l'étude de ptoses des organes de l'abdomen se lie intimement au désordre des viscères affectés. Les ptoses de l'estomac, par exemple, sont associées la plupart du temps à la dilatation de cet organe avec dyspepsie nerveuse, de même que celles des intestins à l'entérite muco-membraneuse, et de là résultent forcément des troubles fonctionnels de ces organes.

Les ptoses rénales, relativement rares chez l'homme par rapport à la femme, ont pour siège ordinaire le rein droit qui, simplement mobile dans quelques cas, peut descendre au-dessous du foie et même se promener pour ainsi dire dans la cavité abdominale. Les premiers désordres, que détermine ce déplacement, consistent en des sensations de tiraillements, de pesanteur et de douleurs ayant pour siège le flanc droit ou les lombes, l'épigastre, la région ombilicale avec irradiations vers les cuisses, et plus rarement vers les parties génitales. Les efforts, la marche, la danse, les voyages en voiture ou en chemin de fer les exagèrent d'une façon manifeste. Ces douleurs surviennent, en général, par crises qui peuvent s'accompagner de lipothymie, de syncope, et parfois de vomissements verdâtres, avec altération des traits du visage, pouvant en imposer pour une péritonite. En rapport tout à la fois avec l'état général du malade et avec l'état local du rein déplacé, cette affection est fréquemment associée à une hypesthésie rachidienne ou ovarienne, à la dépression des forces, à une irritabilité dans le caractère avec plaintes, sensations de constriction à la gorge, sensibilité à la région ovarienne pouvant faire penser à de l'hystérie. Remarquons, enfin, qu'un rein déplacé est plus vulnérable et plus exposé aux fluxions et aux lésions matérielles qu'un rein normal.

Pour diagnostiquer la néphroptose, il suffit, le malade étant couché sur le dos, les jambes relevées, d'appliquer la main gauche en arrière, au niveau du flanc, et de soulever cette région, tandis que la main droite, appliquée à plat en avant, déprime la paroi abdominale; alors, on a entre les mains une tumeur qui, à chaque mouvement inspiratoire, descend dans l'abdomen, remonte sous le diaphragme dans l'expiration, comme aussi quand on vient à la comprimer. Cette tumeur lisse, allongée, elliptique, légèrement douloureuse à la pression, de consistance ferme, élastique, se trouve située sur une ligne allant de l'extrémité de la dernière fausse côte au milieu de l'arcade de Fallope.

Le foie déplacé descend par son poids dans l'abdomen, comme le rein. Il en est de même de l'estomac qui, dans certains cas, situé à gauche, forme presque un angle aigu avec le duodénum et de ce fait a de la peine à se vider. Les intestins, moins fréquemment déplacés, ne le sont pas moins dans certains cas. La rate et surtout l'utérus n'échappent pas à ces ectopies. Une jeune femme de 25 ans, née de parents goutteux, soignée en ce moment dans notre service d'hôpital, présente, tout à la fois, des migraines, de l'ectasie gastrique avec dyspepsie, une ectopie du rein droit, et enfin une descente de l'utérus, telle que le col atteint presque l'orifice vulvaire, et cela, en l'absence même de tout rapport sexuel, car elle a conservé son hymen.

Les ptoses de ces différents viscères se reconnaissent par les procédés d'exploration ordinaire, à savoir par la palpation et par la percussion, moyens auxquels il convient d'adjoindre aujourd'hui la radioscopie et la radiographie.

N'est-ce pas encore à une disposition héréditaire liée à la goutte que se rattache l'affection décrite, par nous, sous le nom d'*aplasie artérielle*, car c'est principalement chez les descendants de goutteux qu'il nous a été donné d'observer cette affection. Un jeune garçon, appartenant à une famille de goutteux, nous fut présenté, à l'âge de 14 ans, par un oncle médecin qui, le trouvant quelque peu faible, avait cru devoir examiner son urine et y avait constaté la présence de l'albumine. Ce garçon succomba, à l'âge de 25 ans, à une aplasie du système artériel avec atrophie des reins. La mère de ce jeune homme succombait, une année plus tard, à une artériosclérose généralisée, avec lésions rénales et albuminurie (1).

Ces divers accidents sont aujourd'hui bien connus, mais leur pathogénie ayant été négligée jusqu'ici, il n'était pas sans intérêt de montrer leur relation avec la goutte.

§ 2. — APPAREIL CUTANÉ ET ANNEXES. — TISSU CONJONCTIF SOUS-CUTANÉ. — ORGANES DES SENS

I. — Peau.

La peau des goutteux se fait remarquer par de la sécheresse et des troubles variables de la sensibilité, par des poussées congestives ou des éruptions diverses et enfin par des désordres trophiques.

Les troubles de la sensibilité ont pour caractères tantôt la diminution, tantôt l'exaltation de cette fonction.

Le premier de ces désordres se manifeste sous la forme de plaques d'anesthésie, d'une étendue variable, existant de préférence à la partie externe des membres, là précisément où siègent d'ordinaire les éruptions de la goutte; c'est ainsi qu'un de nos maîtres des hôpitaux eut pendant longtemps une large plaque d'anesthésie à la région externe de la cuisse droite, qu'il attribuait à la goutte. Ces plaques, d'une étendue variable, toujours circonscrites, n'affectent jamais la totalité d'un membre, comme celles de l'hystérie, et n'ont pas l'évolution symétrique et régulière de l'analgésie des buveurs d'alcool.

(1) Voy. E. LANCEREAUX, *Leçons de clinique médicale*, 1879-1893, t. II. Paris, 1894.

L'exaltation de la sensibilité se manifeste sous la forme de plaques que le moindre pincement ou le plus léger contact suffit à rendre pénibles. Ces plaques, assez rarement symétriques, ne débutent jamais par les extrémités des membres pour gagner ensuite leur racine, et, en cela, elles se distinguent des hyperalgésies déterminées par les boissons avec essences.

Le *prurit* est un autre trouble de la sensibilité, tantôt circonscrit, tantôt généralisé ou étendu à une grande partie de la surface du corps ; il se manifeste par des sensations subjectives de picotements et de démangeaisons qui irritent et agacent au point de faire frissonner et d'obliger à se gratter d'abord faiblement avec le bout du doigt, et ensuite plus énergiquement avec les ongles, des corps durs et acérés, jusqu'à déchirer l'épiderme et le derme. Celui-ci rougit, se tuméfie, devient le siège de sensations de chaleur, de cuisson ou de brûlure qui finissent par s'apaiser, pendant un moment, pour reprendre bientôt après une nouvelle intensité, cela pendant des heures entières. Le seul phénomène objectif consiste en des raies noirâtres, plus ou moins longues, produites par du sang coagulé à la surface de la peau, consécutivement à la déchirure opérée par les ongles.

Circonscrit le plus souvent, le prurit se localise de préférence aux parties génitales chez la femme, et à l'anus chez l'homme. Aux parties génitales, il se fait sentir principalement à l'approche des époques menstruelles, à la face interne des lèvres, sur la membrane muqueuse vaginale et sur le clitoris. Le besoin de se gratter est tellement impérieux par moments que les malades en arrivent à user des moyens les plus violents pour combattre la démangeaison. L'accès de prurit n'en persiste pas moins, pendant une demi-heure, une heure et plus, puis il disparaît d'une façon insensible, laissant à sa suite un sentiment de violente brûlure ou une simple sensation de chaleur dans les parties sexuelles, avec rougeur et exagération de la sécrétion muqueuse. Que les attouchements, auxquels se livrent les malades sur cette région spéciale, puissent donner naissance à de l'onanisme ou à de la nymphomanie, la chose est facile à concevoir, aussi certaines femmes, vraiment chastes, éprouvent-elles de cruels remords sous le poids de ces préoccupations fautives, et cependant cette manifestation n'est, en aucune façon, l'expression d'un désir déréglé pas plus que de l'excitation sexuelle.

Cet état vient-il à durer pendant un certain temps, la membrane muqueuse vulvaire, hyperémiée, s'épaissit, revêt une teinte noirâtre, tandis que celle du vagin, d'un rouge foncé et chaude au toucher, sécrète un muco-pus plus ou moins abondant et crémeux.

Le prurit anal, lié le plus souvent à une dilatation des veines rectales et à une fluxion hémorrhoïdaire, donne lieu à des sensations extrêmement pénibles et gênantes ; mais il est moins grave et moins insupportable que le prurit vulvo-vaginal.

Qu'il soit généralisé ou circonscrit, le prurit se fait sentir aux changements de saison et principalement lorsque les froids commencent ; il disparaît pendant la saison chaude, alors que la peau transpire facilement ; il est intermittent, cesse et reparaît souvent pendant des années, au point d'altérer parfois la santé générale et de troubler la nutrition. Le soir et la nuit, sous l'influence de la chaleur du lit, sont les moments de sa plus grande intensité ; aussi est-il souvent une cause d'insomnie et de fatigue physique et morale.

Les *éruptions cutanées*, liées à la goutte (arthritides

et herpétides de Bazin) appartiennent tantôt à la phase fluxionnaire, tantôt à la phase trophique de cette maladie, elles sont circonscrites ou disséminées et étendues à une grande partie du corps. De même que les éruptions de la syphilis et de plusieurs autres maladies, elles revêtent la plupart des formes éruptives décrites par Willan et Bateman, preuve évidente que ces formes, en rapport vraisemblable avec la texture spéciale de la peau, ne sont que des expressions symptomatiques, variables suivant la nature de la maladie dont elles dépendent. C'est ainsi que, dans la goutte, elles ont pour caractères spéciaux : le *prurit*, la *symétrie*, la *mobilité*, l'*alternance* avec des fluxions articulaires ou autres, ce qui leur imprime une physionomie à part et permet de les reconnaître.

Le prurit, l'un des caractères les plus constants de ces désordres, les précède souvent, les accompagne toujours et les suit quelquefois. Il se fait sentir de préférence vers le soir ou vers le matin, devient plus intense la nuit que le jour, et consiste soit en une sensation comparable à celle que déterminerait la présence d'une multitude d'insectes en mouvement à la surface de la peau, soit en un sentiment de cuisson semblable à celui qui résulte d'une brûlure superficielle, soit en des sensations de picotements qui rappellent celles que produisent des piqûres d'orties ou d'épingles, soit encore en des élancements et des battements désagréables et toujours plus intenses si l'éruption est sèche que si elle est humide, dans l'urticaire que dans le psoriasis, dans la période érythémateuse que dans la période vésiculeuse de l'eczéma.

La symétrie, signe distinctif non moins important, provient du fait que les éléments éruptifs occupent des régions correspondantes. L'eczéma, par exemple, s'observe habituellement sur les parties la térales du cou, derrière les deux oreilles, aux plis des coudes, des aînes, etc. De même le psoriasis est fréquemment symétrique, comme aussi la plupart des éruptions liées à la goutte, nouvelle preuve à l'appui de leur origine nerveuse.

La mobilité est un autre caractère des dermopathies goutteuses qui souvent abandonnent un point, pour se produire sur un autre, apparaissent et disparaissent avec la même rapidité, ce qui n'est qu'un effet de leur subordination à un désordre du système nerveux. L'alternance de ces éruptions avec des manifestations articulaires ou nerveuses, ou encore avec des éruptions d'un autre genre, est enfin une circonstance non négligeable.

Ces dermopathies surviennent quelquefois dès l'enfance, se montrent de préférence au moment des grands actes physiologiques de l'organisme : la puberté, la ménopause, la grossesse, comme aussi aux changements de saison, et sous l'influence d'une irritation quelconque du derme. Leur début est tantôt insidieux et lent, tantôt brusque et rapide, et, dans ce dernier cas, il s'y associe, en général, un léger mouvement fébrile, comme dans les fluxions articulaires.

Leur siège de prédilection est la tête et le cou, puis viennent les orifices naturels, le voisinage des articulations, à cause sans doute du voisinage des tissus fibreux et de l'abondance des terminaisons nerveuses en ces points.

Elles procèdent par poussées successives, d'une intensité et d'une durée variables. Leur pronostic est bénin, en ce sens qu'elles n'ont aucune tendance à la destruction des tissus; mais elles sont fréquemment associées à des troubles dyspeptiques et à un état gastrique avec inappétence, ce qui a conduit certains médecins à les attribuer à tort à une intoxication gastro-intestinale.

Les éléments éruptifs, aux contours ordinairement

sinueux et irréguliers, souvent isolés et disséminés tout d'abord, se réunissent ensuite, se confondent et forment des plaques plus ou moins étendues. Ils sont constitués : les uns par une simple rougeur ou par de petits boutons quelque peu saillants, les autres par de petites vésicules avec exsudation séreuse à réaction alcaline, ou bien par une production de squames épidermiques et enfin par un simple épaississement scléreux de la peau. Il devient ainsi possible de les grouper sous un petit nombre de chefs, qui sont les suivants : *éruptions érythémateuses* et *papuleuses*, *éruptions vésiculeuses; éruptions squameuses* et, en dernier lieu, *sclérose dermique ou sclérodermie*.

Eruptions érythémateuses et papuleuses. — Ces éruptions comprennent un certain nombre de types qui se distinguent morphologiquement par des taches d'un rouge vif disparaissant sous la pression du doigt pour reparaître immédiatement après, et fréquemment précédées ou accompagnées de sensations de cuisson ou de picotements. Elles se confondent insensiblement à leur limite avec la peau du voisinage, présentent une faible élévation de température, une légère douleur à la pression et font quelquefois, à la surface de la peau, des saillies plus ou moins accentuées, suffisantes pour faire admettre les variétés suivantes : érythème simple, érythème papuleux, érythème noueux.

L'*érythème simple* est caractérisé par des taches à peine saillantes, rosées, irrégulièrement arrondies, confluentes, circulairement disposées dans certaines régions, notamment au niveau du cou, des articulations, et sur le devant de la poitrine. Il a lieu par poussées successives et disparaît, en laissant à sa suite une légère desquamation, sans aucune trace de pigmentation.

D'une durée variable, cette éruption s'observe chez l'enfant et chez l'adulte, plus rarement chez le vieillard ; elle est fréquemment éveillée par des états physiologiques, tels que la grossesse, la ménopause, la puberté.

Une de mes clientes, jeune femme de 25 ans, avait été atteinte de plusieurs poussées articulaires, quand, au troisième mois d'une grossesse, elle fut prise brusquement d'un érythème généralisé qui dura 4 jours et fut immédiatement remplacé par des douleurs avec fluxions au niveau de plusieurs articulations. Semblables fluxions se voient encore à la suite de poussées d'urticaire et inversement, de telle sorte qu'il n'est pas douteux que ces congestions cutanées et articulaires ne soient unies par un lien commun, qui n'est autre que le système nerveux.

L'*érythème papuleux* se manifeste sous la forme de plaques légèrement saillantes, tantôt isolées, tantôt rapprochées et plus ou moins confluentes, disposées en forme de cercle ou de demi-lune. D'abord rouges ou rosées, puis violacées, ces plaques disparaissent, du moins en partie, sous la pression du doigt et s'effacent au bout d'un certain temps, laissant à leur suite une légère desquamation. Les mains, les avant-bras, la face et la nuque sont leur siège de prédilection, elles procèdent par poussées successives et se trouvent fréquemment accompagnées de fièvre, de douleurs, et de gonflements articulaires, assez intenses pour gêner les mouvements.

L'*urticaire*, qui appartient à cette forme, est constituée par des élevures arrondies, par des plaques blanches ou rosées, extrêmement prurigineuses, qui paraissent et disparaissent rapidement, sans laisser d'autres traces que celles d'un grattage.

Cette éruption s'observe à tous les âges de la vie, à la

suite de fatigues, d'émotions, de boissons excitantes; mais ce sont là autant de causes occasionnelles, car sa cause véritable est l'hérédité.

Un de mes amis, pharmacien, né d'un père asthmatique, d'une mère migraineuse et sèche, hémorrhoïdaire, fut atteint, pendant sa jeunesse, d'urticaire et de migraines; depuis lors, il fut soigné par moi, pour une double arthropathie des genoux (poussées goutteuses), pour une urticaire et enfin pour des crises d'asthme. Son fils unique est atteint, à l'âge de 7 ans, sans cause appréciable, d'une urticaire qui dure une quinzaine de jours, puis il devient chauve à partir de l'âge de 25 ans et hémorrhoïdaire. Je connais beaucoup de faits semblables; inutile de les rappeler; ils n'en diraient pas davantage.

Les papules de l'urticaire de forme circulaire font une saillie variable; les plaques, souvent irrégulières, offrent des bords saillants, festonnés, et une apparence de carte géographique. Discrète ou confluente, cette éruption ne dépasse jamais la face profonde du derme; elle tient à un trouble vaso-dilatateur des lymphatiques et des capillaires sanguins du tégument. Aussi, voit-on parfois, au centre des papules, une petite tache hémorragique, noirâtre, déterminée par l'excès de congestion cutanée.

Un mouvement fébrile se développe d'ordinaire avec l'apparition de l'éruption et cesse peu à près; il reparaît souvent à l'approche de la nuit, et se trouve suivi d'une poussée éruptive. Chaque poussée est accompagnée de sensation de prurit, de picotements et de cuisson, tellement intenses que le malade, constamment occupé à se gratter, ne peut prendre de repos.

L'éruption ortiée, tantôt aiguë et d'une durée de 7 à 8 jours, se termine par résolution, laissant à sa suite une petite tache ecchymotique qui ressemble à une piqûre d'insecte; tantôt chronique, elle se présente sous l'apparence de piqûres d'orties qui apparaissent par poussées successives, de préférence vers le soir ou dans la nuit, puis disparaissent, et se reproduisent assez souvent avec opiniâtreté pendant des mois et des années.

L'*érythème noueux* est caractérisé par la présence de plaques d'un rouge violacé, fermes et élevées vers le centre, d'une étendue qui varie de quelques millimètres à deux et trois centimètres et dont la terminaison a toujours lieu par résolution.

Cette éruption occupe de préférence les endroits où la peau n'est séparée des tissus fibreux que par une couche très peu épaisse de parties molles; aussi, se voit-elle le plus souvent à la partie antéro-interne des jambes et à la face interne du cubitus. Plus fréquente chez la femme que chez l'homme, elle s'annonce par du malaise, de l'anorexie, un léger mouvement fébrile, des picotements et des démangeaisons sur les parties où elle doit apparaître; puis, elle se montre sous forme de saillies isolées et éparses, plus ou moins confluentes, d'abord rosées ou rouges, plus tard violacées, jaunâtre ou verdâtres, subissant ainsi toute la gamme colorée des ecchymoses, pour s'effacer, enfin, peu à peu, après une durée d'une quinzaine de jours. Cette éruption, toutefois, procédant par poussées successives, aussi bien que les douleurs et le gonflement articulaire qui lui font généralement cortège, peut avoir une durée totale de un à deux mois.

Graves a signalé, chez une vieille femme atteinte de goutte, des rougeurs de la face qui survenaient chaque jour à 3 heures; le nez devenait chaud, luisant, rouge, puis pourpre, la rougeur s'étendait aux joues, en s'accompagnant de malaise et non de douleurs, le tout disparaissait environ à la même heure dans la soirée. J'ai observé, plusieurs fois, des éruptions analogues, généralement précédées et accompagnées de démangeaisons.

Un homme d'une soixantaine d'années, profondément goutteux et dont la sœur était asthmatique, se trouvait pris vers le soir de tuméfactions de la face, du volume d'un gros pois, d'un haricot, d'une petite mandarine, rosées ou rouges, qui apparaissaient tout à coup et disparaissaient rapidement au bout de plusieurs heures, d'un jour et plus. J'ai eu à constater, chez moi, à plusieurs reprises, au moment des concours, des éruptions plus faibles et moins volumineuses, ordinairement prurigineuses, qui apparaissaient et cessaient de la même façon; toutefois, je ferai remarquer que, en raison de leur prompte disparition, ces désordres, attirant peu l'attention des malades et des médecins, passent souvent inaperçus.

Le *purpura* est une manifestation de la goutte, qui ne peut surprendre quand on sait que cette maladie prédispose aux fluxions et aux hémorragies. Il siège de préférence aux membres inférieurs, mais parfois aussi sur d'autres points. Précédé de tiraillements douloureux de picotements au niveau des articulations, et parfois accompagné de symptômes fébriles de peu d'intensité, le purpura goutteux apparaît sous la forme de taches d'un rouge sombre, livides ou presque noires, de forme arrondie, légèrement saillantes, de l'étendue d'un grain de chenevis ou d'une lentille, constituées par l'extravasation du sang, et ne s'effaçant pas sous la pression du doigt. De teinte plus foncée au bout de 24 à 48 heures, ces taches deviennent ensuite jaunes, puis verdâtres, et disparaissent, sans aucune desquamation, après une dizaine de jours. Toutefois, pendant le cours de cette évolution, il peut se produire de nouvelles douleurs, une seconde et même une troisième poussée purpurique, de telle sorte que l'éruption se prolonge pendant plusieurs semaines.

Cette évolution rapproche le purpura des éruptions érythémateuses et papuleuses; mais, en outre, cette affection est, comme ces dernières, le plus souvent associée à des fluxions articulaires et à un œdème nerveux d'une étendue variable, preuve certaine qu'elle est l'effet d'un trouble vaso-moteur et se rattache sans hésitation à la goutte. Un exemple de purpura goutteux rapporté par Dyce Duckworth (1) s'accompagna d'hémorragies multiples et se termina par la mort.

Plusieurs auteurs de la première moitié du XIXe siècle n'ont pas hésité à affirmer l'existence d'un rapport entre la goutte et l'hémophilie, et ce qui a pu faire croire à ce rapport, c'est sans doute l'existence de fluxions articulaires dans cette maladie où, d'ailleurs, il n'est pas rare de trouver des antécédents goutteux (2). Une certaine relation aurait lieu, suivant Dyce Duckworth, entre l'hémophilie et la goutte, et Barlow a constaté l'existence de tophus uratiques dans les oreilles d'un jeune homme atteint d'hémophilie, avec épistaxis, hématurie et épanchement dans les jointures. Aussi, sans vouloir faire de l'hémophilie une manifestation de la goutte, il n'y a pas moins lieu de reconnaître que, n'ayant pas de cause nettement déterminée, cette affection puisse en dépendre dans une certaine mesure, d'autant plus qu'elle est, dans quelques cas du moins, manifestement subordonnée à une influence nerveuse.

Eruptions vésiculeuses. — Ces éruptions sont caractérisées par la présence, à la surface de la peau ou des membranes muqueuses, de vésicules disparaissant sans

(1) DYCE DUCKWORTH, *Traité de la Goutte*, traduction française par P. Rodet. Paris, 1892, p. 183.

(2) Voy. W. LEGG, Treatise on hæmophilia, London, 1872, et *Pathological Transact.*, t. XXXVI, p. 488.

laisser de cicatrices et qui, en raison de leurs dimensions, sont classées sous trois chefs : ezcéma, herpès et pemphigus.

L'*eczéma*, l'une des éruptions les plus communes de la goutte et qui alterne parfois avec les poussées articulaires, est caractérisé par la présence de vésicules petites, acuminées et agminées, développées sur une plus ou moins grande étendue de la surface de la peau. Il s'observe sur les différents points du tégument externe, là où ce tégument offre une grande finesse et des transpirations faciles, comme au niveau des oreilles, des plis des aines et de toutes les jointures, au-dessous des mamelles sur le scrotum, le prépuce et enfin dans les espaces interdigitaux.

Précédé ou non de malaise, d'inappétence ou même d'un mouvement fébrile, l'eczéma étendu et quelque peu aigu débute par un sentiment de chaleur, de cuisson et de démangeaison, bientôt suivi de rougeur de la peau et de l'apparition de vésicules assez petites pour passer inaperçues (eczéma rubrum). Plus volumineuses et remplies d'une sérosité limpide, ces vésicules, au bout de 36 à 48 heures, se flétrissent ou se rompent, mettent à nu la surface du derme et donnent lieu au suintement d'un liquide alcalin, clair et visqueux, qui renferme quelques leucocytes et empèse le linge. Cette sécrétion, une fois établie, peut persister pendant un mois et plus, et se transformer, pour peu qu'elle soit abondante, en croûtes minces, humides, jaunâtres, qui se détachent facilement, en laissant à leur place une surface rouge, luisante, qui s'efface à son tour. Par contre, si la sécrétion est rare, il se produit des croûtes, des squames, une sécheresse remarquable de la surface lésée à laquelle s'associe un prurit désagréable. Etendue, dans quelques cas, à toute la face, à une grande partie du tronc ou des membres, l'éruption eczémateuse est d'autres fois limitée, sèche et symétrique. Circonscrite aux orifices naturels, elle se traduit plus particulièrement par des fissures, et s'accompagne généralement d'un prurit intense, plus pénible la nuit que le jour.

Procédant par poussées successives, comme la plupart des manifestations de la goutte, cette éruption peut durer depuis un mois jusqu'à plusieurs années; elle a une grande tendance à récidiver et se montre de préférence aux changements de saison, aux époques de la puberté, de la ménopause, plus fréquemment chez la femme que chez l'homme.

L'eczéma goutteux se distingue par sa symétrie, par un prurit généralement intense, par son alternance avec des fluxions articulaires et sa coexistenee avec des bronchites, de l'asthme, de la dyspepsie (1), autant de désordres manifestement liés à un trouble nerveux. C'est une affection sans gravité réelle, mais qui, à l'instar de toutes les affections goutteuses, ne manque pas d'inquiéter sérieusement les malades.

L'*herpès*, éruption incontestablement liée à un désordre nerveux en raison, tant de sa disposition sur le trajet des nerfs que de son apparition à la suite de leur altération, s'observe sur différents points du corps, et en particulier sur les lèvres, les joues, le pharynx, le cou, le prépuce, les membres et le tronc. Il se traduit par un ou plusieurs groupes de vésicules, tantôt irrégulières et disséminées (herpès phlycténoïde), tantôt disposées sous la forme d'une bande plus ou moins large, d'une ceinture (herpès zoster ou zona).

Le plus souvent précédée de malaise, de diminution

(1) La coexistence habituelle de la dyspepsie avec les éruptions cutanées de la goutte a conduit plus d'un auteur à attribuer ces éruptions au désordre digestif; mais c'est là une erreur que nous nous contentons de signaler sans avoir à la réfuter.

de l'appétit, d'un léger mouvement fébrile, de démangeaison et de cuisson, cette éruption se montre tout d'abord sous la forme de taches rouges, circonscrites, réunies sur un ou plusieurs points, à la surface desquelles apparaissent presque aussitôt des vésicules saillantes, dures, du volume d'un grain de millet ou d'un pois. Chacune de ces vésicules est d'abord entourée d'une aréole rouge, distincte, qui s'unit peu à peu aux aréoles des vésicules voisines, de sorte que toute la surface du groupe est bientôt uniformément rouge. Au bout de 24 heures, la sérosité claire et transparente, qui remplit ces vésicules, se trouble, devient opaque, blanchâtre; puis celles-ci se flétrissent, s'affaissent et sont remplacées, vers le troisième jour par des croûtes minces, brunâtres ou jaunâtres qui se détachent au 7e ou 8e jour de l'éruption et laissent à leur place des macules rouges s'effaçant peu à peu.

L'herpès du tronc est constitué par plusieurs groupes de vésicules isolées et disséminées sur le trajet des cordons nerveux, principalement au niveau des points d'émergence des nerfs intercostaux; l'herpès des membres offre une disposition semblable, formant sur le trajet des nerfs qui s'y distribuent, et surtout au niveau des filets terminaux des nerfs cutanés, des groupes de trois à six vésicules.

La durée d'un groupe de vésicules est de huit à dix jours. Comme ces groupes apparaissent successivement, il en résulte que la durée totale du zona varie entre 2 et 3 septenaires et même plus, s'il vient à se produire une complication ulcéreuse ou gangreneuse des vésicules.

Les phénomènes généraux cessent dès le début de l'éruption, mais des douleurs névralgiques, un sentiment de cuisson et de brûlure persistent fréquemment à leur suite, au point de troubler le sommeil et de produire l'insomnie. Ces accidents se continuent souvent, du moins chez les vieillards, pendant plusieurs mois, une année même, et résistent à tous les traitements.

L'herpès zona survient, en général, chez des personnes âgées, atteintes de névralgie, l'*herpès labialis* apparaît fréquemment à la suite d'un refroidissement, l'herpès génital peut être occasionné par la malpropreté, mais il ne s'observe pas moins chez les personnes propres et devient quelquefois incommode par ses répétitions. Nous avons été consulté, à plusieurs reprises, par des individus qui, à la suite de chaque coït, voyaient apparaître un herpès de la verge.

Le *pemphigus* est caractérisé par la présence, à la surface de la peau, de bulles arrondies, remplies d'un liquide citrin et transparent, qui, devenu libre, forme des croûtes minces et foliacées, dont la chute est suivie d'une tache rouge qui finit par s'effacer.

L'acide urique trouvé dans le liquide du pemphigus a porté à croire que cette éruption pouvait se rattacher à la goutte, mais cette opinion est toujours discutable. Néanmoins, si on remarque que cette affection procède par poussées, précédées et accompagnées de vives démangeaisons, il y a tout au moins lieu de la rapprocher des manifestations arthritiques, tout en reconnaissant qu'elle est la plupart du temps l'expression symptomatique de plusieurs maladies, entre autres la syphilis.

Eruptions squameuses. — Ces éruptions sont caractérisées par des taches rouges, étalées, disséminées et étendues qui se couvrent de squames sèches, blanchâtres, furfuracées ou lamelleuses; elles portent les noms de psoriasis et de dermatite exfoliatrice.

Le *psoriasis* est caractérisé par la présence de squames épaisses, blanches, nacrées reposant à la surface de la peau sur des plaques irrégulières, saillantes, d'un rouge foncé ou cuivré ; il a pour siège différentes parties du tégument externe, avec une prédilection marquée pour les régions postérieure des coudes, antérieure des genoux et pour la racine des cheveux.

Cette éruption, relativement commune chez les goutteux, où elle alterne quelquefois avec des attaques articulaires (Dyce Duckworth), est formée par des plaques tantôt brunes, irrégulièrement arrondies et disséminées, tantôt agminées et groupées, recouvertes de lamelles ou squames épidermiques, superposées et imbriquées. Ces squames offrent, à leur face profonde, les empreintes des papilles du derme sur lesquelles elles sont moulées, tandis qu'à leur face libre elles sont irrégulières et imbriquées, sèches, d'une coloration blanche, argentée, plus rarement d'une teinte un peu terne qui les fait ressembler à des taches de bougie ou de plâtre gâché ; elles tombent et se reproduisent d'une façon incessante.

Dans le plus grand nombre de cas, cette éruption se fait remarquer par une symétrie, pour ainsi dire parfaite, et un prurit peu intense, qui s'exagère quelquefois pendant la nuit, au point d'être désagréable.

La santé générale n'est pas troublée par cette éruption qui coexiste d'ordinaire avec des migraines, des hémorrhoïdes, des gastralgies, des fluxions et des nodosités articulaires. Tel était le cas d'un homme de 68 ans, suivi par moi et qui, depuis l'âge de 15 ans, avait, chaque année vers le mois de mars, une poussée psoriasique entièrement symétrique, localisée d'abord aux sièges d'élection, ensuite généralisée et qui disparaissait en partie l'hiver, rarement en totalité. Ce malade avait en outre, depuis sa jeunesse, une angine granuleuse, de la calvitie de tout le sommet de la tête, des poussées douloureuses des articulations des membres et en particulier des genoux, des craquements secs de ces mêmes parties, et enfin des déformations des doigts ou nodosités d'Heberden.

Affection essentiellement chronique, le psoriasis ne procède pas moins par poussées successives, survenant de préférence aux changements de saison, avec une intensité telle, parfois, que certains auteurs ont été amenés à décrire un psoriasis aigu. Ces poussées, par leur symétrie, par leur coexistence avec des manifestations arthritiques, par leurs caractères anatomiques et par leur évolution, se rapprochent incontestablement des manifestations trophiques de la goutte et, en dépit de l'opinion de Garrod, nous sommes conduit à rattacher certaines d'entre elles, tout au moins, à cette maladie.

De ce nombre est le *psoriasis capitis*, qui débute presque toujours par la région frontale, se fixe à la racine des cheveux, sous forme de plaques arrondies, sèches, disséminées quelquefois jusque dans le cuir chevelu et recouvertes de squames minces, au-dessous desquelles la peau est rouge, épaissie et rugueuse. Les bulbes pileux ne sont pas atteints, car si les cheveux viennent à tomber, ils ne tardent pas à repousser. Il faut y ajouter le psoriasis de la paume des mains qui, comme celui de la plante des pieds, reste quelquefois limité à ces seules régions ou seulement à l'une d'elles ; il a pour caractères la présence de larges squames et de fissures profondes qui intéressent l'épiderme et le derme, les épaississent, rendent les mouvements douloureux, gênent la marche et la préhension.

La *dermatite exfoliatrice* (*pytiriasis rubra* de certains auteurs) succède parfois au psoriasis ordinaire, et sa fréquence relative chez les individus d'origine arthritique a pu la faire rattacher à la goutte.

Le *lichen*, habituellement rangé parmi les affections papuleuses, a pour caractères l'épaississement de la peau sous forme de petites élevures solides, la sécheresse et le prurit de cet organe. Il revêt une forme aiguë et une forme chronique. La forme aiguë apparaît au moment des grandes chaleurs, envahit de préférence la peau de la face dorsale des mains, celle des avant-bras ; elle se manifeste par une éruption de papules prurigineuses, de teinte rosée, précédée si non accompagnée d'un léger état fébrile, de céphalalgie, d'inappétence et de courbature ; elle dure peu et se termine par une desquamation furfuracée. Le *lichen chronique*, beaucoup plus commun, se montre sous forme de petites papules acuminées, réunies et groupées de manière à former des plaques inégales et rugueuses qui siègent de préférence sur la partie antérieure et interne des membres, à la face et au cou. Ces papules, tout d'abord de la teinte de la peau, deviennent plus tard légèrement grisâtres, se sèchent, s'épaississent peu à peu, et dans les parties mobiles comme les coudes, les mains, le creux poplité, elles présentent des gerçures, des crevasses, des fissures plus ou moins profondes et s'accompagnent d'un prurit des plus pénibles, exagéré par la chaleur du lit et l'usage des boissons excitantes. Les papules irritées, ou excoriées, se couvrent à leur sommet de petites croûtes ou de squames qui, adhérentes sur un point et libres dans le reste de leur étendue, simulent les lichens qui se rencontrent à la surface des vieux arbres.

Cette affection évolue avec lenteur, et souvent, après un certain degré d'amélioration, il se produit des poussées nouvelles qui ajournent la guérison; aussi est-il difficile d'en fixer la durée. Elle laisse habituellement à sa suite un épaississement et une coloration brune de la peau ; mais en outre, de même que le psoriasis, elle coexiste fréquemment avec des migraines, des hémorrhoïdes, des douleurs articulaires, des troubles digestifs, et par cette association comme par son évolution, se rattache à la goutte, du moins dans un certain nombre de cas.

La *sclérodermie*, caractérisée par l'épaississement et l'induration du tégument externe, est partielle ou généralisée, toujours plus ou moins intimement liée à un trouble du système nerveux et concomitante de manifestations goutteuses.

Partielle, elle a son siège ordinaire aux extrémités des membres et se trouve fréquemment associée à des épaississements épidermiques, à des altérations des ongles et se termine, dans quelques cas, par la nécrose de la peau. La dermato-sclérose généralisée débute par des douleurs dans les articulations des doigts et des poignets, puis dans les coudes, les épaules, les genoux, etc. ; il survient ensuite des fluxions péri-articulaires, et souvent aussi un œdème dur du tégument. La peau s'épaissit et s'indure au pourtour des jointures, au niveau du visage et sur différents points du corps; elle perd sa souplesse, devient lisse et luisante; ses plis s'effacent et les traits du visage, immobilisés, donnent à la face l'apparence d'un masque en cire; mais en outre, par sa rétraction, elle plisse les lèvres et rétrécit la face, elle enserre le thorax comme dans un étau, et aux membres elle fait corps avec les os. C'est là, en somme, une affection des plus sérieuses, fréquemment associée à des manifestations articulaires et qui, procédant par poussées successives, dure un longtemps et finit le plus souvent par tuer, malgré l'amélioration qui peut résulter de l'action de quelques médicaments, et en particulier de l'emploi de l'iodothyrine (1).

La *couperose* est caractérisée par des congestions de la peau du visage avec dilatation variqueuse permanente

(1) Voy. E. Lancereaux et Paulesco, *Traité de Médecine*, Paris, t. II, p. 190.

des veinules cutanées, sclérose dermique et lésions des glandes sébacées.

Cette affection qui, à part quelques exceptions, s'observe chez les goutteux, a pour causes occasionnelles l'aménorrhée, la ménopause, la cessation d'hémorroïdes, les excès de bonne chère, ceux de vin en particulier, et enfin tout ce qui peut irriter la peau du visage. Elle débute par des taches érythémateuses siégeant sur le nez, les joues, le front, taches qui s'accentuent à la suite des repas, sous l'influence de la température, et donnent lieu à des sensations de chaleur et de cuisson. Avec le temps, la peau s'œdématie et s'épaissit à leur niveau, de nombreuses varicosités veineuses la parcourent, puis les taches, d'abord passagères, deviennent permanentes et luisantes et, à leur surface, apparaissent quelquefois des boutons d'acné rosacée, principalement sur le nez, qui augmente de volume et revêt alors un aspect bosselé et fort disgracieux.

Le plus souvent associée aux fluxions articulaires, à la migraine, à la dyspepsie, etc., la couperose évolue par poussées successives, et, pour ce motif, il est difficile de ne pas la rapprocher des manifestations de la goutte, d'autant plus que, dans les cas où on a cru devoir l'attribuer à des excès de bonne chère ou à une toute autre cause, un examen clinique sérieux a toujours fait découvrir, chez les malades, des stigmates de cette maladie.

Nous ferons remarquer, en terminant, que les diverses affections cutanées en question sont essentiellement héréditaires et que leur coexistence ou leur alternance, tant chez l'individu que chez ses descendants, avec les manifestations de la goutte, conduisent naturellement à les considérer comme des expressions symptomatiques de cette maladie, ce qui ne les empêche pas d'avoir, dans certains cas, une autre origine; mais aussi des caractères et une évolution quelque peu différents.

II. — Annexes de la peau.

Glandes. — Les glandes cutanées n'échappent pas absolument à l'influence de la goutte, ou, du moins, des troubles nerveux qui constituent le fond de cette maladie.

Les glandes sudoripares manifestent leurs désordres par des sueurs dans lesquelles il a été possible de trouver des sels uratiques et dont les aisselles, la plante des pieds, la paume des mains sont le siège de prédilection. Assez abondantes dans quelques cas, ces sueurs procèdent par accès, apparaissent de préférence aux changements de saison, au commencement de l'hiver ou du printemps, dans des circonstances diverses venant exciter le système nerveux.

Les glandes sébacées, plus encore que les glandes sudoripares, sont exposées aux influences de la goutte. Garrod a rapporté un cas où il y avait alternance très manifeste de l'acné avec la goutte articulaire ; notre observation personnelle nous a permis de constater le même fait et d'ailleurs la fréquence de cette affection, chez les descendants de goutteux, ne peut laisser de doute sur ses rapports avec cette maladie.

L'acné jointe à l'angine granuleuse peut être considérée comme un stigmate de la goutte, du moins dans le jeune âge, si nous mettons de côté les acnés artificielles et médicamenteuses. Elle apparaît, en général, au moment des grands changements physiologiques, la puberté, la ménopause et coïncide fréquemment avec l'onanisme, les pollutions nocturnes chez l'homme, avec la dysménorrhée chez la femme et ces diverses circonstances indiquent manifestement la subordination de cette affection à un trouble nerveux. Le visage, les régions postérieures du cou, celles du dos et du thorax en sont le siège ordinaire.

L'acné commence par des élevures miliaires ou lenticulaires provenant de l'accumulation, dans les follicules pilo-sébacées, de cellules épithéliales infiltrées de granulations graisseuses et d'un ou plusieurs petits poils, ordinairement séparés de leurs bulbes. Le séjour trop prolongé de ces produits de sécrétion a pour effet l'inflammation des tissus voisins et la formation de petits boutons rouges, peu élevés au-dessus du niveau du tégument (*acné punctata*), ou bien celle de pustules reposant sur une base indurée, rouge (*acné pustulosa*), ou encore celle de nodules de la grosseur d'un pois ou d'une fève, ayant l'apparence de protubérances solides (*acné indurata*). Cette dernière forme n'est pas toujours localisée à la face, nous l'avons observée à la nuque et sur la région postérieure du cou chez un de nos malades, goutteux, dont la fille, âgée aujourd'hui de 17 ans, est atteinte d'acné du visage. Ces diverses formes de l'acné se développent avec lenteur et, comme il n'y a tout d'abord qu'un petit nombre de follicules qui s'enflamment, suivant une évolution régulière, depuis l'acné punctata jusqu'à l'acné indurata, il en résulte qu'on peut les observer simultanément chez un même malade.

Dans certains cas, le désordre des glandes sébacées consiste en un simple trouble de sécrétion. Un de mes amis, chauve et manifestement goutteux, me faisait observer qu'il était sujet à des douleurs sourdes, intermittentes, au bas de la nuque et dans la région des premières vertèbres cervicales, et ces douleurs, venant à s'accentuer, retentissaient sur le front et sur le sinciput, où il éprouvait, par moments, des sensations d'engourdissement avec sécrétion exagérée de la matière sébacée, revenant par poussées, lorsqu'il remuait la tête ou se mettait en marche.

Les ongles et les poils sont les annexes de la peau, dont l'altération, relativement commune dans la goutte, constitue comme autant de stigmates qui peuvent mettre le praticien sur la voie du diagnostic de cette maladie.

Ongles. — Les modifications subies par les ongles se montrent sous des formes différentes, qui ne sont peut-être que des degrés ou des étapes d'un même processus pathologique.

Une première forme est caractérisée par l'allongement, l'épaississement, l'incurvation des ongles à leurs extrémités libres, tantôt directement en bas ou en avant, tantôt obliquement ou sur les côtés. Tout d'abord brillants et lisses, ils sont plus tard semés de stries transversales et supportés par des extrémités digitales légèrement renflées, modifications rappelant fort bien celles que subissent les ongles des doigts à la suite de la section plus ou moins complète des nerfs de l'avant-bras, ce qui indique une origine neurotrophique.

Une seconde forme, dont le début est quelquefois aigu, se manifeste par une rougeur des extrémités digitales, accompagnée de sensations de chaleur, de battements, d'engourdissements, et enfin d'élancements douloureux. L'ongle blanchit à son extrémité par suite d'un dépôt épidermique, tandis que, vers sa partie moyenne, il se produit une sorte d'atrophie caractérisée par de petites dépressions circulaires qui lui donnent la forme d'un crible ou d'une écumoire. Cette disposition, observée par moi, aux mains d'un jeune professeur de 32 ans, qui en était atteint depuis 6 ans, se voit rarement aux ongles des pieds.

Dans cette dernière région, l'altération unguéale présente habituellement les caractères de celles que les auteurs désignent sous le nom de *psoriasis des ongles*. Cette forme, dont le début est insidieux, a pour caractères des cannelures transversales, plus ou moins profondes, et surtout un épaississement écailleux des extrémités antérieures des ongles. Ceux-ci, saillants, déformés, relevés en avant et en haut, ne recouvrent pas totalement l'extrémité du doigt et présentent, à leurs extrémités libres, une disjonction des lamelles épidermiques qui tombent sous forme d'écailles fines et minces (fig. 24). D'autres fois,

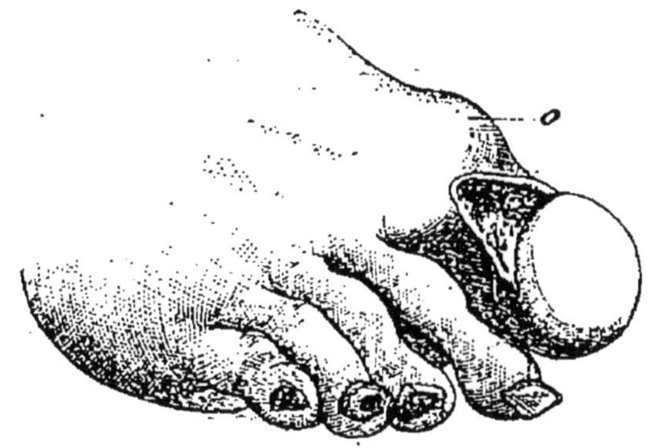

Fig. 24. — Extrémité du pied droit d'un malade atteint tout à la fois de lichen des jambes, de calvitie, d'arthrites déformantes, d'hémorroïdes, etc. Les ongles sont écailleux, épaissis, relevés en haut. O, oignon.

les ongles, inégaux et irréguliers, se terminent à quelques millimètres de la matrice par une sorte de bourrelet qui fait corps avec les parties sous-jacentes, et si cette altération s'étend jusqu'à la matrice, l'ongle tombe et se trouve remplacé par des écailles épidermiques informes, qui se détachent à leur tour, en sorte que la guérison, quoique possible, se fait toujours longtemps attendre. Effectivement, il ne s'agit pas ici d'un mal local, mais d'un désordre plus éloigné, d'un trouble de l'innervation vaso-motrice et trophique, comme semble le démontrer l'expérimentation physiologique (1).

La marche lente et progressive de ces affections, les

(1) Voy. E. Lancereaux, *De la maladie expérimentale*, etc., thèse d'agrégation, p. 118. Paris, 1872.

poussées aiguës de leur début, les sensations diverses qui les précèdent et qui les accompagnent sont autant de circonstances favorables à l'idée d'un désordre primitif des nerfs vaso-trophiques, ce qui est, d'ailleurs, conforme à l'observation clinique, puisqu'il nous a été possible, en pareil cas, de constater l'altération des cordons nerveux (1).

De la modification des ongles dans la goutte, il y a lieu de rapprocher quelques autres affections, également sous la dépendance du système nerveux. Tels sont les *ichtyoses* partielles et symétriques des membres, le *vitiligo* symétrique des mains et même le *mal perforant* du pied, qui s'observent parfois chez les goutteux.

Poils. — Parmi les désordres du système pileux dépendant de la goutte, se place en première ligne celui que certains auteurs désignent sous le nom de *pityriasis capitis*. Cette affection se manifeste dans l'âge adulte, vers la fin de la phase d'accroissement, plus communément chez l'homme que chez la femme, sans doute parce que le cuir chevelu de cette dernière est moins exposé à l'action des agents extérieurs. Les sueurs, les cosmétiques de mauvaise qualité n'y jouent qu'un rôle secondaire; l'hérédité en est la véritable cause, comme du reste celle des nombreuses manifestations de la goutte. Elle débute, en général, par des plaques irrégulières, rougeâtres, du sommet et de la région antérieure de la tête, lesquelles s'étendent, se rapprochent peu à peu et finissent par se confondre. Ces plaques sont le siège d'un prurit parfois intense, et d'élancements ou de picotements insupportables. Les poils, d'abord secs et friables, entourés d'une gaîne épidermique à leur base, s'atrophient, deviennent

(1) E. Lancereaux, *Traité d'Anatomie pathologique*, Paris, 1835, t. III, pp. 411 et 412, et de plus les pp. 494 et 497.

aigus, lanuleux, se décolorent, se cassent avec facilité et tombent. Ils repoussent pendant quelque temps avec les mêmes caractères et finissent par disparaître définitivement. La chute des poils peut s'étendre à la plupart des régions du corps, comme chez un malade (1) que j'avais cru d'abord atteint de lèpre, parce qu'il avait fait un séjour de trois ans en Cochinchine, et qui avait le corps glabre; le plus souvent, il est vrai, elle se limite à une région, et notamment au cuir chevelu.

La localisation de cette altération au cuir chevelu aboutit généralement à la calvitie. Celle-ci se présente sous trois formes principales. La plus commune de ces formes, tout à fait caractéristique, permet de reconnaître la goutte à première vue. Elle occupe tout le sommet de la tête, depuis le front jusqu'au sinciput, et se trouve limitée par une couronne de cheveux qui s'arrête aux régions temporales, ce qui donne à la tête une physionomie à part que rend plus caractéristique encore l'état lisse et luisant du cuir chevelu (calvitie en fer à cheval).

Une forme beaucoup plus rare, que j'ai eu l'occasion de rencontrer deux fois seulement, consiste en des plaques rondes, sorte de tonsures plus ou moins larges, ayant une grande ressemblance avec les plaques de la teigne pelade, dont elles diffèrent par l'absence de spores microphytiques (fig. 25). La troisième forme est remarquable par la calvitie prématurée des cheveux, à l'excep-

(1) Chez ce malade, suivi par moi pendant quatre ans, les poils ont repoussé très gros, d'abord aux membres, puis au pubis, et enfin au tronc et à la tête. Les sourcils et la barbe ne se sont reproduits que très imparfaitement. Quant aux cheveux, après être repoussés, ils sont tombés de nouveau par places, ce qui a donné lieu à des tonsures plus ou moins régulières, à la surface desquelles émergeaient quelques cheveux blancs et atrophiés (fig. 25), pouvant servir à différencier ces plaques de celles de la teigne pelade. Indépendamment de ce désordre, ce malade se trouvait atteint de lésions des ongles, d'arthrites déformantes et de plaques d'eczéma lichénoïde sur la région antérieure des deux jambes.

tion de ceux de la circonférence, qui conservent leur coloration normale, et constituent tout autour de la tête une couronne d'une largeur d'environ 2 à 3 centimètres, semblable à celle de certains religieux, les dominicains par exemple ; cette dernière forme est surtout spéciale à la femme.

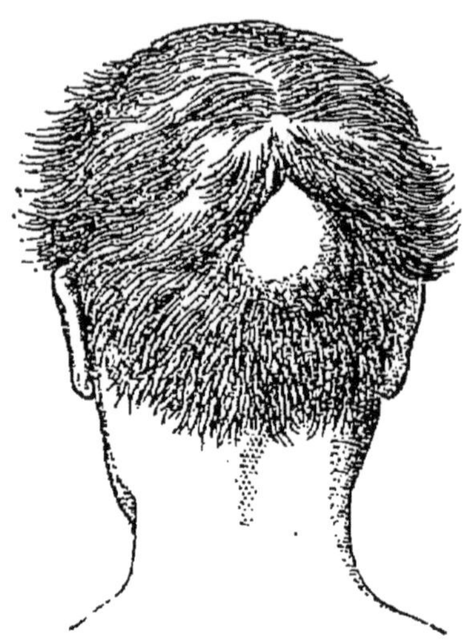

Fig. 25. — Partie postérieure de la tête d'un homme atteint de lichen, d'hémorroïdes, d'arthrites déformantes, etc. Indépendamment d'un grand nombre de cheveux qui sont tombés au niveau du sinciput, il existe, en arrière, une large tonsure qui s'est produite et a disparu sous nos yeux.

L'étude microscopique des cheveux, dans ces conditions, démontre l'existence de désordres nutritifs divers, à savoir : la multiplication des éléments normaux de la gaine épithéliale, la production excessive de cellules graisseuses et une véritable séborrhée se traduisant par des pellicules ou des lamelles qui s'accolent aux cheveux et au cuir chevelu, puis la formation exagérée de cellules cornées qui remplissent la gaine du poil, le compriment, l'atrophient et soulèvent sa racine, qui revêt la forme d'un pinceau divergent de cellules, se rattachant à la papille atrophiée. Maintenu, pendant quelque temps, par cette couche cornée, le cheveu change de couleur, et tombe le plus souvent, ne laissant à sa place qu'un cordon de cellules épithéliales annexées aux glandes sébacées, et qui disparaît à son tour (1). Les muscles qui s'attachaient aux poils prennent

(1) Ch. Remy, *Sur l'état anatomique du cuir chevelu, comparé aux différents âges de la vie* (*Journ. de l'Anat. et de la Physiologie de l'homme et des animaux*, Paris, 1879, pl. III et IV).

alors leur insertion sur les faisceaux conjonctifs du derme et ne servent plus qu'aux glandes sébacées. Celles-ci conservent leur structure normale et leur sécrétion donne au cuir chevelu, souvent atrophié lui-même, un aspect luisant, comme si on avait répandu un vernis à sa surface.

La disposition particulière de la calvitie, l'intégrité à peu près constante des cheveux formant couronne à la base du cuir chevelu, la modification du derme, ce sont là autant de signes qui rapprochent des manifestations de la goutte, la calvitie qu'il est possible de reproduire expérimentalement (1).

L'alopécie syphilitique, affection disséminée et généralisée du cuir chevelu, sans calvitie consécutive, ne peut être confondue avec le désordre qui nous occupe. Celui-ci n'en est pas moins, dans bien des cas, une cause d'ennui pour le goutteux, qui ne manque pas d'y voir le signe d'une maladie spécifique, interminable et des plus graves.

III. — Tissu conjonctif sous-cutané.

Le tissu conjonctif sous-cutané est, dans certains cas, atteint de poussées congestives ou fluxions en tout semblables à celles de la goutte articulaire aiguë et que, pour ce motif, nous n'hésitons pas à attribuer à cette maladie. Ces fluxions, en effet, surviennent brusquement presque toujours dans la nuit, ou bien sous la forme d'une tuméfaction saillante, arrondie, circonscrite, du volume d'une pomme d'api, d'un œuf, etc., ou bien sous une forme étendue et diffuse. Un professeur de l'Ecole des Ponts et Chaussées, atteint de tophus, présentait de temps à autre sur le visage, précédées de violentes douleurs, des

(1) Voy. E. Lancereaux, *De la maladie expérimentale comparée à la maladie spontanée*, thèse d'agrégation, Paris, 1872, p. 118.

élevures circonscrites qui acquéraient rapidement le volume d'une petite mandarine. Ces saillies s'affaissaient, puis disparaissaient au bout d'une semaine, laissant à leur suite une desquamation cutanée; mais, habituellement, il survenait d'autres poussées qui prolongeaient le mal. Ces fluxions circonscrites se rapprochent de celles de l'érythème noueux qui, lui aussi paraît, dans un certain nombre de cas tout au moins, n'être qu'une poussée goutteuse, d'autant plus qu'il est presque toujours associé à des fluxions articulaires.

Les fluxions étendues du tissu conjonctif sous-cutané sont rarement rattachées à la goutte, bien qu'elles lui appartiennent, tant par leurs caractères que par leur évolution. Elles ont un début brusque, surviennent de préférence dans la nuit, sont précédées ou accompagnées de douleurs, d'une intensité excessive, et ressemblent manifestement à un phlegmon diffus, avec cette différence qu'elles ne suppurent jamais. Un homme de 58 ans, robuste, se présente à moi sous le coup de la plus vive inquiétude et me fait voir une tuméfaction excessive, survenue tout à coup au niveau de l'articulation sterno-claviculaire, à la base du cou et à la partie supérieure du thorax où elle forme une plaque saillante d'une étendue de 10 à 12 centimètres. Cette tuméfaction, qui avait succédé à un gonflement des deux paupières d'une durée de vingt heures au plus, disparut rapidement sous l'influence de l'aspirine. Aux membres, ces fluxions forment des sortes de zones ou anneaux d'une étendue de plusieurs centimètres, qui les enveloppent tout entiers, de préférence au-dessous des genoux pour les membres inférieurs, mais aussi sur différents points du bras et des jambes.

Un homme de 58 ans, artérioscléreux et albuminurique, à la suite de plusieurs attaques de goutte, se trouvait en proie à une crise d'urémie délirante, telle que sa famille avait essayé de le placer dans une maison de santé. Je le quittai un soir où il était mieux, en lui disant que je ne le reverrais pas le lendemain, mais dès cinq heures du matin, il me faisait appeler pour de violentes douleurs, survenues dans la nuit, en même temps qu'une tuméfaction considérable de la jambe droite, un peu au-dessus du genou. Celle-ci enveloppait toute la jambe, comme un anneau, dans une largeur de 4 à 5 centimètres; elle était ferme, douloureuse à la pression, parcourue par des veinules fortement dilatées et recouverte d'une peau lisse de teinte rouge rosé. Ma première impression, à la vue de ce gonflement, fut qu'il s'agissait d'un phlegmon diffus et que l'existence de mon malade se trouvait gravement compromise. Cependant, le souvenir de faits semblables ayant disparu, sans suppuration, ne tarda pas à me rassurer, et j'en arrivai, à la suite d'un examen approfondi, à considérer cet accident comme une simple fluxion goutteuse. Je prescrivis de prendre chaque jour, au repas du soir, de 2 gr. 50 à 3 grammes d'antipyrine, et sous cette influence l'énorme tuméfaction de la cuisse s'affaissa et disparut dans la huitaine, sans laisser d'autres traces qu'une teinte violacée de la peau et un œdème de courte durée. Semblables fluxions ont été observées par moi, à plusieurs reprises, au niveau des mollets, plus rarement aux bras, aux avant-bras; elles ne duraient jamais plus de quinze jours. Dans quelques cas, la jambe tout entière se fluxionne et les veines superficielles dilatées deviennent douloureuses au point de faire croire à une phlébite. C'est ce que j'ai vu chez la femme d'un confrère dont l'articulation tibio-tarsienne finit par se prendre en dernier lieu, tandis que se produisaient des escarres de plusieurs des doigts du pied qui mirent un long temps à se cicatriser; le tout finit par une guérison complète au bout de plus de deux mois.

Chez une dame de 42 ans, la jambe gauche, d'abord douloureuse, se tuméfia dans une nuit, ensuite la cuisse, puis la jambe du côté opposé, et, comme la peau était peu colorée, je crus tout d'abord à un simple œdème; mais, ne trouvant rien au cœur ni aux reins et tenant compte de l'apparition presque instantanée de ces accidents, de la bonne santé de la malade, je renonçai à ma première idée et reconnus l'existence d'un œdème simplement nerveux, lorsque le 4e jour de cette fluxion en apparence sérieuse, ma malade fut prise d'une migraine avec vomissements et de l'apparition de ses règles ; le lendemain, l'œdème disparaissait aussi vite qu'il était apparu. Un homme de 45 ans, vu en consultation avec le Dr Delbourg, avait été pris un soir de douleurs cuisantes et de violents picotements dans la cuisse droite; le lendemain matin, non seulement cette cuisse, mais encore la jambe étaient le siège d'une tuméfaction considérable avec dilatation veineuse et œdème, le jour suivant la jambe du côté opposé et la cuisse se prenaient à leur tour. Au bout de quelques jours, la jambe, primitivement affectée, diminuait de volume tandis que le bras gauche, puis le bras droit étaient pris à leur tour; le pouls était accéléré et le thermomètre marquait le soir 40° dans le rectum, le matin 39° : la quinine et le salicylate de soude eurent rapidement raison de ces accidents. En ce moment vient d'entrer dans mon hôpital un homme robuste, âgé de 48 ans, lequel a été pris dans une nuit, à la suite de violentes douleurs, d'une tuméfaction de la plus grande étendue de la jambe et de la cuisse gauche, puis de la jambe et la cuisse droite, sans douleurs vives à la pression du mollet, accidents qui cédèrent à l'emploi du salicylate de soude d'abord et de l'aspirine ensuite. Nous ferons remarquer que, dans ce cas, comme dans beaucoup d'autres, la tuméfaction envahit d'emblée toute la circonférence du membre et ne gagne pas de bas en haut, comme dans la phlébite. Ajoutons, enfin, que tous ces malades étaient des goutteux, et si nous rapprochons ces fluxions de celles des articulations dans la goutte, il nous faut reconnaître leur identité, attendu qu'elles en ont tous les caractères, y compris la mobilité.

Une femme d'une trentaine d'années a tout d'abord une tuméfaction douloureuse et aiguë de la jambe, prise pour une phlébite, puis une poussée fluxionnaire de l'articulation tibio-tarsienne, de l'urticaire, une atrophie des muscles du mollet, et enfin des lésions trophiques des ongles avec ulcères au niveau de leurs sertissures, ce qui les faisait ressembler à des ongles incarnés. Tous ces accidents finirent par guérir entièrement, mais seulement au bout de plus de deux mois, sans qu'il fût possible à la malade de sortir de son lit. Dans ce dernier fait, des désordres trophiques, venant s'ajouter, au bout d'un certain temps, à l'état fluxionnaire de la jambe et des articulations, mettent en évidence la parenté de ces manifestations. C'est là, sans aucun doute, un cas de goutte maligne, dans lequel les accidents de la phase avancée viennent s'ajouter à ceux de la phase précédente, ainsi qu'il arrive dans la syphilis, lorsque les accidents tertiaires anticipent sur les accidents secondaires, et produisent ce que l'on appelle, à juste titre, une syphilis maligne.

Les troubles trophiques du tissu conjonctif sous-cutané appartenant à la phase avancée de la goutte se manifestent soit par de la sclérose, soit par des escarres suivis d'ulcères. Nous n'avons pas à revenir sur la sclérose-cutanée (sclérodermie), dont il a déjà été question; mais il nous reste à dire quelques mots des ulcères qui peuvent la compliquer. Ceux-ci s'observent de préférence aux jambes ou aux pieds et s'accompagnent assez généralement de troubles trophiques des ongles. Leur siège habituel est la région antéro-externe des jambes, où ils forment des plaies d'une étendue variant de quelques centimètres à un décimètre, plaies sanieuses, blafardes ou rouges et bourgeonnantes, selon leur période d'évolution et le traitement auquel elles sont soumises. Désignées à tort sous le nom d'*ulcères variqueux*, en raison de leur coexistence habituelle avec des varices veineuses, ces lésions, non moins fréquemment associées à l'artériosclérose, ne dépendent d'aucune de ces altérations; mais elles sont, comme celles-ci, subordonnées à un désordre nerveux et, partant, d'origine trophique. Aussi doit-on les considérer comme des effets de la goutte, si on veut bien donner à cette maladie toute l'extension qu'elle comporte.

IV. — Organes des sens.

Les localisations de la goutte à ces organes sont entièrement semblables à celles des articulations, des tissus fibreux et cartilagineux. Elles se manifestent, en effet, les unes sous la forme fluxionnaire ou aiguë; les autres sous la forme trophique ou chronique, et ne diffèrent que par leurs manifestations cliniques, forcément en rapport avec l'état fonctionnel de chacun d'eux. Connaissant déjà les désordres qui concernent le tact, le goût et l'odorat, il nous reste à étudier ceux des appareils oculaire et auriculaire.

1° **Œil**. — Les fluxions goutteuses des yeux, localisées

tantôt à la région antérieure de l'œil, donnent naissance à des tuméfactions connues sous les noms de *sclérite* ou de *choroïdite rhumatismale*, tantôt à la région postérieure, produisent l'affection désignée sous le nom de *glaucome*.

Les fluxions de l'iris et de la choroïde, d'origine goutteuse ou simplement nerveuse, ont pour caractères une coloration rougeâtre avec épanchement dans la chambre antérieure, un léger gonflement de l'œil avec obscurcissement de la vision, du larmoiement, de la photophobie, de l'inégalité pupillaire, de l'injection péri-sclérotique avec de violentes douleurs et enfin une tendance marquée aux récidives. Purement congestives, ces fluxions, contrairement à celles de la syphilis, par exemple, n'entraînent à leur suite ni adhérences, ni occlusion pupillaire. Elles procèdent par étapes successives qui, malgré leur répétition, ne laissent aucune trace, ce qui, avec leur brusque apparition et leur terminaison souvent rapide, permet de les distinguer des autres lésions iriennes ou irido-choroïdiennes de l'œil. Moins graves que la plupart des affections iriennes d'origine infectieuse, ces désordres cèdent facilement au traitement qui convient aux diverses poussées goutteuses. La conjonctive, dans certains cas, prend part à ces fluxions et Garrod y a trouvé deux fois un dépôt uratique.

Les fluxions de la région postérieure de l'œil ont pour effet ordinaire la production de l'affection décrite sous le nom de *glaucome*. En réalité, cette affection se comporte comme une poussée articulaire, en ce sens qu'elle débute brusquement par une douleur excessivement violente, à laquelle s'ajoute la tuméfaction de l'œil, par suite d'une congestion active qui, n'ayant rien d'inflammatoire, ressemble aux œdèmes aigus, séro-albumineux, d'ordre vaso-moteur.

La douleur est tensive, péri-orbitaire avec irradiation dans la moitié correspondante du crâne et de la face ; elle s'accompagne fréquemment de nausées, de vomissements et de fièvre, puis la vue baisse et la cécité est quelquefois complète. Il existe, en même temps, un léger œdème des paupières et de la conjonctive ; le globe oculaire est tuméfié, dur et résistant, la pupille irrégulièrement dilatée, la chambre antérieure effacée, l'iris décoloré et la cornée parfois légèrement dépolie. Tous ces désordres résultent de la tension intra-oculaire et par suite de la compression des nerfs ciliaires et des veines qui traversent la sclérotique.

Au bout d'une ou plusieurs semaines, suivant la gravité de l'attaque, les symptômes s'amendent au point de laisser croire à une guérison ; mais, le plus souvent, de nouvelles poussées éclatent, et si l'on n'intervient pas, le globe de l'œil arrive à se désorganiser peu à peu.

Le traitement doit être général et local.

Le traitement général est visé par l'emploi de la quinine ou de l'aspirine qui a pour effet de s'opposer aux fluxions, en produisant le resserrement des vaisseaux. Le traitement local consiste dans le dépôt, à la surface de l'œil, de substances myotiques : chlorhydrate de pilocarpine, sulfate neutre d'ésérine, substances qui ont pour effet de rétrécir l'orifice pupillaire et de diminuer l'exagération de la tension oculaire par leur action sur les vaisseaux choroïdiens et sur le muscle ciliaire. L'application de 5 à 6 sangsues à la tempe n'est pas sans utilité ; mais, en outre, le patient sera tenu au repos, à l'abri de la lumière, le tube digestif sera surveillé ; la persistance du mal, enfin, amènera à recourir à l'iridectomie.

Le glaucôme goutteux n'est pas seul, il en est d'autres qui, n'ayant ni le même début ni la même évolution, s'en distinguent, en outre, par leurs caractères cliniques et par leurs lésions; mais nous n'avons pas à y insister.

Les *désordres trophiques* des yeux sont de deux sortes, selon qu'ils relèvent d'une action directe sur les membranes de l'œil ou d'une action indirecte, dépendante de l'artériosclérose.

Les premiers de ces désordres ont pour siège ordinaire la sclérotique où se produisent, au voisinage de la cornée, des fluxions (ophtalmie rhumatismale de certains auteurs) le plus souvent accompagnées de congestions passagères de l'iris et des altérations décrites sous le nom de sclérotite ou de scléro-choroïdite, dont la nature échappe assez habituellement aux ophtalmologistes. Mais, en outre, la sclérotique, tissu fibreux et peu vasculaire, peut s'altérer, chez les goutteux, à la façon des autres tissus fibreux et présenter par suite des épaississements ou des amincissements (staphylomes) propres à modifier les contours du globe oculaire et, dans certains cas, à compromettre la vision. C'est donc en s'appuyant sur la connaissance des altérations des tissus fibreux dans la goutte que l'on parviendra à déterminer exactement les caractères des lésions de la sclérotique qui se rattachent à cette maladie.

Les altérations indirectes de l'œil, dans la goutte, proviennent de l'artériosclérose. Relativement nombreuses et variées, elles ne manquent pas d'importance, tant par leur gravité que par la difficulté de les reconnaître et d'en déterminer l'origine. Généralement concomitantes de lésions artérielles des reins et d'albuminurie, elles ont été attribuées à tort, dans un grand nombre de cas, à ce syndrome et décrites sous le nom de *rétinite albuminurique*.

Au demeurant, elles se traduisent surtout par de petits foyers hémorragiques ou nécrotiques des rétines et, plus rarement, par la production d'une cataracte.

Si, dans quelques cas, les hémorragies rétiniennes, peuvent être rapprochées des épistaxis et autres hémorragies, relativement communes dans la goutte, il n'est pas moins vrai que, le plus souvent, elles sont sous la dépendance de l'artériosclérose des vaisseaux rétiniens, rétrécis, oblitérés ou rompus. Elles se présentent à l'ophtalmoscope sous la forme de points ou de taches blanchâtres dans la nécrose, rougeâtres dans l'hémorragie et toujours disséminés, principalement au voisinage de la *macula;* ces dernières, subissant les changements de coloration du sang extravasé, finissent souvent par être résorbées.

La cataracte peut aussi dépendre, dans certains cas, de l'artériosclérose, dont nous connaissons l'intime relation avec la goutte; telle est du moins l'opinion de quelques auteurs et même celle d'oculistes distingués. Il est facile de comprendre, en effet, que le rétrécissement des artères puisse déterminer dans l'œil des troubles nutritifs susceptibles d'aboutir à l'opacité du cristallin, comme aussi à l'affection décrite sous le nom de *gérontotoxon*.

2° **Oreille.** — L'oreille, en raison de sa composition anatomique, où il entre des cartilages, du tissu fibreux, des osselets articulés, est particulièrement exposée aux manifestations de la goutte : aussi n'est-il pas rare de voir les goutteux devenir sourds.

A côté des tophus qui peuvent incruster la conque, le lobule, l'hélix, l'anthélix et même la membrane du tympan, etc., il se produit, dans plusieurs des parties des oreilles de même que dans les articulations, des fluxions goutteuses et des troubles trophiques.

Indépendamment des éruptions eczémateuses dont elle est fréquemment le siège, dans le jeune âge, l'oreille externe offre des fluxions plus communes qu'on ne le croit généralement, si on sait les reconnaître; je puis en parler d'après ma propre observation.

J'avais alors 25 ans, je passais une partie de mes journées dans les pavillons de dissection ; j'étais fortement surmené, quand, à la suite d'un courant d'air reçu dans l'oreille droite, je fus pris, dans la nuit, d'une violente douleur avec tuméfaction de cette même oreille. Le matin, j'en trouvais les téguments tuméfiés, lisses, tendus, rouges, le conduit auditif rétréci et presque complètement obstrué. La douleur, excessive, caractérisée par une violente cuisson et des battements, s'exaspérait chaque nuit, au point de rendre le sommeil impossible; le moindre mouvement imprimé à la conque, la plus légère pression sur l'hélix ou l'anthélix la rendaient insupportable. La trompe d'Eustache, participant à l'altération, la déglutition, en raison des violentes douleurs qu'elle détermine, est des plus pénibles. Le pouls est fréquent et la température dépasse 38° ; quelques jours plus tard, l'oreille gauche se prend comme la droite, et, sous l'influence de la douleur, de l'insomnie et de l'inappétence, je ne tarde pas à dépérir. C'est alors que je m'adressai à un spécialiste justement renommé, qui diagnostiqua une affection syphilitique, malgré l'affirmation la plus absolue du contraire. Il pratiqua des lavages d'eau froide dans le conduit auditif externe qui me firent le plus grand mal, et me prescrivit une solution d'iodure de potassium. Un autre spécialiste, que je consultai peu de temps après, ne fut pas moins embarrassé sur le diagnostic et m'engagea à continuer l'emploi de la solution iodurée. Cet état, auquel vinrent s'ajouter des poussées congestives des articulations des doigts, puis des bourdonnements d'oreilles et une surdité qui me permettait d'entendre au plus le tic-tac d'une montre ordinaire, appliquée sur l'oreille, se continua pendant plusieurs semaines avec une intensité presque égale, après quoi la douleur se calma, tandis que la surdité et les bourdonnements persistaient et auraient continué, sans doute, s'il ne me fût survenu un érysipèle providentiel de la gorge, des trompes d'Eustache et de la tête. Les modifications opérées par le processus érysipélateux dans les tissus lésés ne tardèrent pas à faire cesser entièrement la surdité, ce qui fut d'autant plus heureux pour moi que mon père, deux de mes sœurs et un de mes frères, tous arthritiques, étaient sourds depuis longtemps.

Cette attaque de goutte auriculaire, composée d'accès successifs, n'a pas reparu depuis lors, mais deux ans plus tard, il me survenait, au printemps, une attaque de goutte nettement caractérisée de l'articulation métacarpo-phalangienne gauche et, l'année suivante, vers la même époque, une seconde attaque de la même articulation, lesquelles, traitées par la teinture de semences de colchique, ne durèrent pas moins de trois semaines. En fin de compte, la plupart des articulations phalangiennes se tuméfièrent et me firent souffrir pendant près de six semaines.

Ce fait qui, à lui seul, suffit à donner une juste idée de l'attaque de goutte de l'oreille externe, de la trompe d'Eustache et de son analogie avec l'attaque de goutte articulaire, montre bien que la goutte, de même que la syphilis et la plupart des maladies, se localise non pas à un organe déterminé, mais à des tissus particuliers qui subissent partout, dans les différents organes, des altérations semblables, sinon identiques.

Les oreilles interne et moyenne ne sont pas plus épargnées que l'oreille externe. Graves décrit des élancements douloureux des oreilles, chez certains goutteux, et reconnaît avoir lui-même souffert d'accès semblables. Toynbee et Harvey ont constaté l'existence de concrétions blanchâtres sur la membrane du tympan et les osselets de l'ouïe, tandis que Garrod déclare avoir examiné plusieurs fois ces concrétions, sans y avoir trouvé d'acide urique.

Quoi qu'il en soit, les affections goutteuses de l'oreille moyenne ne sont pas rares et il suffit, pour s'en rendre compte, de remarquer qu'il s'y rencontre non seulement des tissus fibreux et fibro-cartilagineux, mais encore des articulations des osselets et que toutes ces parties sont exposées aux atteintes de la goutte.

Debout d'Estrées cite le cas d'un goutteux qui fut pris d'une crise de douleurs aiguës siégeant dans l'oreille interne ou moyenne et accompagnée de points névralgiques d'une intensité exceptionnelle, l'un sous-orbitaire et l'autre occipital.

Dans l'otite goutteuse aiguë, suivant Gellé, le tympan est rouge dans le secteur compris entre les deux ligaments antérieur et postérieur, et la fluxion semble se localiser à la logette des osselets, et à la chaîne qu'elle immobilise. Mais, en outre, les articulations des osselets de l'ouïe, en raison de leurs faibles mouvements, peuvent s'ankyloser, ainsi que l'a observé Harvey (1), chez un individu qui avait eu des attaques de goutte des extrémités, une affection goutteuse de l'oreille, de la surdité et des dépôts uratiques au niveau des hélix; c'est là, croyons-nous, une cause commune de surdité.

L'oreille interne, sur laquelle la goutte peut encore avoir prise, a ses manifestations moins bien connues. Cependant, il semble qu'elle soit sujette à des fluxions douloureuses et passagères qui surviennent rapidement et disparaissent de même, laissant à leur suite une surdité plus ou moins accentuée.

Les désordres trophiques des oreilles sont peu connus;

(1) *Trans. of. th. path. Soc.* London, 1860, t. XI, p. 221.

néanmoins il y a lieu de croire que, chez les personnes d'un certain âge, la surdité peut n'avoir d'autre cause que l'artériosclérose et si cette pathogénie n'a pu être bien établie jusqu'ici, elle mérite tout au moins d'attirer l'attention des observateurs.

La goutte, en résumé, donne naissance à des affections auriculaires multiples et diverses, fluxionnaires et trophiques, dont quelques-unes, même, peuvent venir de la gorge par l'intermédiaire de la trompe d'Eustache. Ces affections, pour la plupart, laissent à leur suite des bourdonnements d'oreilles et une surdité incurable; aussi, doivent-elles attirer, plus qu'il n'a été fait jusqu'ici, l'attention des observateurs. Leur traitement ne diffère pas de celui des fluxions et des désordres trophiques des autres organes.

§ 3. — APPAREIL RESPIRATOIRE

Les déterminations morbides de la goutte sur l'appareil respiratoire se manifestent par des troubles vasomoteurs, spasmodiques ou trophiques, quelles que soient les parties affectées. Mais, vu l'état fonctionnel de chacune d'elles, nous étudierons ces désordres successivement dans les fosses nasales, le larynx, la trachée, les bronches et les poumons.

I. — Fosses nasales.

Les localisations congestives et spasmodiques de la goutte aux fosses nasales, ordinairement associées, ont pour caractères simultanés la rougeur de la pituitaire et l'apparition de crises intermittentes d'éternuements, précédées de sensations diverses et suivies d'un écoulement nasal abondant.

Les malades éprouvent tout d'abord, dans les fosses

nasales, des sensations de picotement ou de chatouillement, sans douleur appréciable, et un sentiment pénible de pesanteur au niveau de la région frontale, puis surviennent les éternuements et l'écoulement nasal formé d'un liquide transparent, légèrement filant, un peu épais, sans leucocytes ou globules de pus. La membrane muqueuse, injectée et tuméfiée, laisse difficilement passer l'air et le moindre changement de température détermine des éternuements. Cette affection évolue rapidement, mais elle reparaît d'ordinaire sous le coup du moindre refroidissement ou du plus léger changement de température.

Les *spasmes* des fosses nasales se rapprochent, comme nous le verrons, de ceux du larynx et des bronches et, pour ce motif, il est possible de les désigner sous le nom d'*asthme*, à cause de la gêne respiratoire qu'ils déterminent. Ce sont, en somme, des phénomènes réflexes, produits par la contraction des muscles expirateurs, sous l'influence de l'excitation des nerfs sensitifs, de la membrane pituitaire ou de toute autre partie du corps, accompagnés d'un bruit particulier et d'une sécrétion nasale plus ou moins abondante.

Décrites tout d'abord par Rullier (1), Romberg (2), assez généralement négligées dans les ouvrages de pathologie, les crises d'éternuement sont causées par des influences diverses : les unes mécaniques, physiques ou physiologiques, les autres pathologiques ; n'ayant pas à parler des premières, nous nous occuperons uniquement de celles qui, en raison d'une excitabilité réflexe exagérée, se rencontrent particulièrement chez les goutteux. Elles apparaissent à l'occasion de circonstances insignifiantes : un travail intellectuel prolongé, un léger

(1) Rullier, art. *Sternutation* du Dict. des Sc. méd., t. LII, p. 377.
(2) M. R. Romberg, *Lehrb. der Nervenkrankheiten*, 3e édition, p. 426.

changement de temps, un malaise d'estomac, l'excitation produite par le soleil. Un des malades qui nous aient le mieux édifié, à cet égard, est un avoué de Province, âgé de 32 ans, fils d'une mère goutteuse et lithiasique, lui-même atteint de poussées fluxionnaires du genou gauche, au cours desquelles des crises d'éternuement cessèrent pour reparaître plus tard, avec une moindre intensité. Ces crises se manifestaient tout d'abord chaque fois qu'il travaillait à la lumière artificielle et se livrait à des travaux exigeant une certaine contention d'esprit, principalement dans la soirée. Pendant un voyage de huit jours, durant lequel il s'abstint de tout travail, il se trouva entièrement bien; mais, à peine rentré chez lui, les crises d'éternuement reparurent, à l'instar de ce qui se produit pour les crises d'asthme; elles étaient accompagnées de quintes de toux, duraient pendant plusieurs minutes et finissaient par céder à l'emploi de la quinine. A la suite d'une fatigue et d'un refroidissement, ce malade fut pris d'une poussée fluxionnaire, avec épanchement dans le genou gauche et légère rétraction de la jambe sur la cuisse. Cette poussée persista pendant près de trois mois, et néanmoins l'articulation finit par reprendre tous ses mouvements. Plus tard, le nez, qui n'avait rien eu, pendant tout ce temps, coula encore fréquemment; mais les nouvelles crises d'éternuement furent de moindre durée.

Une dame d'environ 35 ans, née de parents goutteux, m'écrivait au sujet d'une affection du même genre : depuis 6 mois, j'ai des rhumes de cerveau qui m'arrivent sans raison aucune, soit en m'éveillant, soit dans la journée; c'est comme une fontaine qui coule. Mon docteur m'a dit de priser de l'alun; mais cela n'a produit aucun effet, pas plus que le camphre. Je vous assure que cela me fait souffrir et, cependant, je ne pense pas qu'il s'agisse d'un rhume, puisque cela arrive en dehors de tout refroidissement, et disparaît quelquefois subitement sans que j'y puisse rien ; le reste de ma santé est d'ailleurs très bon.

Un autre malade, qui avait présenté les mêmes accidents, se trouva atteint, un peu plus tard, d'urticaire, puis d'hémorroïdes. Or, si nous rapprochons ce fait de celui de notre malade qui eut une fluxion articulaire, nous sommes amenés à voir, dans les crises d'éternuements, des poussées analogues à celles des articulations ou de la peau et à les rattacher à la même maladie.

Les faits qui précèdent, en somme, ne laissent aucun doute sur leur liaison avec la goutte, car, en dehors de cette maladie, rien ne vient les expliquer, et d'ailleurs ils ont la plus grande analogie avec ceux que nous allons retrouver du côté du larynx et des bronches.

La membrane pituitaire excitée, le besoin d'éternuer se fait sentir, il y a, tout d'abord, un moment subit d'arrêt et de recueillement, puis l'attention se concentre sur l'espèce de sensation qui, du nez, se propage vers l'épigastre. La poitrine se dilate par une inspiration profonde et soutenue qu'interrompt bientôt une grande et subite expiration, l'air, ainsi poussé avec force à travers la glotte et de là vers les fosses nasales, pénètre dans le pharynx; la langue s'élève et le voile du palais s'abaisse de façon à fermer l'isthme du gosier. Arrivé dans les fosses nasales, ce fluide parcourt avec bruit les cavités du nez, à cause de la résonnance qu'y éprouve le son produit par les vibrations de la glotte, et les débarrasse des corps étrangers qui peuvent s'y rencontrer. Durant l'expiration, aucune partie du corps n'est en repos, la tête et les membres se meuvent avec plus ou moins de vivacité, de façon à favoriser l'action des muscles qui doivent rétrécir la poitrine ; le cou et même les cuisses se fléchissent pour contribuer au même résultat.

Tel est le phénomène désigné sous le nom de sternutation ou d'éternuement. Ce phénomène se reproduit plusieurs fois de suite et dure pendant dix minutes, un quart d'heure, de façon à constituer une véritable attaque, laquelle est suivie d'une sécrétion muqueuse transparente, assez abondante pour que certains malades se comparent à une fontaine, et présentent des yeux injectés et larmoyants.

Ces attaques surviennent tout à coup et s'en vont de même; elles se reproduisent après vingt-quatre ou quarante-huit heures d'intervalle ou au bout de plusieurs jours ; elles sont pénibles et fatigantes, pour les malades qui désirent vivement en être débarrassés. Elles se montrent dans toutes les saisons de l'année, mais, chez quelques personnes, elles apparaissent uniquement au moment de la fenaison, d'où la dénomination *d'asthme des foins*.

Le diagnostic en est facile si l'on tient compte de l'état de santé dans lequel se manifeste l'éternuement, de son début brusque et sans causes appréciables ou du moins sérieuses, de ses retours et des phénomènes qui le précèdent et le suivent. Ce phénomène, en tous cas, ne saurait être confondu avec un éternuement purement mécanique, pas plus qu'avec celui qui résulterait d'une lésion sérieuse des fosses nasales.

Une forme moins aiguë de la goutte des fosses nasales consiste dans une sorte de coryza chronique avec écoulement muqueux transparent, auquel s'ajoute de temps à autre des éternuements, soit le matin au moment du lever, soit à la suite d'un refroidissement, ou encore immédiatement avant ou après le coït.

L'éternuement, dans cette seconde forme, n'est pas un phénomène constant, mais l'écoulement nasal est souvent abondant. Castex rapporte avoir observé dix cas d'hydrorrhée nasale qu'il est possible d'en rapprocher; entre autres celui d'une femme de 26 ans qui, chaque matin après son réveil, perdait par les fosses nasales un grand verre de liquide transparent, et ce flux se produisait encore dans la journée si la patiente penchait la tête en avant.

Les phénomènes objectifs, dans cette forme comme dans la précédente, se manifestent encore par l'injection de la membrane pituitaire et par un écoulement nasal abondant.

Une dernière affection des fosses nasales qui, en raison de ses caractères trophiques, n'est pas sans rapport avec la goutte, se manifeste par la rougeur avec état lisse et luisant de la pituitaire, principalement dans sa région postérieure où cette membrane s'épaissit et s'atrophie ensuite. Tout d'abord, elle sécrète un mucus épais, englobant des cellules épithéliales desquamées qui, au contact de l'air, forment de petits globes ou moules représentant les dépressions de la cavité naso-pharyngienne, fossettes de Rosenmuller, et l'embouchure de la trompe d'Eustache. Ces croûtes, difficiles à détacher, sont rejetées par la bouche à la suite de profondes inspirations nasales suivies d'expiration avec efforts.

Cette affection, qui fréquemment coexiste avec des éruptions eczémateuses de la peau, l'angine granuleuse, etc., est toujours longue, souvent traversée par des crises aiguës passagères, après quoi l'état chronique reprend sa place. La pituitaire, ainsi modifiée et viciée dans sa nutrition, devient un terrain favorable au développement de germes infectieux, phénomène semblable à ce qui se passe pour la gingivite expulsive où viennent se fixer des microbes de suppuration, et ainsi se produisent certains *ozènes* qui n'ont avec la goutte que des rapports indirects.

II. — Larynx, Trachée et Bronches.

Ces organes offrent non seulement des infiltrations uratiques de leurs cartilages, mais en outre des troubles vaso-moteurs, des spasmes et des désordres trophiques qui, en raison de leurs caractères, ne peuvent laisser de doute sur leur origine goutteuse.

Virchow (1), Litten (2), Garrod (3) et moi-même (4) avons constaté l'existence de dépôts uratiques dans les cartilages du larynx; on en a trouvé également dans ceux de la trachée et des bronches. Ces dépôts, qui succèdent habituellement aux fluxions de ces organes, ne déterminent d'autres désordres que la destruction de quelques éléments cartilagineux. Ils apparaissent à l'autopsie, sous la forme de points blancs granuleux du volume d'une tête d'épingle, d'un grain de mil ou d'une lentille, incrustés dans le tissu cartilagineux, le plus souvent sans avoir présenté de symptômes cliniques appréciables (fig. 26).

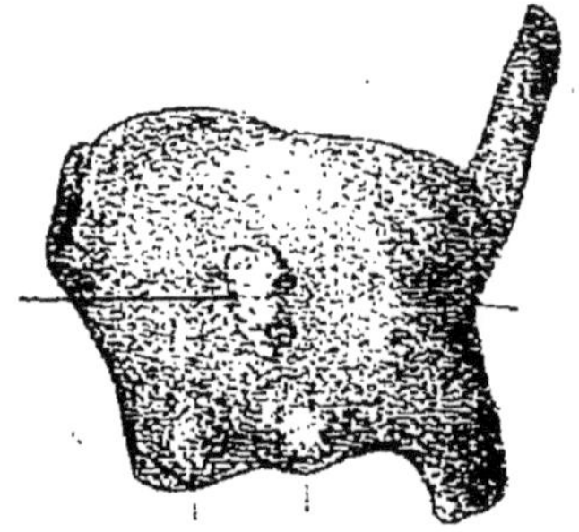

Fig. 26. — Moitié gauche du cartilage thyroïde où se voient des dépôts uratiques, sous le périchondre et dans l'épaisseur du cartilage.

Asthme laryngé, spasme glottique. — Le larynx et la partie supérieure de la trachée sont, à tous les âges de la vie, le siège de fluxions et de spasmes semblables à ceux qui se rencontrent dans les fosses nasales. Les accidents qui en résultent varient avec l'âge : plus sérieux chez les jeunes enfants que chez l'adulte, en raison de l'étroitesse de ces canaux, ils sont désignés sous le nom

(1) *Arch. f. path. Anat.*, t. I, p. 44.
(2) *Arch. f. path. Anat.*, t. LXVI, p. 129.
(3) *Traité de la goutte.*
(4) *Atlas d'anat. path.*

de *faux croup* ou *spasme glottique;* chez l'adulte, où ils n'ont pas de nom spécial, nous leur donnons celui de toux spasmodique ou asthme trachéal; ils sont intermittents et se montrent communément chez les goutteux et leurs descendants.

Provoqué le plus souvent par un refroidissement, par la dentition, etc., l'accès de faux-croup survient brusquement, pendant le sommeil, au milieu des jeux et de la plus belle santé. La respiration s'arrête tout à coup et l'enfant, en proie à une anxiété extrême, rejette la tête en arrière, allonge le cou et ouvre la bouche pour appeler l'air qui lui manque ; il s'agite, porte la main à son larynx, comme pour se débarrasser d'un corps étranger et exécute des mouvements de déglutition. Pendant ce temps, la face bleuit ou pâlit, les jugulaires se gonflent, l'asphyxie est imminente, l'apnée est complète, quand il se produit, tout à coup, plusieurs inspirations rapides, sonores, sans expirations intermédiaires ou avec expiration à peine sensible; puis arrive tout à coup une longue expiration, accompagnée d'un gémissement ou d'un cri qui termine l'accès. Celui-ci, d'une durée d'environ une demi-minute, peut se renouveler plusieurs fois dans les 24 heures, assez tôt, dans quelques cas, pour former une véritable attaque. Dans les intervalles, l'enfant revient à son état normal; toutefois si les attaques sont par trop fréquentes, il pâlit, s'amaigrit et perd ses forces pendant quelque temps.

Le mécanisme de ce spasme est facile à saisir : l'excitabilité réflexe de la muqueuse du larynx, exagérée par la fluxion et mise en jeu sous l'influence de la moindre cause, détermine, par l'intermédiaire des centres nerveux, la contraction spasmodique des muscles constricteurs de la glotte, d'où l'accès de faux croup. Semblables phénomènes peuvent atteindre d'autres organes :

une jeune fille née de parents migraineux, hémorroïdaires, dyspeptiques, fut prise, à l'âge de deux ans, de spasmes glottiques, puis, après une éruption d'urticaire survenue à l'âge de sept ans, d'un accès d'asthme bronchique à neuf ans. Un autre enfant, également né de parents migraineux et hémorroïdaires, fut atteint de crises laryngées pendant ses premières années, puis, à l'âge de sept ans, d'une toux trachéale convulsive, plus tard d'une éruption d'urticaire et d'un accès d'asthme. Or, cette filiation d'accidents suffit à démontrer, selon nous, que le spasme glottique dépend, en réalité, d'une prédisposition héréditaire, et n'est pas un fait purement accidentel.

Asthme laryngo-trachéal. Toux coqueluchoïde. — Caractérisée par des accès de toux spasmodique, accompagnés d'une sensation de constriction cervicale et parfois de vertiges et de vomissements, cette affection, confondue à tort avec la bronchite chronique, s'en distingue nettement par ses crises intermittentes et par la nature de son expectoration. Affection de l'âge adulte, elle apparaît dans le cours de l'adolescence et consiste en des quintes de toux plus ou moins pénibles et fréquentes, survenant de préférence le matin au moment du réveil ou du lever, ou encore dans le jour, lors du passage d'un milieu chaud dans un milieu froid ou inversement, d'un écart de régime et de mauvaises digestions. Il se produit, tout d'abord, une sensation de picotement, de chatouillement ou de brûlure que le patient localise à la partie supérieure de la trachée, plus souvent au niveau du larynx, et qui, transmise jusqu'au centre bullaire, se réfléchit sur les muscles expirateurs et sur le diaphragme qui entrent en contraction, comme s'ils avaient à débarrasser le larynx ou la trachée d'un corps étranger. Ces sensations persistant, la toux survient; elle est rauque et sèche, procède par quintes successives durant une ou plusieurs minutes. Pendant ce temps, la poitrine est agitée de fortes secousses convulsives, la face se congestionne, se cyanose et il se produit parfois une apnée momentanée, des vertiges ou même un instant d'absence. Le vertige, dans ces conditions, a de grandes analogies avec le *vertigo ab aure laesa*, ce qui fait supposer qu'il est subordonné à un acte réflexe, et non à l'état asphyxique.

Les accidents de ce genre sont ainsi des plus pénibles. Un officier supérieur de l'armée, goutteux et graveleux, se trouvait fort embarrassé lorsqu'il lui fallait monter à cheval, dans la crainte d'une chute au moment d'un accès.

Chaque crise est suivie, d'ailleurs, de l'expectoration d'un liquide abondant, visqueux, filant, grisâtre et transparent, semblable à une solution de gomme ou à du blanc d'œuf battu ; elle cesse, soit par le fait de la diminution de l'excitation résultant de la lubréfaction de la muqueuse, soit par suite de la fatigue ou de l'épuisement nerveux, d'où une certaine ressemblance avec les quintes de la coqueluche (toux coqueluchoïde). Un homme robuste, âgé de 45 ans, atteint de calvitie, d'hémorroïdes, de varices, d'acné et enfin de poussées congestives aiguës des fosses nasales et des articulations, fut pris brusquement, dans la seconde moitié de la nuit, en 1891, d'une toux spasmodique intense avec suspension prolongée de la respiration, oppression, déchirements thoraciques, etc., accidents que le Dr Glover chercha à combattre, sans beaucoup de succès, par les narcotiques, les ventouses, l'iodure d'éthyle et le nitrite d'amyle. La crise s'étant reproduite le lendemain, mon confrère me demanda de l'assister ; le malade était alors en proie à une effroyable dyspnée et très effrayé à la pensée du retour d'une nouvelle crise. Je conseillai l'emploi du sulfate de quinine à la dose massive de un gramme, chaque soir, plusieurs heures avant la reprise des accès. Ceux-ci reparurent encore deux fois, et la dose portée à 1 gr. 25 les fit disparaître entièrement.

Un de mes malades avait chaque jour trois crises semblables ; une le matin, une autre vers cinq heures du soir et la dernière en se couchant; puis, toutes les fois qu'il changeait de milieu, il éprouvait, indépendamment de sa toux quinteuse et de la sécrétion qui lui faisait suite, des éternuements avec écoulement nasal abondant et se trouvait atteint tout à la fois, par conséquent, d'un asthme nasal et d'un asthme laryngo-trachéal, coexistence du reste assez fréquente. Mais, en outre, ce malade, dans l'intervalle de ses crises, était pris d'une toux sèche ou d'un simple *hem*, suivi d'un crachat perlé et subordonné au moins autant à l'angine granuleuse, affection toujours concomitante, qu'à l'état du larynx ou de la trachée. L'examen de la poitrine est négatif, dans tous ces cas, c'est à peine si l'on entend un léger râle sonore.

Cette absence de signes physiques, jointe aux caractères spasmodiques de la toux et à ceux de l'expectoration, facilitent le diagnostic de cette affection et ne permettent guère de la confondre avec aucune autre. La coqueluche seule pourrait donner le change, mais cette dernière est toujours précédée d'une inspiration bruyante, qui n'existe pas dans la toux des goutteux, puis elle sévit à l'état épidémique, chez les jeunes enfants, en sorte qu'une confusion n'est pas possible. Ces deux affections, d'ailleurs, sont des plus tenaces; mais, tandis que la toux de la goutte peut durer pendant des années sans subir de modifications appréciables, celle de la coqueluche se termine habituellement au bout de quelques semaines.

L'affection qui nous occupe, malgré des inconvénients sérieux, est cependant sans gravité, en ce sens qu'elle ne tue pas ; mais nous avons été amené, en la rapprochant de la migraine, des névralgies et autres accidents analogues, à la combattre par un moyen héroïque. Ce moyen est la quinine, dont nous avons pu constater les bons effets depuis plus de 30 ans. Administré à la dose de 1 gr. à 1 gr. 50, chaque soir au moment du repas, ce médicament fait cesser les crises dans l'espace de 3 à 4 jours, à la condition de produire des effets physiologiques.

La localisation de fluxions goutteuses, à la partie supérieure de la trachée, détermine une toux sèche ou muqueuse assez peu quinteuse, mais néanmoins fatigante ; aussi le médecin doit-il songer à la goutte toutes les fois qu'une toux persistante n'est pas suivie d'une expectoration purulente.

Asthme bronchique. — Cette affection, de même que la précédente, est, dans un grand nombre de cas, l'expression symptomatique de la goutte, non seulement parce qu'elle se rencontre chez des descendants de goutteux, mais encore parce qu'elle coexiste en général avec les manifestations de cette maladie et que, semblable à celles-ci, elle procède par crises successives survenant de préférence dans la nuit ou le matin au réveil. Caractérisée par des accès de dyspnée, résultant de la contraction spasmodique des muscles bronchiques, elle a son point de départ non plus dans l'excitation du nerf laryngé supérieur, mais bien dans celle du nerf pneumogastrique ; aussi, tandis que le spasme tout à l'heure était expiratoire, il est maintenant inspiratoire ; l'excitabilité anormale du centre respiratoire constitue ainsi la prédisposition à l'asthme bronchique et cette prédisposition, commune chez le goutteux, est essentiellement héréditaire.

Les causes qui mettent en jeu cette excitabilité, et déterminent l'explosion des attaques d'asthme bronchique, sont externes ou internes. Les changements de saison, de milieu, le passage du chaud au froid ou inversement, l'action des poussières, des vapeurs, de certaines odeurs, telles sont les causes extérieures qui viennent exciter le nerf vague et produire l'impression qui gagne le centre respiratoire et engendre l'accès d'asthme. Les causes internes proviennent habituellement de l'estomac ou du foie; ainsi l'on voit des accès d'asthme se produire à l'occasion d'une mauvaise digestion, d'une affection hépatique, etc. L'excitation des nerfs trijumeau et sympathique, les vives émotions, un travail intellectuel excessif constituent, enfin, une autre série de causes occasionnelles non moins importantes. L'asthme bronchique est une affection de l'âge adulte; très rare dans la jeunesse, il tend à disparaître dans la vieillesse.

Les accès ont généralement lieu pendant la nuit, à la suite d'un sommeil agité et interrompu par un sentiment vague de malaise contre lequel le malade tend à réagir en changeant de position. Puis, au bout de quelques instants, celui-ci est éveillé par une angoisse excessive; il lui semble qu'il étouffe, il a soif d'air, s'assied sur son lit ou se lève précipitamment, s'élance vers les fenêtres, les ouvre, cherche un point d'appui auquel il s'accroche et fait effort pour aspirer l'air qui paraît lui manquer. Durant l'accès, la poitrine, ballonnée, globuleuse, sonore à la percussion, reste fixée dans la position de l'inspiration. Les muscles auxiliaires sont mis en jeu et une petite quantité d'air entre dans la poitrine, ce qui accroît d'autant la dilatation du thorax. A cette phase inspiratrice forcée, succède une détente, l'expiration commence par le relâchement des muscles inspirateurs et s'achève par la contraction des expirateurs; elle est lente, prolongée, sifflante par suite, sans doute, du spasme persistant des muscles bronchiques. La sonorité thoracique est normale ou exagérée et, s'il existe de l'emphysème, le murmure vésiculaire se trouve affaibli dans certaines régions et nul dans d'autres. Des râles secs, sibilants et ronflants sont entendus, même à distance, dès le début de l'attaque, mais peu à peu la membrane muqueuse des bronches se met à sécréter comme celle du nez à la fin de l'accès d'asthme nasal, les râles deviennent humides et sous-crépitants, l'expectoration commence et l'angoisse finit. A la pâleur qui se montre au début de l'accès, succèdent, par suite de la contraction des muscles cervico-thoraciques, la turgescence des veines cervicales et la cyanose de la face ; puis les yeux deviennent larmoyants, le visage se couvre de sueurs, les extrémités se refroidissent, la parole est entrecoupée ou impossible. Au milieu de ces phénomènes, le pouls reste calme, et il n'existe aucun mouvement fébrile.

L'asthme bronchique peut coexister avec les différents asthmes qui ont pour point de départ la membrane muqueuse des fosses nasales, celles du larynx et de la trachée. Il constitue une affection tenace, difficile à combattre, mais qui, néanmoins, cède parfois, ainsi que la plupart des manifestations arthritiques, à l'action de la quinine, de l'aspirine ou de l'antipyrine, preuve nouvelle de sa nature goutteuse. Sa coïncidence fréquente avec la migraine, l'urticaire, l'eczéma, les névralgies, l'arthrite déformante, met d'ailleurs en évidence sa relation avec la goutte.

Les lésions trophiques du larynx et de la trachée ont été fort peu étudiées dans la goutte ; elles sont mal connues, ce que nous pouvons en dire, c'est qu'elles sont caractérisées par une légère rougeur avec ou sans atrophie, par un état lisse ou légèrement granulé de la membrane muqueuse, les rapprochant de l'angine granuleuse dont elles ne sont souvent que la continuation.

Elles ont pour symptômes cliniques une grande disposition à l'enrouement, une petite toux sèche, parfois suivie d'un crachat rond gris perlé, une certaine gêne sur le trajet des voies aériennes et une sécrétion muqueuse abondante, s'il s'y ajoute des quintes de toux.

Les bronches, aussi bien que les fosses nasales, le larynx et la trachée, sont exposées à des poussées congestives caractérisées par un certain degré de tuméfaction avec exagération de sécrétion, une toux violente avec expectoration purement muqueuse dans laquelle Lecorché (1) et Moore (2) ont signalé la présence de cristaux d'acide urique. Ces poussées alternent quelquefois avec la goutte articulaire.

Mais une lésion bronchique de plus longue durée, qui coexiste fréquemment avec l'eczéma, le psoriasis, les nodosités articulaires, l'emphysème pulmonaire, etc., s'observe encore chez le goutteux.

Désignée sous le nom de *bronchite chronique* par la plupart des auteurs classiques, cette affection apparaît en général dans l'âge adulte, assez souvent vers la cinquantaine et se continue souvent jusqu'à un âge avancé de l'existence. Fréquemment associée à l'emphysème, elle a comme celui-ci une origine trophique, ce qui explique sa persistance et sa ténacité. Elle est caractérisée anatomiquement par un léger épaississement, suivi parfois d'atrophie de la membrane muqueuse des bronches, par un état lisse et luisant de sa surface que recouvre un mucus plus ou moins épais ou encore un véritable pus, effet de l'action des microbes de la suppuration.

Elle se manifeste cliniquement par une toux d'abord

(1) E. Lecorché, *Traité théorique et pratique de la Goutte*, Paris, 1884, p. 319.

(2) N. Moore, *Irish hospital Gaz.*, 15 juillet 1873.

sèche et pénible, que provoquent les changements de milieu, puis par une expectoration filante, transparente et muqueuse, plus tard enfin purulente. Cette toux, d'ordinaire paroxystique vers le soir et le matin au réveil, est, en général, suivie d'une abondante expectoration.

La poitrine, souvent globuleuse, laisse entendre à l'auscultation des râles sonores, ronflants ou sibilants, et aussi, lorsque la sécrétion muqueuse ou purulente devient abondante, des râles muqueux et sous-crépitants. La percussion donne lieu à une sonorité exagérée à la partie moyenne et aux bases des poumons.

La présence du mucus ou du muco-pus à la surface de la membrane muqueuse bronchique s'opposant à l'hématose, les pommettes sont ordinairement violacées et les lèvres cyanosées ; mais le principal danger de cette affection est surtout dans l'obstacle apporté par la toux à la circulation capillaire des poumons et par son retentissement sur le cœur droit. Obligé de lutter contre l'obstacle, celui-ci se dilate et s'hypertrophie; en même temps, il se congestionne et s'indure par le fait de la stase sanguine, puis il finit par ne plus pouvoir se vider entièrement et alors surviennent l'hyperémie du foie et des organes abdominaux, l'œdème des membres inférieurs et parfois même un certain degré d'ascite. Ce sont là de graves conséquences que tout médecin instruit doit chercher à prévenir, d'autant plus qu'il s'y ajoute des spasmes qui tendent encore à rétrécir les bronches et un emphysème plus ou moins accentué. Les moyens qu'il convient d'employer, en pareil cas, ne diffèrent pas de ceux qui conviennent à la plupart des désordres trophiques (1) : c'est la quinine contre les quintes de toux, et

(1) Voy. E. LANCEREAUX, les Bronchites; étiologie et pathogénie, etc. (*Gaz. des Hôpitaux,* Paris, 1895, pp. 1061 et 1089).

ensuite l'hydrothérapie, dont l'action sur le système nerveux finit par avoir raison de ces désordres et témoigne de leur origine trophique.

III. — Poumons.

Les anciens auteurs admettaient que des fluxions goutteuses pouvaient se fixer sur les poumons et n'hésitaient pas à croire à l'existence d'une péri-pneumonie liée à la goutte. Sur le premier point, nous sommes de leur avis, mais sur le second nous en différons, ne pouvant accepter qu'une pneumonie, maladie inflammatoire et franchement infectieuse, puisse relever de la goutte. Le processus goutteux, essentiellement fluxionnaire, ne va jamais jusqu'à la production d'exsudats inflammatoires et de réactions ganglionnaires; par contre, il se manifeste tantôt par de simples congestions, tantôt par des congestions avec œdème, tantôt par des congestions avec hémorragies et, dans un certain nombre de cas enfin, par des troubles trophiques (emphysème).

La *simple congestion* se localise à une partie quelconque des poumons, de préférence aux sommets et dans les régions moyennes; elle survient, en général, à l'automne ou au printemps, tantôt sans cause nettement appréciable, tantôt dans le cours ou à la fin d'une attaque de goutte, à la suite d'une fatigue ou d'un léger refroidissement. Elle a un début brusque, comme l'avait déjà vu Sydenham, se manifeste par un léger point de côté sans réaction fébrile intense, par de la dyspnée et une toux sèche, bientôt suivie d'expectoration muqueuse, aérée, légèrement sanguinolente, dans laquelle le pneumocoque fait défaut.

Elle présente, à la percussion, une simple obscurité du son au niveau de la région affectée, à l'auscultation, une légère diminution du murmure vésiculaire, des râles crépitant fins, du moins au moment de la toux, et un souffle doux qui ne persiste pas. Cet état dure pendant quelques jours seulement et cesse aussi brusquement qu'il était apparu, son évolution, irrégulière et non cyclique, est parfois abrégée par l'apparition d'une poussée articulaire qui montre bien sa liaison avec la goutte.

La fluxion pulmonaire avec extravasation de sérosité se rapproche de ce que l'on a appelé, dans ces derniers temps, *œdème aigu des poumons*, affection relativement fréquente chez les artérioscléreux et les albuminuriques, la plupart du temps entachés de goutte et exposés aux fluxions du tissu cellulaire sous-cutané et des articulations. Elle se fait remarquer par sa brusque apparition, son irrégulière évolution et sa rapide disparition. Cet accident a pour caractères une dyspnée subite, intense et des plus pénibles, avec de nombreux râles dans la poitrine, une expectoration muqueuse, aérée, abondante, une angoisse excessive, la cyanose de la face et des extrémités et une dépression souvent prononcée du pouls ; il est, en général, de courte durée, mais il se reproduit facilement et se termine quelquefois par la mort.

Hémorragies de l'appareil respiratoire. — Sans être sérieux, ces accidents n'en sont pas moins inquiétants pour les malades et leur entourage ; ils ont pour siège les fosses nasales (épistaxis), les bronches ou les poumons (hémoptysies).

Relativement commune chez le goutteux, l'épistaxis se manifeste, d'ordinaire, vers l'âge de 15 à 18 ans, peu à près la puberté, cesse quelquefois chez l'adulte et reparaît à l'époque de la ménopause. Elle est intermittente ou même périodique, en ce sens qu'elle se renouvelle tantôt chaque mois, tantôt aux changements de saison, précédée ou accompagnée de sensations de pesanteur de tête, d'élancements, de picotements et surtout de cuisson dans les fosses nasales.

L'écoulement de sang a lieu par les narines et quelquefois aussi dans l'arrière-cavité des fosses nasales ; assez souvent peu abondant, il laisse à sa suite un soulagement manifeste ; mais il en est autrement lorsqu'il vient à se répéter, car il détermine, alors, une anémie qui, en raison de sa persistance, au cours de l'adolescence du moins, n'est pas toujours sans gravité.

Vers la même époque, d'ailleurs, se montre quelquefois la chlorose, affection relativement commune chez les jeunes filles, nées de parents goutteux, et influencée vraisemblablement par des désordres nerveux. L'épistaxis, en outre, n'est pas rare vers l'âge de 50 ans, mais, plus tard, ce sont les hémorroïdes qui la remplacent et parfois aussi des hématuries.

L'âge de 20 à 25 ans est celui où se produisent habituellement les *hémoptysies* chez les goutteux, non par le fait d'un désordre matériel, mais à la suite d'un trouble simplement fonctionnel. Ce phénomène, malgré tout, ne manque pas d'effrayer les familles et le médecin qui, la plupart du temps, se croient en présence d'un début de tuberculose, d'autant mieux que, le plus souvent, il a pour siège le sommet des poumons.

Son apparition a lieu le matin ou dans la nuit, aux changements de saison et de préférence au printemps, à la suite de surmenage, d'excès divers, d'un repas copieux, ou même sans cause appréciable, ainsi que nous avons pu le constater, à plusieurs reprises, chez des personnes tout à fait bien portantes. Un parent, qu'il nous a été possible de suivre pendant 25 ans, avait été considéré, par plusieurs médecins, à la suite de nombreuses hémoptysies, comme atteint de tuberculose bien qu'il continuât à se bien porter; il mourut, à 87 ans, d'une hémiplégie sans lésion des sommets.

Plusieurs de nos camarades d'internat, appartenant à des familles de goutteux, eurent aussi, à notre connaissance du moins, des hémoptysies multiples sans lésions, appréciables des poumons et sans devenir jamais tuberculeux : tel est, entre beaucoup d'autres, le cas de mon ancien camarade Péan. Rayer, qui fut mon maître, me conta un jour qu'étant jeune il avait craché du sang à plusieurs reprises et avait été déclaré tuberculeux, ce qui ne l'empêcha pas de mourir d'une hémorragie cérébrale après 70 ans.

Ces hémoptysies s'observent de préférence chez les jeunes gens, à la suite ou à la place d'épistaxis; elles se rencontrent encore chez les adultes et surtout à l'approche de la cinquantaine, principalement chez les hémorroïdaires. Je fus appelé, dans une nuit, pour un goutteux obèse, âgé d'une cinquantaine d'années et qui, à la suite d'un abondant dîner, avait été pris d'une forte hémoptysie sans l'ombre de lésion pulmonaire; il continua à se bien porter et mourut âgé. Un autre goutteux, que je rencontrai un jour et auquel je demandais des nouvelles de sa santé, me répondit : je vais bien, *à part mes hémorroïdes, qui me sont venues par la gorge, il y a quelques jours*. C'était l'expression juste et vraie ; en règle générale, les hémorragies des goutteux ont pour siège ordinaire, dans la jeunesse, les fosses nasales et les poumons, à l'âge moyen de la vie, le tube digestif (hémorroïdes) et, plus tard, les voies urinaires.

La percussion et l'auscultation, en nous renseignant sur la présence ou l'absence de lésions pulmonaires, nous mettent à même de reconnaître les hémoptysies des goutteux, caractérisées par quelques râles fins au niveau du foyer et qui, en général, se distinguent par leur évolution, leurs répétitions et les circonstances dans lesquelles elles se produisent.

Un homme de 40 ans vint me consulter un jour pour une hémoptysie abondante, survenue tout à coup dans une nuit, à la suite d'un repas copieux. Trouvant les poumons sains, je le rassurai, et comme il était migraineux, hémorroïdaire, etc., je n'hésitai pas à diagnostiquer une hémoptysie goutteuse. Depuis lors, en effet, cette hémorragie ne s'est jamais reproduite, et nul doute qu'elle ne fût, aussi bien que les hémorroïdes et les épistaxis, sous la dépendance du système nerveux.

Emphysème pulmonaire. — L'emphysème des poumons est une manifestation trophique, commune dans la goutte, et même, si l'on en croit Norman Moore, il serait aussi constant que la néphrite interstitielle, mais nous ferons remarquer que la comparaison n'est pas d'une exactitude absolue, pour ce fait que cette néphrite, généralement liée à l'artériosclérose, est une lésion indirecte de la goutte, tandis que l'emphysème est un effet direct de cette maladie.

Cette affection, fréquemment associée aux désordres trophiques des bronches (bronchite chronique des auteurs) et à ceux de la peau, du cuir chevelu (calvitie), des ongles, etc., a pour caractères l'atrophie avec dilatation des vésicules pulmonaires, l'altération, l'oblitération des capillaires. Simple effet d'un trouble nutritif qu'il est possible de reproduire expérimentalement, comme l'a fait Brown-Sequard, cette affection se distingue de l'emphysème mécanique, résultant d'un effort de toux ou d'un traumatisme quelconque, tout à la fois par son origine, par l'absence de rupture des lobules pulmonaires et par son évolution.

Essoufflement et oppression pendant la marche, légère

cyanose des lèvres, crises de dyspnée, toux plus ou moins fatigante suivie d'expectoration muco-purulente, tels sont, avec un embonpoint souvent prononcé, les principaux phénomènes qui caractérisent l'emphysème pulmonaire chez le goutteux.

La poitrine est globuleuse, la sonorité du thorax exagérée à la percussion, et le murmure vésiculaire affaibli, prolongé pendant l'expiration, en raison de la perte d'élasticité du parenchyme pulmonaire. Ces désordres sont peu gênants, à moins qu'il ne survienne une bronchite aiguë, une pleurésie ou une pneumonie, car, alors, l'hématose devient difficile et on voit se produire des phénomènes d'asphyxie.

L'emphysème ne constitue pas moins un état de gène manifeste pour la circulation pulmonaire, car il est commun de voir le cœur droit s'altérer, comme dans la bronchite chronique, d'où il résulte des hyperémies stasiques du foie, et de tous les viscères abdominaux, une diminution notable des urines et de l'œdème des membres inférieurs, phénomènes dont l'ensemble finit trop souvent par compromettre l'existence.

Affection relativement sérieuse, l'emphysème du goutteux se distingue par sa diffusion, sa symétrie, son développement lent, insensible, et enfin par la bronchite et même l'asthme qui s'y trouvent fréquemment associés.

La quinine, qui combat si bien les quintes de toux laryngée et trachéale, n'a que peu d'efficacité, dans la bronchite associée à l'emphysème; aussi, est-on obligé de recourir à l'emploi des antispasmodiques, des vomitifs et parfois aussi des vésicatoires. L'iodure de potassium est le médicament généralement usité, et le plus efficace contre cette affection, ce qui se conçoit puisqu'il est l'agent des troubles trophiques. L'hydrothérapie nous a paru, en outre, utile dans la première phase de cette affection.

La pleurésie s'observe quelquefois dans les périodes avancées de la goutte, non pas comme manifestation directe de cette maladie, qui n'atteint pas primitivement les tissus séreux, mais bien comme complication des désordres qu'entraîne la goutte du côté du système artériel, du cœur et des reins. Ainsi s'expliquent les adhérences pleurales et les épanchements pleuraux si fréquemment rencontrés dans ces conditions.

§ 4. — APPAREIL DIGESTIF

L'appareil digestif, par sa structure spéciale, se trouve peu exposé aux lésions trophiques de la goutte ; mais, par contre, en raison de sa grande vascularité et de sa musculature soumise à l'action du grand sympathique, il est sujet aux fluxions, et surtout aux spasmes.

Tous les organes composant le tube digestif, bouche, pharynx, estomac, intestins et surtout rectum sont exposés aux fluxions goutteuses ; mais celles-ci, bien connues lorsqu'elles siègent au niveau de l'anus, sont mal déterminées et peu étudiées sur tous les autres points du tube digestif. D'une façon générale, elles se manifestent par une tuméfaction brusque et douloureuse qui disparaît au bout de quelques jours, se rapprochant ainsi des fluxions articulaires de la goutte. Or ces désordres, variant forcément en clinique avec chacun des organes affectés, seront étudiés séparément dans chacun d'eux.

I. — Bouche et langue ; gencives et dents.

Bouche et langue. — Certaines tuméfactions congestives et œdémateuses de la langue, survenant tout à coup, sans cause appréciable, et cessant de même, paraissent être sous la dépendance d'une disposition goutteuse ; c'est du moins ce qui m'a paru exister dans quelques cas. Dyce Duckworth rapporte que, souvent, dans les cas de goutte irrégulière, il survient des douleurs profondes de la langue, sortes de névralgies d'une durée de un à deux jours et qui font redouter l'existence d'un cancer de cet organe à ceux qui les éprouvent, toujours disposés à se croire atteints de cette grave maladie.

Certaines hémorragies névropathiques de la bouche peuvent encore se rapporter à la goutte ; mais le fait n'étant pas nettement démontré, nous nous abstenons d'en parler.

Les accidents buccaux les plus fréquents, dans la goutte, sont des désordres trophiques, qui affectent de préférence la langue et les gencives.

Telle est, avant tout, l'affection désignée sous le nom de *psoriasis lingual* ou leucoplasie buccale, attribuée, par la plupart des auteurs, à la syphilis et qui, selon nous, en est, le plus souvent, indépendante. Les raisons qui nous portent à penser ainsi sont les suivantes : 1° l'impossibilité de s'assurer de l'existence de la syphilis dans un grand nombre de cas ; 2° l'évolution et les caractères anatomiques de cette affection, très différents de ceux des lésions ordinaires de la syphilis ; 3° la grande fréquence de cette dernière maladie explique, enfin, sa fréquente coexistence avec la leucoplasie buccale, comme du reste avec le tabes et la paralysie générale, qui lui sont également attribués à tort. En tout cas, si quelques faits de psoriasis buccal peuvent tenir à la syphilis, il est nécessaire d'en chercher les caractères dans la lésion anatomique et dans l'évolution, ce qui n'a pas encore été fait.

Au demeurant, la lésion de la leucoplasie buccale se

rapproche bien plus des lésions trophiques que de la sclérose syphilitique. Elle se manifeste, en effet, par des taches ou plaques d'une étendue variable, de un à plusieurs centimètres, de teinte bleuâtre ou plutôt blanchâtre, luisantes et brillantes, comme une trace d'escargots et rappelant assez bien le doigt lisse dans le traumatisme des nerfs de l'avant-bras. Plus tard, à leur niveau, la muqueuse s'épaissit, revêt une teinte blanche et devient rugueuse; c'est un degré plus avancé de la lésion trophique, se rapprochant de l'état de la peau des jambes dans certaines affections médullaires. Tel un cas, rapporté par nous, où les pieds et les deux jambes présentaient une teinte argentée, produite par la modification des épithéliums de la surface de la peau et par un léger degré d'induration du tégument (1).

La leucoplasie linguale, à part les cas où elle a pour point de départ une irritation locale, comme cela se voit chez les fumeurs et les souffleurs de verre, ou encore à la suite de la persistance de plaques muqueuses syphilitiques, se présente, en somme, sous des aspects variés : tantôt sous la forme de taches rouges ou rosées, privées d'épiderme (variété eczémateuse), tantôt sous celle de plaques blanches, opalines, couvertes de squames plus ou moins épaisses (variété psoriasique).

La variété eczémateuse, de beaucoup la plus rare, suivant notre observation, est caractérisée par la présence, à la surface et plus souvent sur les bords ou à la pointe de la langue, de taches rouges, excoriées ou recouvertes d'un épithélium aminci, nettement circonscrites par des bords festonnés et blanchâtres, constitués par la turgescence et l'hypertrophie des cellules qui composent la couche muqueuse de Malpighi.

(1) E. Lancereaux, *Bull. et mém. de la Société méd. des Hôpitaux de Paris*, 1874, sér. 2, t. XI, p. 132.

Ces taches, résultant d'une altération des épithéliums consécutive à une dermite superficielle, ont depuis l'étendue d'une lentille jusqu'à celle d'une pièce de deux francs. Les papilles sont à leur surface, tuméfiées, saillantes et douloureuses, aussi tourmentent-elles beaucoup les malades qui ont déjà une grande tendance à l'hypocondrie ; elles occasionnent, d'ailleurs, des sensations désagréables de cuisson et de brûlure, enlèvent l'appétit, le goût, et gênent les mouvements de la langue. Quoique très tenace, cette lésion guérit cependant, comme je l'ai vu, sous l'influence du chlorate de potasse pris à l'intérieur, et si elle récidive parfois, c'est pour céder plus tard.

La variété psoriasique se manifeste par des taches blanchâtres, opalines, translucides, irrégulières et disséminées tant à la surface que sur les bords de la langue. Ces taches, au fur et à mesure que l'épiderme s'épaissit, deviennent opaques et présentent des teintes variées : tantôt, d'un blanc argenté, elles rappellent le psoriasis des coudes et des genoux, tantôt, moins brillantes, elles ressemblent, comme coloration, à des bourgeons charnus sur lesquels on aurait passé un crayon de nitrate d'argent.

De forme le plus souvent lenticulaire ou nummulaire, ces taches donnent lieu, lorsqu'elles viennent à se fusionner, à des plaques étendues et limitées par un rebord festonné, sortes de cartes géographiques, qui s'étendent du V lingual à l'union du tiers antérieur de la langue avec son tiers moyen, ou même sur toute la face dorsale, tandis que la face inférieure demeure presque toujours saine (fig. 26). Les doigts appliqués sur ces plaques éprouvent une sensation de râpe, et lorsqu'on vient à pincer la langue, on sent qu'elle est ferme et indurée, tant par suite de l'épaississement de l'épiderme, dont les squames sont plus épaisses au centre qu'à la périphérie, que de l'hypertrophie des papilles dont le volume est, à une certaine période du moins, manifestement augmenté. Dans quelques cas, pourtant, la membrane muqueuse est mince, lisse et brillante, ou même semée de petits sillons au fond desquels le derme paraît ulcéré et saignant. Enfin, la face interne des lèvres et des joues présente parfois des taches blanches, semblables à celles de la langue, mais souvent aussi ces taches sont l'effet de l'action d'un irritant local.

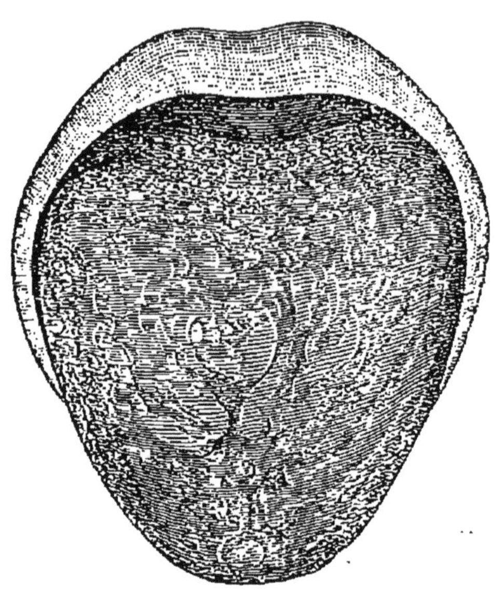

Fig. 27. — Face dorsale de la langue parsemée de plaques blanchâtres produites par l'épaississement de l'épiderme (*psoriasis lingual*).

Le psoriasis lingual est à la fois une lésion de la couche épithéliale et du derme. La modification du revêtement épithélial porte principalement sur la partie cornée dont les éléments multipliés forment des couches superposées, qui donnent à la langue une teinte blanc argenté. Celle du chorion est produite par la présence de jeunes cellules de tissu conjonctif, au voisinage des vaisseaux lymphatiques, lesquelles, venant à s'organiser, déterminent une sorte de sclérose linguale. Cette sclérose, qui affecte la partie la plus superficielle du derme, est vraisemblablement le phénomène initial, tandis que l'épithélium est secondairement affecté ; mais il n'y a pas moins lieu de rapprocher cette lésion de celle du cuir chevelu, des ongles, de la gorge, etc., dont l'origine trophique n'est pas douteuse. J'ai pu constater, d'ailleurs, chez quelques-uns de mes malades, la réunion de ces différents désordres, à savoir : psoriasis lingual, acné du nez, blépharite ciliaire, calvitie, angine granuleuse, lésions trophiques des ongles, migraine, etc. Comprimées par l'épithélium, les papilles s'atrophient et disparaissent au bout d'un certain temps, de sorte que la langue, de rugueuse qu'elle était tout d'abord, devient lisse et brillante. Il est des cas, enfin, où la multiplication des éléments de la couche épithéliale peut se continuer et donner naissance à un véritable épithéliome; aussi le psoriasis lingual est-il quelquefois redoutable.

Cette affection, comme la plupart des désordres de la goutte, est le point de départ de sensations diverses et d'une gène souvent pénible. Les malades se plaignent presque constamment de cuisson, de brûlure, de douleurs diverses qui, au moment des repas, acquièrent une certaine intensité, s'il existe des érosions ou des ulcères à la surface de la langue et qu'il est fait usage de boissons ou d'aliments irritants, et en particulier, de substances acides. La mastication par cela même est lente, et les mouvements de la langue, en raison du trouble de la sensibilité, sont difficiles au point que certains malades en sont réduits à se nourrir de soupes et de purées. La parole est alors gênée, la sécrétion salivaire augmentée, et néanmoins le sens du goût est peu modifié.

Le psoriasis lingual est plus fréquent chez l'homme que chez la femme, sans doute parce que, à côté de la prédisposition, une cause occasionnelle est nécessaire à sa genèse, et que l'homme fume, chique et boit plus que la femme. Se rapprochant des lésions du cuir chevelu et des ongles par sa constitution anatomique et par son évolution, la leucoplasie linguale, subordonnée comme ces dernières à une influence trophique, pourrait, selon toute vraisemblance, être reproduite expérimentalement, soit par la section, soit par l'irritation des différents nerfs qui se rendent à la langue. Il suffirait, sans doute, de reprendre les expériences de Schiff qui, à la suite de la section des nerfs hypoglosse et lingual, a pu constater que la partie correspondante de la langue prenait une teinte rouge manifeste.

Gencives et dents. — Relativement peu exposées aux fluxions de la goutte, les gencives, en raison de leur constitution histologique, sont quelquefois affectées de lésions trophiques. Celles-ci consistent dans un épaississement du bord gingival et du périoste alvéolo-dentaire qui a pour effet de déchausser les dents et de les faire sortir de leurs alvéoles, sans carie osseuse, ce qui lui a valu le nom de *gingivite expulsive*. Toutefois, de nombreux microbes de la bouche, trouvant dans cette altération un terrain favorable à leur développement ne tardent pas à y faire naître de la suppuration, d'où lui est encore venu le nom de *périostite alvéolo-dentaire*, d'*ostéo-périostite suppurée*, de la part d'auteurs qui n'ont pas su reconnaître que cette suppuration était secondaire.

Cette affection, toujours sérieuse parce qu'elle peut faire tomber un grand nombre de dents, est relativement commune chez les goutteux glycosuriques, ce qui lui a valu d'être attribuée au diabète ; mais elle ne lui appartient pas, car la glycosurie qui, à la vérité, prédispose à la suppuration, ne détermine aucun trouble trophique. C'est, en tout cas, une affection rebelle, pénible et de longue durée.

Dyce Duckworth prétend que les dents ont de la tendance à s'user chez les goutteux avec le temps et qu'en outre les individus prédisposés à cette maladie sont sujets, vers l'âge moyen de la vie, à des accès fugitifs de douleurs et de sensations d'expulsion, au niveau d'un certain nombre de dents saines. S'agit-il, dans ces cas, de fluxions de la pulpe et des gencives, la chose est possible, mais on ne peut l'affirmer.

La carie des dents nous a toujours paru indépendante de la goutte, bien que la nutrition de ces organes, viciée dans certains cas, puisse contribuer à son développement. Effectivement, chez les personnes atteintes de névralgies rebelles de la cinquième paire, les dents se carient au niveau du collet et tombent, ou bien s'usent, s'atrophient et disparaissent jusqu'à la racine.

II. — Glandes salivaires et Amygdales.

Glandes salivaires. — Les glandes salivaires, les parotides en particulier, n'échappent pas à l'influence fluxionnaire de la goutte. Celle-ci se manifeste par une tuméfaction douloureuse de la glande avec gonflement et œdème de la région, qui disparaît au bout de peu de temps, ainsi que la plupart des fluxions de la goutte.

Cette tuméfaction apparaît tantôt au cours d'une poussée articulaire qu'elle remplace, tantôt peu de temps après, si elle ne la précède, et, pour ce fait, elle a été considérée comme une métastase.

Debout d'Estrées (1) compte douze cas de goutte parotidienne, dont deux lui sont personnels. L'un concerne un homme de 63 ans, pris tout à coup d'un accès de goutte qui débuta par la parotide droite pour envahir successivement le genou gauche, puis la parotide gauche et le genou droit, et se termina par l'élimination d'une salive chargée d'urates; l'autre est celui d'un homme de 54 ans, goutteux et graveleux, depuis 20 ans, qui présenta, deux jours après le début d'un traitement à

(1) *Etudes cliniques sur quelques formes rares de la goutte.*

Contrexéville, un accès de goutte au poignet gauche, auquel succéda un gonflement très douloureux de la région parotidienne du même côté. En présence des douleurs atroces éprouvées par ce malade, le colchique fut administré à l'intérieur, sous la forme d'alcoolature de fleurs fraîches, associé au sulfate de quinine. Cette médication soulagea immédiatement le malade qui, au bout de 24 heures, put retourner à Paris où l'appelaient ses affaires. Les autres faits ne manquent pas d'analogie avec ceux qui précèdent, en ce sens que la fluxion parotidienne coïncida avec des fluxions articulaires. Il faut savoir, néanmoins, que des fluxions du même genre peuvent se produire en dehors de toute poussée articulaire.

Debout d'Estrées rapporte encore un cas de goutte de la glande sublinguale chez un homme de 42 ans, goutteux héréditaire qui, chaque année depuis 5 ans, avait des accès de goutte dans les pieds, quand, pendant l'hiver, il fut pris d'un gonflement très douloureux des glandes sublinguales qui dura 4 jours, et céda brusquement lors de l'apparition d'un accès de goutte dans l'orteil. Le Dr O'Connor observa, dans ces mêmes glandes, une tuméfaction semblable qui disparut brusquement à la suite d'un accès de goutte articulaire. Ainsi, les fluxions de la goutte peuvent se localiser aux glandes salivaires, ce qui ne peut surprendre, puisque la goutte est une maladie de tout l'organisme.

Amygdales. — Les amygdales, y compris les follicules du pharynx, sont parfois aussi le siège de fluxions que plusieurs auteurs n'ont pas hésité à rattacher à la goutte. L'amygdalite goutteuse habituellement unilatérale, dit Dyce-Duckworth, est très douloureuse et, en effet, tel est le caractère de toutes les fluxions goutteuses. Relativement commune dans le cours de l'adolescence et dans la première moitié de la vie, cette affection devient ensuite de plus en plus rare, ce qui tient aux modifications que subissent les amygdales avec les années. Elle est caractérisée, comme toutes les manifestations aiguës de la goutte, par des poussées congestives extrêmement douloureuses qui surviennent brusquement, sans autre cause qu'un léger refroidissement, et se résolvent de même. L'amygdale congestionnée et tuméfiée n'est pas recouverte d'exsudats, ainsi qu'il arrive dans les infections de cet organe, et c'est alors seulement qu'il y a lieu de songer à la possibilité d'une fluxion goutteuse et de rechercher, dans le but de fixer le diagnostic, si le malade a déjà eu plusieurs accès de goutte.

Le traitement est celui des manifestations aiguës de la goutte et si à la poussée amygdalienne s'ajoute une fluxion des trompes d'Eustache avec surdité, le mieux sera, pour débarrasser le canal qu'obstruent parfois des mucosités, d'y faire pénétrer de l'air, en se pinçant le nez, fermant la bouche et effectuant un fort mouvement d'expiration.

Rendu a de la tendance à rattacher à la goutte une amygdalite phlegmoneuse, revenant chaque année; mais nous ferons remarquer une fois de plus que la suppuration n'est pas le fait de la goutte, mais bien celui d'une maladie infectieuse.

III. — Pharynx et Œsophage.

Pharynx. — La goutte du pharynx, semblable à celle de la plupart des organes, se traduit par deux ordres de phénomènes : les uns fluxionnaires et aigus, les autres trophiques.

La goutte aiguë du pharynx, admise par de nombreux

auteurs : Lasègue, Leclerc, Lermoyez, Gasne, Verdalle, et tout récemment par Finck (1), est caractérisée par un état fluxionnaire, le plus souvent provoqué par un refroidissement ; elle apparaît tout à coup, et précède parfois une attaque de goutte articulaire. Cet état présente la plupart des symptômes d'une angine franche, inflammatoire aiguë, y compris la fièvre, mais sans en avoir ni tous les caractères, ni l'évolution. Tout ce qu'on peut apercevoir de la gorge, luette, piliers, amygdales, paroi postérieure du pharynx, est en effet légèrement tuméfié, d'un rouge sombre, violacé, mais sans trace d'enduit ou de suppuration et sans l'ombre d'un gonflement ganglionnaire.

Cet état est donc simplement fluxionnaire, semblable à une poussée goutteuse articulaire. La déglutition, des plus pénibles, en raison de la contraction douloureuse des muscles du pharynx et de la fluxion des tissus fibreux, oblige le malade à grimacer en avalant. Un état saburral de la langue, un malaise général, et dans quelques cas de la dysphagie et un trismus plus ou moins intense sont, avec un certain degré de nasonnement ou même de surdité par envahissement de la trompe d'Eustache, autant de phénomènes qui, joints à une température de 38°, viennent compléter le tableau clinique de cette affection.

La poussée pharyngienne se fait remarquer en outre par une marche irrégulière, en ce sens qu'elle persiste quelquefois, sans modification appréciable, pendant une ou deux semaines, ou bien se trouve remplacée au bout de quelques jours par une poussée articulaire. Mais, en outre, elle peut se produire à la suite d'une attaque de goutte articulaire, comme s'il y avait une sorte de balancement entre les fluxions articulaire et pharyn-

(1) *La Goutte du pharynx*. Nancy, 1906.

gée. Cette dernière n'en existe pas moins isolément, dans un certain nombre de cas, et il importe de savoir la reconnaître.

La brusquerie du début de l'affection, l'absence de foyers inflammatoires et de tuméfaction ganglionnaire, de dépôts pultacés à la surface de la membrane muqueuse du pharynx, la violence de la douleur, du moins au moment de la déglutition, ce sont là autant de signes qui permettent de différencier cette affection et de la rattacher à la goutte.

Les manifestations de la goutte du pharynx ne se montrent pas seulement sous la forme de fluxions douloureuses, elles se traduisent encore par de véritables *hémorragies*, souvent prises pour des hémoptysies, et qui, dans certains cas, ne manquent pas d'inquiéter le malade et même le médecin.

Les hémorragies pharyngiennes nous paraissent occuper le second rang parmi celles qui, dans la goutte, intéressent le tube digestif. Elles viennent, en effet, après les hémorroïdes que, parfois, elles semblent suppléer. C'est ainsi qu'un de mes clients, auquel je demandais des nouvelles de sa santé, me répondit : Je vais mieux depuis hier où mes hémorroïdes se sont produites par la gorge.

Ces hémorragies surviennent brusquement, de préférence le matin, au moment du réveil ; le sang rendu est peu abondant, d'un rouge vif, ni aéré, ni mélangé de substance alimentaire, à moins de provocation de vomissements. Elles durent peu, mais peuvent reparaître au bout d'un certain temps et coexistent, assez habituellement, avec des hémorroïdes, auxquelles elles paraissent se substituer dans quelques cas. L'examen de la gorge ne dévoile, à part la rougeur, aucune lésion appréciable et le sang s'arrête, en général, aussi brusquement qu'il était apparu.

La manière dont le sang est rejeté au dehors, les caractères de ce liquide sont les principaux éléments de diagnostic de ces désordres, faciles à différencier de l'hématémèse et de l'hémoptysie, plus difficiles à séparer de l'épistaxis, dont le sang venant à tomber dans la gorge est rendu par expuition ; mais l'écoulement par gouttes du sang venant des fosses nasales ne laisse aucun doute sur l'existence de l'épistaxis.

Les troubles trophiques du pharynx attribuables à la goutte se manifestent sous la forme d'un désordre bien connu et désigné depuis longtemps sous le nom de : *angine granuleuse ou glanduleuse*. Cette affection est caractérisée par de la rougeur avec état lisse de la membrane muqueuse pharyngée, surmontée de fines granulations semi-transparentes, et enfin, par des troubles de la sécrétion et de la sensibilité subjective de cette membrane.

Elle apparaît généralement vers l'époque de la puberté, en l'absence de toute cause irritante locale, tabac, alcool, etc., et constitue ainsi un signe qui permet de diagnostiquer presque sûrement l'état pathologique des ascendants, comme nous avons été à même de nous en rendre compte chez nos jeunes collégiens. Le voile du palais et le pharynx sont d'ordinaire simultanément affectés. Le voile du palais offre, sur toute sa face antérieure, ou simplement au niveau de ses piliers, une rougeur sombre, surmontée de granulations miliaires, légèrement saillantes, grisâtres ou translucides, assez semblables à de fines gouttelettes de rosée.

La membrane muqueuse du pharynx, également colorée, est épaissie, comme œdématiée, tandis que les amygdales sont intactes ou tuméfiées; le fond de la gorge, lisse et brillant, présente une surface sèche, luisante, à peine granuleuse, ou parsemée de saillies sphériques, fermes, isolées, qui s'étendent quelquefois jusqu'au larynx et dans l'arrière-cavité des fosses nasales, comme il est facile de s'en rendre compte à l'aide du miroir. Les veinules dilatées déterminent à la surface de la muqueuse du pharynx de petites varicosités qui tranchent par leur coloration noirâtre sur le fond rougeâtre, uniforme, de cette membrane.

L'étude histologique des saillies démontre qu'elles sont constituées par l'hyperplasie des follicules lymphoïdes, situés dans le tissu sous-muqueux du voile du palais et du pharynx, au voisinage des conduits excréteurs des glandes muqueuses, et aussi par l'hypertrophie de ces glandes.

D'abord épaissie, et plus tard amincie, la luette est élargie, allongée, œdémateuse et pendante. La sécrétion du pharynx, toujours modifiée en pareil cas, adhérente à la membrane muqueuse, est abondante, visqueuse, épaisse, ordinairement imprégnée de poussières qui lui donnent une teinte grisâtre ou noirâtre. Elle se dessèche facilement et se concrète en traînées ou en masses opaques, comme gélatineuses, qui sont expulsées sous la forme de crachats ronds, semblables à des boules de gomme, ou s'étalent à la surface du pharynx comme une couche de vernis, formant dans quelques cas, par leur dessèchement, des croûtes solides dont les malades ne se débarrassent qu'avec effort.

Ceux-ci se plaignent d'éprouver au réveil une sécheresse pénible et désagréable dans la gorge et les fosses nasales; ils ne peuvent avaler qu'avec difficulté, mais, avant tout, la gêne qu'ils éprouvent les pousse à tousser et à rejeter de petits crachats formés d'un mucus concrété semi-transparent, s'il n'est coloré par des poussières. Dans le cours de la journée, ils se plaignent de sensations de cuisson, de picotements et de chatouillements qu'ils cherchent à calmer par une expiration brusque et bruyante (c'est le *hem* caractéristique), si non par une toux sèche et gutturale.

L'esprit est chagrin, inquiet, et pour peu qu'il existe des sensations de constriction et de spasme pharyngien, le patient se croit atteint d'une affection grave, consulte plusieurs médecins, et si l'un d'eux lui annonce que sa luette est un peu allongée, il ne manque pas d'aller voir un spécialiste qui se fait rarement scrupule de la lui réséquer.

La rougeur sombre de la muqueuse du pharynx, les varicosités de sa surface et les granulations qui la surmontent sont, avec sa sécrétion spéciale, autant de signes qui, joints à une évolution des plus lentes, ne laissent aucun doute sur le diagnostic de l'angine en question. Essentiellement rebelle et de longue durée, cette affection n'a aucun inconvénient sérieux ; aussi j'engage habituellement mes malades à la traiter par le mépris, à part les cas où une gène pénible m'amène à leur conseiller des badigeonnages à l'aide de parties égales de teinture fraîche d'iode et de teinture thébaïque et à prescrire la liqueur de Fowler à l'intérieur. Les poussées aiguës, qui viennent parfois s'y ajouter, sont traitées par l'antipyrine ou l'aspirine.

Œsophage. — L'œsophage est rarement atteint de fluxions goutteuses analogues à celles du pharynx, ou, du moins, celles-ci sont difficiles à constater, mais nous savons que cet organe, par suite de poussées congestives légères ou autrement, est quelquefois le siège de spasmes qui le rétrécissent et s'opposent plus ou moins à la fonction de déglutition.

Il n'est pas rare, en effet, d'entendre les personnes atteintes d'angine granuleuse se plaindre d'une sensation de constriction, d'une sorte d'étranglement à la gorge, simple effet d'un spasme de la région inférieure du pharynx; mais le canal œsophagien, en raison sans doute de son étroitesse, est plus souvent encore le siège de ce désordre, connu sous le nom de *œsophagisme*, mot qui désigne la contraction plus ou moins durable de l'œsophage, en l'absence de toute altération pouvant rétrécir ou oblitérer ce conduit.

L'invasion de cet accident est, en général, subite ou brusque; les malades sentent le bol alimentaire arrêté par un obstacle qui, suivant son siège et son étendue, rend la déglutition difficile ou impossible. Ils éprouvent, en même temps, une vive douleur, une sensation de boule, et sont en proie à une anxiété parfois très vive, avec rougeur ou lividité du visage et profonde altération des traits. Ce spasme a une intensité variable : tantôt les substances solides sont avalées avec peine, les liquides seuls parviennent à l'estomac ou inversement, tantôt les aliments parcourent toute la longueur de l'œsophage, quand une convulsion brusque les ramène jusque dans la bouche, ou bien ils sont arrêtés dans la région du pharynx et ne vont pas au delà.

Les boissons chaudes et les boissons froides, les aliments solides sont les causes occasionnelles ordinaires de cet accident, relativement commun dans l'hystérie, mais qui se rencontre aussi chez les goutteux.

Considéré comme une forme de goutte irrégulière, du moins par certains médecins anglais Brinton (1), Garrod (2)

(1) Brinton, *The Lancet*, 6 janvier 1866.

(2) A. B. Garrod, la Goutte, sa nature et son traitement, trad. française, Paris, 1867, p. 566.

Morehead (1), Power, Dyce Duckworth, qui en ont rapporté des exemples, le spasme de l'œsophage a été observé, à plusieurs reprises, par nous-même, chez des goutteux. Il se distingue par son début subit ou brusque, par une violente douleur, l'impossibilité d'avaler les substances solides et parfois même les liquides et, dans quelques cas, par le rejet des aliments sous l'influence d'une brusque contraction. Ces différents symptômes mettent le médecin sur la voie du diagnostic, mais le cathétérisme de l'œsophage est le seul moyen de le rendre certain. Cet accident est sans gravité; néanmoins, un cas rapporté par Power fut suivi de mort, sans qu'il fût trouvé, à l'autopsie, la moindre lésion pour l'expliquer.

IV. — Estomac.

Les désordres de l'estomac sont relativement communs dans la goutte, où ils se montrent quelquefois sous la forme de poussées congestives ou de flux hémorragiques, le plus souvent sous celle de troubles dyspeptiques chroniques, rarement enfin sous celle de désordres trophiques.

Fluxions gastriques. — Les fluxions goutteuses de l'estomac sont difficiles à établir; cependant, il y a lieu de les admettre, dans certains cas, c'est lorsque surviennent tout à coup des troubles dyspeptiques, associés ou non à un léger mouvement fébrile, à un état saburral des voies digestives avec ou sans vomissements. Quelques cas de ce genre se sont présentés à mon observation, entre autres celui d'un confrère d'une trentaine d'années, descendant de goutteux et qui vint me trouver en m'annon-

(1) MOREHEAD, *The Lancet*, 23 juillet 1881.

çant qu'il avait été pris brusquement de douleurs épigastriques intenses, de crampes d'estomac, d'anorexie, d'un état saburral de la langue, de vomissements bilieux, d'hyposthénie et de refroidissement des extrémités. L'abdomen, aplati et douloureux, laissait entendre un bruit de clapotage, lorsqu'on venait à le secouer. Le régime absolu du lait, des bains tièdes et des lotions alcoolisées ne tardèrent pas à l'améliorer ; mais il lui fallut plusieurs semaines pour se remettre entièrement.

Ce fait peut être rapproché de ceux que Scudamore et Budd désignent sous le nom de *forme cardialgique ou spasmodique* de la goutte remontée, et qui consistent en des crampes douloureuses avec vomissements incoercibles et tendance à l'algidité. Ce genre d'accident disparaît, en général, au bout d'une ou plusieurs semaines sous l'influence d'un régime approprié.

Une autre forme clinique de troubles gastriques s'observe quelquefois chez les jeunes gens à la suite d'un surmenage. Désignée sous le nom d'*embarras gastrique*, celle-ci porterait plus justement celui de *dyspepsie fétide*. Elle consiste en un état spécial d'inappétence, remarquable à la fois par ses caractères et par son évolution. La langue est épaisse, étalée, blanche et saburrale, l'haleine fétide, repoussante, nauséabonde, l'appétit nul ou presque nul ; la digestion des aliments, toujours difficile, est ordinairement suivie de régurgitations et quelquefois de vomissements muqueux et alimentaires, en raison de l'exagération de la sécrétion muqueuse et de la diminution de la sécrétion peptique.

En même temps, il existe de l'abattement, de la tristesse, des inquiétudes, des frayeurs exagérées et même, dans certains cas, de la tendance au suicide. Un jeune garçon de 22 ans, dans ces conditions, après s'être jeté deux fois à l'eau, finit, bien que surveillé par ses parents, par se précipiter d'un 4e étage dans la rue et succomba aussitôt. D'autres fois, ces malades se persuadent qu'ils sont atteints d'une maladie des plus dangereuses, comme j'ai pu le voir chez une femme qui voulait absolument avoir un cancer de la langue, alors même qu'on lui représentait que celle-ci était absolument intacte.

Ces désordres gastriques surviennent ordinairement vers la fin de la croissance, et comme ils s'accompagnent souvent d'un léger état fébrile, ils inquiètent les parents et souvent aussi le médecin, peu rassuré sur son diagnostic. L'état de la langue, la courbe thermique, l'inquiétude, la frayeur excessive d'une maladie sérieuse, l'absence de diarrhée et une évolution lente et très irrégulière, ce sont là autant de phénomènes qui distinguent cet état de la fièvre typhoïde, la maladie qui s'en rapproche le plus. Cette affection persiste habituellement pendant des semaines, et même pendant des mois, tenace et rebelle, moins toutefois que les troubles généralement désignés sous le nom de *dyspepsie nerveuse*.

Cette forme de dyspepsie est des plus communes, en ce sens que peu de goutteux y échappent. Sur 336 goutteux avérés, Durand-Fardel n'a trouvé que 202 fois des digestions régulières, et cette statistique, si nous nous en rapportons à notre propre observation, est beaucoup en deçà de la vérité. Cette dyspepsie est, en effet, la règle chez les goutteux et leurs descendants ; elle commence fréquemment dans le jeune âge et se continue, par intermittences, jusqu'à la fin de l'existence. Son début, insidieux, passe le plus souvent inaperçu, du moins chez les jeunes gens qui ne savent pas se rendre compte du fonctionnement de leur estomac. Tout d'abord, il survient des indigestions que l'on croit accidentelles et auxquelles on ne fait pas attention; on s'aperçoit ensuite de la difficulté de digérer par une sensation de pesanteur à l'épigastre, de douleur au même niveau, de météorisme de l'abdomen, d'éructations, de bâillement, de rêves et de réveils vers le milieu de la nuit.

Cet état s'améliore ou s'accentue, suivant le plus ou moins de régularité apportée dans l'heure des repas, la qualité des aliments, la manière d'en user, les émotions gaies ou tristes, la fatigue, le surmenage, etc. Puis il se produit des sensations de brûlure, des crampes d'estomac, de la douleur entre les deux épaules, le plus souvent à gauche de la colonne vertébrale, des palpitations, de la pâleur et une teinte jaune de la peau du visage, ou encore de la rougeur de la face et de la somnolence à la suite des repas. Toutefois, ce n'est pas immédiatement après les repas que ces dyspeptiques se trouvent moins bien, mais 4 à 5 heures plus tard, à la suite de fermentations résultant du séjour prolongé des aliments dans l'estomac, soit par défaut de sécrétion ou de tonicité de l'organe, soit par suite d'un spasme du sphincter pylorique. Ils éprouvent, alors, de l'oppression, des bâillements, un malaise général, du pyrosis, des éructations, des palpitations, des vertiges, des douleurs au niveau du cardia, et jusqu'à des crises d'angine de poitrine et de lipothymie ou encore, comme j'ai pu le voir dans quelques cas, des fourmillements avec parésie dans une moitié du corps et aphasie, le tout disparaissant chaque jour dans la matinée, pour se reproduire dans la nuit. Tous ces symptômes, souvent accompagnés de refroidissement des extrémités des membres, se dissipent, en général, avec le repas suivant, qui favorise le passage du contenu de l'estomac dans l'intestin.

L'examen physique de l'estomac démontre que cet organe, souvent tendu et météorisé, est en même temps dilaté et souvent déplacé; il donne à la succussion abdominale un bruit de clapotage et à la percussion un son hydroaérique étendu. L'examen chimique prouve que le suc gastrique est sécrété en suffisante quantité et que le désordre de l'estomac tient surtout à l'état de la musculature et de l'innervation de ce viscère.

Un état d'esprit des plus pénibles, une sorte d'hypocondrie qui fait voir tout en noir, éveille le sentiment de frayeurs diverses, rend l'existence des plus insupportables, du moins pour le dyspeptique inappétent, avec langue large, épaisse et dégoût des aliments, qui en arrive à lire des livres de médecine et à consulter tous les médecins. Un homme robuste, pris d'accidents de ce genre à la suite d'une attaque de goutte, venait chaque jour chez moi, en butte aux plus pénibles obsessions, se croyant frappé à mort et désireux surtout d'être rassuré sur son état de santé. Ceux-ci persistèrent pendant plus de deux mois, après quoi mon malade se rétablit peu à peu et finit par se bien porter. D'autrefois, il s'agit d'individus qui hésitent à monter en chemin de fer, à traverser une rue (agoraphobie) ou qui se croient atteints de toutes les maladies, notamment d'affections cardiaques ou hépatiques, de cancer de l'estomac, de lésions encéphaliques à cause des vertiges, de crises de lipothymie ou d'angine de poitrine. Les faits de ce genre doivent être connus du médecin, car, alors, c'est avant tout vers les troubles digestifs qu'il lui faut diriger sa médication, tout en ayant soin de rassurer son malade sur l'état de sa santé.

Les urines, généralement modifiées dans ces conditions, tant par le fait de la goutte que des désordres dyspeptiques, sont chargées d'urates et renferment presque constamment des cristaux d'acide urique, d'oxalate de chaux et souvent aussi un excès de phosphates.

Les désordres de ce genre précèdent ou suivent les manifestations articulaires, d'autres fois ils alternent avec elles ou cessent dès l'apparition de ces dernières, de telle sorte qu'il est impossible de nier la relation qui les unit à la goutte. Rendu rapporte le fait d'un homme de 58 ans qui avait, depuis sa jeunesse, un estomac des plus intolérants, à tel point qu'il lui était impossible de faire le moindre écart de régime quand, à la suite de désordres articulaires et d'un eczéma, il se trouva rapidement soulagé de ses troubles gastriques. Nombreux sont les faits de ce genre. Une vieille dame de notre clientèle, fortement dyspeptique, vit ses digestions se régulariser au moment seulement où s'installa chez elle une goutte articulaire torpide qui la rendit presque impotente ; plusieurs fois des malades nous ont dit se trouver mieux de leur estomac, à la suite de l'apparition d'un eczéma, d'un lichen, d'une névralgie, d'un flux hémorroïdal ou menstruel et inversement. Garrod rapporte l'observation d'une femme, âgée de 64 ans, depuis longtemps atteinte d'attaques de goutte irrégulière et dont la disparition fut suivie de pyrosis, de crampes d'estomac, de nausées et de vomissements de matières muqueuses et sanguinolentes. Ces faits et beaucoup d'autres établissent l'existence d'une relation indiscutable entre les troubles gastriques et la goutte, d'autant mieux que la plupart des goutteux sont atteints de digestions pénibles, dans l'impossibilité de supporter certains aliments et en particulier les substances et les boissons acides (vin, vinaigre, fruits), etc.

Telles sont les formes dyspeptiques de la goutte, mais d'autres états peuvent se rencontrer, au cours de cette maladie, n'ayant avec elle que des rapports indirects. C'est ainsi que l'artériosclérose, affection des plus communes chez le goutteux et souvent suivie d'altération des reins et d'insuffisance urinaire, peut devenir une cause de troubles d'estomac, par le simple fait de la rétention dans le sang de déchets organiques qui sont alors excrétés par l'estomac (gastrite urémique). Mais, les symptômes de cette complication : nausées, vomissements muqueux, inappétence absolue, ne permettent pas de la confondre avec la dyspepsie du goutteux. Il en est de même de la *gastrite alcoolique* qui peut, à la rigueur, se rencontrer chez le goutteux et que distinguent la pituite du matin, l'inappétence et les différents phénomènes de l'éthylisme.

Notons encore que certains médicaments, usités contre la goutte, le colchique en particulier, peuvent donner naissance à des accidents gastriques que l'on aura soin de ne pas confondre avec ceux qui proviennent de cette maladie. Ce sont des erreurs de ce genre qui ont conduit certains auteurs à rattacher la dyspepsie de la goutte à un désordre matériel, alors qu'elle n'est jamais que la conséquence d'un trouble simplement fluxionnaire ou purement fonctionnel.

Attribuée à tort, par quelques auteurs, à un excès d'acide urique dans le sang, la dyspepsie du goutteux est manifestement sous la dépendance de troubles nerveux sécrétoires et moteurs. Le trouble sécrétoire consiste dans l'exagération de l'acidité du suc gastrique, le désordre moteur dans la dilatation de l'estomac qui favorise le séjour prolongé des aliments dans cet organe, quand surtout le spasme du sphincter pylorique vient s'y ajouter. La preuve de cette origine nous est fournie par l'influence que les émotions, la contention d'esprit, les chagrins, etc., exercent sur cette affection.

Le spasme pylorique mis en évidence par deux procédés, les fistules duodénales et la radioscopie, est un désordre beaucoup plus fréquent qu'on ne le croit en général. Il s'observe à tous les âges de la vie, quelquefois même, comme nous l'avons vu, chez le jeune enfant. Il est l'effet ordinaire de l'ingestion de substances acides, mais il peut être provoqué, en outre, par une impression psychique, par une violente douleur ou bien résulter de la présence d'une érosion, d'un ulcère gastrique ou duodénal, agissant par acte réflexe. Il a pour conséquence le séjour prolongé des aliments dans l'estomac (estomac fermé) et de fermentations diverses : lactique, butyrique, valérianique. Aussi, s'accompagne-t-il de météorisme gastrique, d'éructations, de bâillements, de pyrosis, d'insomnie, etc., en même temps qu'il devient une cause d'inquiétude, de tristesse, de fatigue générale, de sensation de pesanteur à l'épigastre et souvent aussi de douleur au même niveau et entre les deux épaules. C'est, en somme, un désordre sérieux qu'il faut savoir diagnostiquer et combattre.

Le traitement qui lui convient est celui de la dyspepsie du goutteux, auquel il faut ajouter l'emploi des antispasmodiques.

Gastrorrhagie. — L'*hématémèse*, en dehors du cancer, est généralement considérée comme fonction d'un ulcère peptique ou d'une cirrhose. Cependant l'observation clinique nous a appris qu'il n'est pas rare de rencontrer, en dehors de ces affections, des gastrorrhagies n'ayant d'autre origine qu'un trouble nerveux. Or, c'est dans ce groupe que se range la gastrorrhagie de la goutte, qui se rapproche des hémorragies de la gorge, des intestins et de la vessie.

Le diagnostic de ces hémorragies repose sur leur mode d'apparition, qui est subit, indépendant de tout désordre matériel appréciable, comme aussi sur leur évolution et leur coexistence habituelle avec diverses manifestations de la goutte. Leur traitement ne doit pas différer de celui des autres hémorragies de même origine.

Des lésions trophiques de l'estomac se rencontreraient, vraisemblablement, chez d'anciens goutteux, si on se donnait la peine de les chercher; c'est du moins ce que l'on est amené à croire et nous nous demandons si certains estomacs dont les parois sont atrophiées ne peuvent avoir quelques liens avec la goutte; nous sommes tenté de le croire, mais l'étude en reste à faire ou du moins n'est pas assez avancée pour pouvoir en parler utilement.

V. — Intestins.

Les désordres intestinaux de la goutte, semblables à ceux des autres organes, sont les uns vaso-moteurs, les autres spasmodiques ou trophiques.

Les premiers sont vaso-dilatateurs ou vaso-constricteurs, et, comme tels, ils ont des effets différents qu'il importe de connaître. Les désordres vaso-dilatateurs se manifestent par des fluxions diarrhéiques ou hémorragiques (entérorrhagies), et, dans quelques cas, comme l'a vu Hayem, par l'incrustation uratique des villosités intestinales. Les désordres vaso-constricteurs se traduisent par de la constipation avec ou sans formation de mucus concrété (entérite muco-membraneuse).

Fluxions intestinales. — Ces fluxions, toujours douloureuses, sont subites, intermittentes ou même périodiques, exceptionnellement accompagnées de vomissements. Elles apparaissent à des heures spéciales, tantôt dans la nuit, vers 3 ou 4 heures du matin, tantôt au sortir du lit, tantôt enfin à la suite d'un repas, celui du matin surtout, rarement à d'autres heures du jour. D'ordinaire très pressée, en raison du spasme des intestins, la diarrhée, qui en est l'effet, se traduit par une seule selle, rarement par deux ou trois, composée de matières liquides, abondantes, fortement colorées en jaune ou légèrement verdâtres et renfermant des aliments incomplètement digérés. Elle fatigue assez peu les malades, qui conservent leurs forces, pâlissent et maigrissent à peine ; elle dure en général peu de temps, mais, parfois aussi, elle s'impose en quelque sorte, persiste pendant plusieurs mois ; néanmoins, malgré de nombreuses récidives, elle n'altère pas sensiblement la santé générale.

Cette diarrhée survient encore, en dehors des repas, à la suite d'une vive émotion, d'un refroidissement ; elle est l'effet d'une excitabilité réflexe exagérée, puisque le simple contact des aliments avec la membrane muqueuse de l'estomac suffit à lui donner naissance, en paralysant sans doute les vaisseaux de l'intestin. Ce serait à un phénomène rappelant l'expérience de Arm. Moreau qui, à la suite de la section de tous les nerfs se rendant à une anse intestinale liée sur deux points, voyait cette anse se remplir de liquide.

Ce désordre succède parfois à des attaques de goutte ; il est, de plus, un fait certain, c'est qu'il s'observe à peu près uniquement chez les personnes qui présentent les stigmates de cette maladie et qu'il alterne fréquemment avec ses divers accidents. Aussi, à l'exemple de Franck, de Gintrac, de N. Guéneau de Mussy, qui admettaient l'existence de diarrhées arthritiques, nous n'hésitons pas à rattacher celle-ci à la goutte. Le moment d'apparition, les caractères des fèces, l'intermittence et les récidives de cette manifestation, la conservation de la santé générale et l'absence de désordres matériels des intestins sont autant de circonstances propres à la faire reconnaître. Le pronostic est sans gravité, puisqu'elle ne produit pas habituellement d'altération sérieuse de la santé.

L'opium, le glycéro-phosphate de chaux et la craie préparée sont des moyens qui, aidés d'un régime dans lequel on a supprimé les substances acides, ne tardent pas à faire cesser cette diarrhée particulière.

A côté de ce flux *post-prandium*, il se produit quelquefois chez le goutteux des crises d'entéralgie, accompagnées de diarrhée muqueuse et de vomissements. Deux femmes, âgées l'une de 50 ans, l'autre de 60 ans, observées par nous presque dans le même temps, se trouvèrent atteintes de crises de ce genre, revenant d'une façon à peu près périodique. Des douleurs abdominales d'une grande intensité, siégeant de préférence à la région ombilicale, survenaient tout à coup dans la nuit, et ne tardaient pas à être suivies de vomissements et de diarrhée; le pouls s'accélérait, les traits se tiraient au point de faire croire à une crise de coliques hépatiques ou néphrétiques, de colique saturnine ou même à un début de péritonite.

Ces femmes, sujettes l'une et l'autre aux poussées articulaires, guérirent, comme par enchantement, lorsque, cessant l'emploi de la morphine qui les calmait à peine, j'en arrivai à faire usage du sulfate de quinine à dose massive, 1 gr. à 1 gr. 25 centigr., chaque soir au repas.

Semblables faits ont été observés par Dyce Duckworth(1) chez deux hommes âgés l'un de 34, l'autre de 38 ans, et qui étaient pris d'accès périodiques de douleurs abdominales, accompagnées d'une diarrhée muqueuse abondante, de nausées et de vomissements. Les accidents de

(1) Dyce Duckworth, *Traité de la Goutte*, trad. franç. Paris, 1892, p. 266.

ce genre, connus des anciens sous la dénomination de *coliques arthritiques*, doivent être traités tout d'abord, sinon ils ont une durée de plusieurs semaines, reparaissent à des intervalles irréguliers et alternent parfois avec des attaques aiguës de goutte articulaire. Ils apparaissent, en général, à la suite d'écarts de régime, de fortes émotions ou de refroidissement, et succèdent parfois à des migraines, à des dépôts uratiques, à des débâcles d'acide urique ou à toute autre manifestation goutteuse.

Entérorrhagies. — Ces hémorragies ont pour siège tantôt l'intestin grêle ou le gros intestin, tantôt et le plus souvent la dernière portion du rectum.

Les hémorragies de l'intestin grêle et du gros intestin ont été peu étudiées et, pour ce motif, sont mal connues ; elles ont un début brusque qui se traduit par des douleurs plus ou moins violentes, sous forme de coliques auxquelles succèdent des évacuations sanguinolentes plus ou moins noires, suivant le point d'extravasation du sang et de la durée de son séjour dans l'intestin. Observée, dans plusieurs circonstances, notamment à la suite de fatigue, de surmenage ou d'émotions, la perte de sang est d'ordinaire peu abondante et ne tarde pas à cesser ; mais, elle réapparaît souvent plus tard, car elle est essentiellement intermittente. Le père d'un de mes internes, âgé de 48 ans, avait chaque mois, depuis environ deux ans, une hémorragie intestinale, formée d'une substance assez semblable à du goudron, laquelle durait plusieurs jours et lui faisait craindre un cancer intestinal. L'absence de tout signe d'une lésion matérielle, de décoloration des téguments et de perte de l'appétit ne tardèrent pas à me rassurer. Or, comme cette hémorragie revenait par accès, dans l'intervalle desquels la santé demeurait parfaite, à part un léger degré d'hypocondrie, et se trouvait toujours précédée ou accompagnée de sensations de cuisson, de pesanteur et de chaleur, je diagnostiquai une hémorragie névropathique, liée à la goutte. Il s'agissait, en effet, d'un malade sec et nerveux, ayant eu antérieurement des fluxions douloureuses dans les articulations et des éruptions prurigineuses diverses. Ne connaissant pas à cette époque les bons effets de la quinine, dans ces circonstances, une médication bromurée fut instituée et les hémorragies cessèrent. Ce malade, âgé aujourd'hui de 85 ans, est des mieux portants.

Difficile à différencier des hémorragies intestinales d'une autre nature, l'entérorrhagie en question doit être soupçonnée toutes les fois qu'elle survient chez un goutteux; mais elle ne peut être réellement reconnue que si un examen approfondi vient à démontrer l'absence de tout désordre matériel des intestins. Elle est sans grande gravité ; l'emploi de la quinine est le traitement qui lui convient le mieux avec les opiacés.

Les hémorragies de la région inférieure du rectum ou *hémorroïdes* sont de beaucoup les plus fréquentes, puisqu'elles existent dans près de la moitié des cas de goutte. Bien que fort pénibles parfois, elles ne constituent pas moins, pour l'individu qui en est affecté, une sorte d'émonctoire, de soupape de sûreté, à laquelle il est bon de ne pas toucher, dans certains cas, si on tient à ce que la poussée sanguine ne se porte vers un autre organe, le cerveau, par exemple, et donne naissance à une hémorragie cérébrale. Il faut savoir, en effet, que cette affection se rencontre, la plupart du temps, chez des hémorroïdaires et qu'elle est presque toujours précédée d'un afflux sanguin.

Observée dans tous les temps (1), l'affection hémorroïdale occupe, dans la médecine indienne, une place considérable sous le nom d'Arsas.

Hippocrate, qui a écrit un livre particulier sur les hémorroïdes, faisait provenir le flux sanguin des veines et reconnaissait que ces vaisseaux étaient le siège des tumeurs hémorroïdales dont il décrivit plusieurs formes, entre autres la forme murale; il regardait tout à la fois, comme cause et comme produit de cette fluxion, l'atrabile, humeur imaginaire à laquelle Galien fit jouer plus tard un rôle capital.

Cette théorie, qui impliquait l'idée d'une évacuation sanguine salutaire, fut reprise par les médecins du moyen âge et, à partir de Stahl, l'expression de veine dorée, *vena aurea*, fut employée pour désigner les hémorroïdes.

Aétius décrit déjà des hémorroïdes ouvertes et des hémorroïdes fermées. Avicenne admet sous d'autres noms la même division : hémorroïdes sanguines et non sanguines, sèches ou fluentes. Ces deux divisions ont survécu ; on en a ajouté une troisième, celle des hémorroïdes séreuses. Les hémorroïdes sèches consistent en simples fluxions avec ou sans extravasion sanguine dans les tissus; les hémorroïdes fluentes se révèlent par des hémorragies plus ou moins abondantes, ce sont les plus communes; enfin les hémorroïdes séreuses, beaucoup plus rares, se traduisent par un flux séro-muqueux.

(1) Le rapport des hémorroïdes avec la goutte n'a pas échappé aux anciens médecins, pas plus qu'à ceux du moyen âge qui les dénommaient : goutte de l'aine; voici comment s'exprimait à ce sujet un médecin de Salerne ayant complété ses études à Paris et à Montpellier :

« Garis serait, sachiez sans doute,
« De la très angoisseuse goute
« Qui n'espargne nule ni nul;
« C'on apele goute de cul. »

Plus commune chez l'homme que chez la femme, cette affection procède par poussées successives qui surviennent de préférence au moment des changements de saison, et surtout à l'automne et au printemps. Essentiellement héréditaire, elle se montre d'ordinaire vers la fin de la phase d'accroissement et cesse vers la ménopause. Bryant, sur 61 malades, en compte 34 de 30 à 50 ans, 16 de 20 à 30 ans et seulement deux au-dessous de 20 ans. Lorsqu'elle vient à disparaître, il n'est pas rare de voir l'afflux sanguin se porter vers un autre organe, les fosses nasales, la vessie ou le cerveau. La transmission de cet accident consiste uniquement dans une prédisposition morbide, subordonnée à un état névropathique spécial qui tient, sous sa dépendance, avec les hémorroïdes toutes les autres manifestations de la goutte; aussi, l'affection hémorroïdaire est-elle provoquée par tout ce qui trouble le système nerveux : boissons stimulantes, excès vénériens, grossesse, etc.

Ses caractères généraux sont, avec un certain malaise précurseur, une douleur cuisante, associée ou non à l'écoulement sanguin, le tout revenant par intermittences. De même que la menstruation et la plupart des flux et des hémorragies d'origine nerveuse, les hémorroïdes sont habituellement précédées de désordres divers : sensations de fatigue, de courbature, de pesanteur anale, de douleur de ventre, d'irritabilité du caractère, après quoi survient à l'anus un sentiment de tension douloureuse, de cuisson et de prurit, qui persiste pendant un certain temps et disparaît après avoir été suivi d'une hémorragie plus ou moins abondante, ou d'une simple fluxion avec ou sans écoulement sanguin ou muqueux.

L'intermittence, et dans certains cas une sorte de périodicité, l'influence critique exercée par la perte de sang sur quelques états morbides, ont fait naître l'idée d'un rapprochement entre le flux hémorroïdal et la menstruation. Ainsi, les disciples de Stahl considéraient ce flux comme étant, par nature, salutaire et même nécessaire ; ils y voyaient une disposition que le médecin doit surveiller et entretenir, une voie de guérison ouverte par la nature sage et prévoyante. C'était là une exagération, car si, chez l'hémorroïdaire, il existe fréquemment de l'eczéma, de l'asthme, des arthrites et bien d'autres accidents, c'est simplement parce que le système nerveux est troublé sur plusieurs points, mais non parce que le flux anal a cessé tout à coup. La preuve en est que ce flux peut disparaître sans qu'il se produise d'accidents sérieux ailleurs. Cependant, chez un de mes malades, il survenait, de temps à autre, une forte tuméfaction de la région postérieure du cou correspondant à sa cessation.

La fluxion anale a de grandes analogies avec l'hyperémie utérine qui précède l'écoulement menstruel : dans les deux cas, il existe des sensations de pesanteur, des douleurs irradiant dans les directions les plus diverses, et un malaise général qui se continue jusqu'à l'apparition du flux sanguin. Tous ces phénomènes, connus, depuis Stahl, sous le nom de *molimen hémorragique*, sont comme des actes préparatoires de l'hémorragie, et celle-ci est en quelque sorte leur solution régulière et naturelle; néanmoins, si elle vient à manquer, il n'y a pas lieu de craindre, autant que les Stahliens, toutes sortes de troubles graves du cerveau, de la poitrine ou de l'abdomen. Le mécanisme suivant lequel s'opère le flux hémorroïdal est du reste comparable à celui qui produit le flux menstruel : l'issue des globules sanguins a lieu par diapédèse dans les deux cas; mais les veines anales, souvent dilatées et amincies, peuvent encore donner naissance à une hémorragie par rupture.

La membrane muqueuse de l'anus, mal nourrie, et

irritée par le passage des matières fécales, fréquemment dépouillée de son épiderme et atteinte de fissures, est une cause de gêne et de douleurs insupportables, surtout chez les personnes hypocondriaques. Aussi, avons-nous vu un officier de cavalerie des plus distingués, presque décidé, pour ce seul fait, à abandonner la carrière militaire; ce qui est plus grave encore, ce sont la constipation résultant du spasme sphinctérien, les fistules et les hémorragies suivies d'anémie, lorsqu'elles se reproduisent fréquemment. Les hémorroïdes sont ainsi des affections d'un grand intérêt, car, non seulement, elles constituent un signe des plus significatifs pour le déterminisme de la goutte, mais leur cessation à un certain âge de la vie, n'étant pas toujours sans inconvénient, ne doit pas échapper à l'attention du médecin qui peut y trouver des indications pronostiques et thérapeutiques des plus importantes.

Constipation et entéro-colite muco-membraneuse. — Les désordres vaso-constricteurs et spasmodiques des intestins se manifestent, chez les goutteux, par une constipation opiniâtre à laquelle s'associent parfois des troubles sécrétoires, donnant lieu à la formation de concrétions membraniformes qui lui ont valu la désignation de *entéro-colite muco-membraneuse*.

La constipation est un phénomène plus commun que la diarrhée chez les goutteux, principalement chez ceux qui ont de la dyspepsie. Les selles, chez ces derniers, ont lieu quelquefois chaque jour, mais souvent aussi tous les deux ou trois jours; elles sont formées de matières brunâtres, dures, tantôt cylindriques, tantôt marronnées, en raison de la faible sécrétion et des spasmes intestinaux qui s'y associent fréquemment et qui, dans certains cas, parviennent à les retenir. Généralement accompagnées des douleurs intestinales, elles exigent de violents efforts et sont suivies d'une réelle fatigue, de céphalée, de vertiges, ou même de lipothymie. Sans inconvénient sérieux dans le plus grand nombre des cas, la constipation peut être suivie de céphalée, d'inaptitude au travail, de tristesse ou même de fièvre, autant de phénomènes qu'il importe de bien connaître, si on tient à éviter des erreurs regrettables de diagnostic et à saisir une indication ordinairement facile à remplir.

L'entérite membraneuse n'est qu'une forme de constipation à laquelle s'ajoute une sécrétion muqueuse, qui a fait croire à tort à une inflammation. Plus commune dans le sexe féminin que dans le sexe masculin, cette affection, indépendante de l'hystérie, se montre de préférence chez les femmes nerveuses et coexiste habituellement avec des troubles fluxionnaires ou trophiques: migraines, épistaxis, hémorroïdes, arthrite sèche, etc., autant de phénomènes qui conduisent à la rattacher à la goutte. Telle n'est pas toutefois l'opinion d'un certain nombre d'auteurs qui l'attribuent à un microbe ou à une toute autre cause.

Elle est caractérisée par une constipation opiniâtre, avec expulsion de pellicules blanchâtres, membraniformes, allongées ou irrégulières, ressemblant à des fragments de tænia ou encore à du frai de grenouille. Elle débute par une constipation tenace, à laquelle s'ajoutent, de temps à autre, de vives coliques intestinales suivies de l'expulsion de matières exceptionnellement moulées, formées de petites boules diversement colorées, sèches, marronnées, isolées ou agglomérées et pour ce motif difficiles à expulser. Fréquemment accompagnée de spasmes douloureux, cette constipation est parfois remplacée momentanément par des selles diarrhéiques et grisâtres, en raison du mélange du mucus aux matières, avec douleurs parfois intenses au moment de l'expulsion des fèces et même dans leurs intervalles, à tel point que les malheureux patients, tristes, inquiets et désespérés, présentent une mentalité semblable à celle d'un grand nombre de dyspeptiques.

Expulsées d'une façon irrégulière et même en dehors des garde-robes, les concrétions muqueuses se présentent sous la forme de masses blanchâtres, épaisses, arrondies ou aplaties, ou bien sous celle d'une membrane réticulée, criblée de petits trous, comme une dentelle facile à déchirer; elles revêtent encore l'aspect de rubans plats assez épais et peu allongés dont les fragments rappellent les anneaux isolés du tænia ou bien celui de tubes cylindriques d'une étendue variable et d'un volume qui permet de croire qu'ils se sont moulés sur l'intestin. Des deux faces de cette concrétion, l'une, blanche et réticulée, correspond à la membrane muqueuse intestinale, l'autre, colorée en jaune ou en brun, est lisse et en rapport avec les matières fécales. La quantité de ces produits est variable; insignifiante dans quelques cas, elle parvient, d'autres fois, à remplir un demi-verre ou un verre ordinaire. Chimiquement, ces substances sont formées d'une matière amorphe, transparente, qui n'est autre que de la mucine; histologiquement, elles se présentent sous l'aspect de filaments entrecroisés de différents calibres, ressemblant à des fibrilles de fibrine ou de tissu conjonctif, bien qu'ils en soient nettement distincts par leur insolubilité dans l'acide acétique (mucine). Dans les mailles de ces filaments existent des leucocytes granuleux et des cellules épithéliales cylindriques, des cellules déformées ou globuleuses, provenant de la métamorphose muqueuse des éléments épithéliaux; on y trouve encore du sable en plus ou moins grande abondance. Le ventre est habituellement aplati, les digestions sont pénibles, troublées par des éructations gazeuses, inodores.

Les douleurs qui précèdent ou accompagnent la constipation et l'expulsion des concrétions muqueuses se font sentir au niveau de l'ombilic et dans les hypocondres; la pression sur le ventre peut les faire naître. Il existe fréquemment de faux besoins et même des épreintes qui n'aboutissent à aucun résultat. De là, un certain degré d'épuisement nerveux, de fatigue, d'anéantissement, et de vives inquiétudes. Dans ces conditions, le prolapsus de la muqueuse rectale et la fissure de l'anus sont des accidents, relativement communs, pour lesquels les patients ne manquent guère de réclamer une opération que suit, en général, une amélioration momentanée.

L'entérite membraneuse offre une évolution lente et continue, avec des paroxysmes, ainsi que la plupart des désordres goutteux. Elle est tenace, rebelle à la plupart des moyens médicamenteux usités jusqu'à ce jour, et cependant, malgré les inquiétudes et les ennuis qu'elle donne aux malades, il n'y a pas lieu de la considérer comme une affection sérieuse pouvant compromettre l'existence.

Presque toujours associée à des troubles dyspeptiques et à des désordres se rattachant à la goutte, elle est facile à reconnaître et ne peut être confondue avec la dysenterie, maladie épidémique et contagieuse, toujours accompagnée de diarrhée, de fièvre, etc.

Les indications, si on tient à combattre sérieusement cette affection, s'adressent au système nerveux, puisque ce système est tout particulièrement en cause, aussi l'hydrothérapie et les bromures sont-ils des moyens utiles; mais en outre il convient de surveiller attentivement le fonctionnement de l'estomac, de traiter les désordres dont il est presque constamment le siège; c'est ainsi que, sous l'influence d'un régime approprié, des lotions froides alcoolisées et des lavages intestinaux, cette affection ne tarde pas à s'améliorer. Quelques médecins insistent beaucoup sur le traitement par les eaux minérales, et surtout par celles de Plombières et de Chatel-Guyon. L'hydrothérapie toutefois ne doit pas être négligée, car il s'agit de combattre non seulement la dyspepsie, mais encore la constipation, et de lutter contre le réflexe intestinal, cause des spasmes, puis enfin, contre les ptoses viscérales généralement associées à l'entérite membraneuse.

Spasme des intestins. — De même que celui de l'estomac et de l'œsophage, il peut être causé par une infinité de causes physiques, chimiques et psychiques. Relativement commun, comme nous le savons, dans l'entérite membraneuse, où les diverses régions du tube intestinal en sont le siège, il s'observe encore, dans d'autres circonstances, principalement au niveau de l'anneau rectal.

Le spasme du constricteur de l'anus est une affection relativement fréquente, en dehors même des hémorroïdes. Subordonné dans quelques circonstances à l'existence d'une fissure ou d'une érosion, il en est indépendant dans d'autres cas et se rapproche alors du spasme du col de la vessie, en ce sens qu'il détermine des besoins fréquents d'évacuation, sans que ces besoins puissent être satisfaits, au moins d'une façon complète.

Ce symptôme se manifeste de préférence au moment de la défécation, à laquelle il s'oppose parfois, s'accompagne de sensations pénibles diverses, à la suite surtout des garde-robes habituellement composées de matières dures et rouillées. J'ai observé plusieurs faits de ce genre chez des individus tout à la fois migraineux, hémorroïdaires, hypocondriaques, c'est-à-dire goutteux, dont les douleurs étaient tellement vives au moment de la défécation qu'il devint nécessaire de rompre le sphincter. Le spasme disparu, il reste des sensations de cuisson, de picotements et, pendant quelque temps, des douleurs avec irradiations du côté du ventre, de la prostate et du col de la vessie.

Un prêtre de Paris, obligé de recevoir à chaque instant de nombreuses personnes, s'en trouvait fort gêné en raison des besoins incessants qui le tourmentaient. Il ne se débarrassa qu'avec peine de cet inconvénient, éprouvé par moi-même, à plusieurs reprises, à la veille surtout d'un examen, au moment de partir en voyage ou pour tout autre motif. Tout d'abord, ce spasme m'avait paru lié à la constipation, mais il n'en est rien, car il existe avec des selles ordinaires ou même molles. Un de mes malades, tout à la fois dyspeptique, migraineux, hémorroïdaire et hypocondriaque, dont les spasmes cessèrent à la suite de la déchirure du sphincter anal, ne continua pas moins à éprouver, peu de temps après les garde-robes, des sensations de cuisson, de picotements, avec douleurs irradiant du côté du ventre, de la prostate et du col de la vessie et suivies d'un anéantissement complet, qui le mettait pendant quelque temps dans l'impossibilité de travailler et de s'occuper de ses affaires. Chez un autre malade, les crises douloureuses, également des plus violentes, donnaient l'impression d'une déchirure tellement pénible qu'il était convaincu d'avoir une plaie à l'anus quand, en réalité, il existait au plus quelques bourgeons hémorroïdaires congestionnés.

Effet d'une excitabilité réflexe exagérée du système nerveux, le spasme intestinal, et surtout celui de l'anus, est sans gravité; il n'en constitue pas moins une affection pénible qui tourmente, attriste les malades et contribue à leur donner des idées noires. Son diagnostic est facile, car la dysenterie, qui est l'affection avec laquelle il a le plus d'analogie, se distingue nettement par le ténesme, par des selles diarrhéiques tout à fait spéciales, et enfin par une élévation de température avec fièvre.

Les spasmes des intestins, y compris celui de l'anus, constituent des affections tenaces, difficiles à combattre, même par l'usage des bromures et de la morphine. On parvient néanmoins à les diminuer et à les rendre tolérables par des applications locales, propres à diminuer la sensibilité (cocaïne, belladone, etc.) ou encore par de légères cautérisations (perchlorure de fer, nitrate d'argent). La quinine, si utile dans un grand nombre d'affections goutteuses, ne paraît pas avoir d'efficacité réelle en pareils cas.

VI. — Foie et pancréas.

Le foie mérite de notre part une certaine attention, en raison du rôle important que certains auteurs ont voulu lui faire jouer dans la formation de l'acide urique et dans la pathogénie de la goutte. Mais les faits sur lesquels on a cherché à étayer cette opinion sont sans valeur et Norman Moore a montré que, dans la majorité des cas de cirrhose du foie, il n'existe pas de dépôts uratiques dans les articulations. C'est, d'ailleurs, ce que nous avons toujours constaté; au reste, ne sait-on pas que l'acide urique est un effet et non la cause de la goutte.

Le foie, cependant, malgré une faible prédisposition, n'échappe pas entièrement aux manifestations de la goutte qui s'y montrent sous deux formes : l'une congestive (fluxion), l'autre lithiasique (calculs).

La fluxion hépatique d'origine goutteuse n'a pas été nettement déterminée jusqu'ici ; mais il me semble que si on tient compte des caractères particuliers de la goutte dans les organes, il y a lieu d'attribuer à cette maladie certaines poussées congestives avec tuméfaction hépatique et ictère vraisemblablement lié au spasme du sphincter du canal cholédoque. Ces poussées, généralement décrites sous le nom d'*ictère simple*, surviennent, chez les goutteux, sans autre cause que la fatigue, un refroidissement et peut-être une émotion; elles apparaissent brusquement et se traduisent par une tuméfaction douloureuse du foie, suivie d'un ictère biliaire avec état saburral des voies digestives. Cet ictère cesse, au bout d'une ou deux semaines, d'une façon favorable.

Cette évolution et ce mode de terminaison ayant les caractères des accidents liés à la goutte constituent de grandes présomptions en faveur d'une même origine.

Semblables fluxions douloureuses nous paraissent pouvoir se produire du côté du pancréas, simultanément avec le spasme de son canal, et la rétention du produit de sa sécrétion ; toutefois, pour bien fixer un diagnostic de ce genre, il est nécessaire de pratiquer l'examen des fèces d'après la méthode de René Gaultier (1). Peut-être même serait-il possible qu'une glycosurie passagère eût lieu dans ces conditions, du moins si je m'en rapporte à mon observation personnelle. L'attention des observateurs, appelée sur les faits de ce genre, finira, sans aucun doute, par nous faire mieux connaître les manifestations de la goutte hépato-pancréatique.

La fréquence de la lithiase biliaire dans la goutte et sa coexistence habituelle avec plusieurs des déterminations morbides locales de cette maladie : migraines, urticaire, asthme, obésité, gravelle, etc., ont depuis longtemps conduit les médecins à voir dans cette maladie une prédisposition à cette affection, comme aussi à la lithiase pancréatique. Cette manière de voir, qui est également la nôtre, sera examinée plus loin dans un chapitre que nous consacrons à cette étude.

(1) René Gaultier, *Précis de Coprologie clinique*, Paris, 1907.

Dyce Duckworth n'hésite pas, d'ailleurs, à considérer l'apparition des calculs biliaires comme une manifestation possible, chez la femme, d'une diathèse goutteuse, imparfaitement développée. La vérité est que cette lésion s'observe le plus souvent chez la femme goutteuse, obèse et sédentaire.

VII. — Système lymphatique et glandes vasculaires sanguines.

Le système lymphatique, au dire de plusieurs auteurs, ne prendrait aucune part aux altérations de la goutte; il n'existe pas de lésions goutteuses de ce système, écrit Dyce Duckworth, et nous sommes de son avis, car nous n'en avons pas observé un seul cas.

Les ganglions lymphatiques, aussi bien que la rate, échapperaient ainsi aux troubles vaso-moteurs et trophiques de la goutte, et ce fait, de la plus grande importance au point de vue de la nature de cette maladie, suffit à réfuter l'opinion de certains médecins conduits par leur engouement pour les microbes à attribuer l'arthritisme à une infection microbienne. Ne sachant pas que les maladies ont des caractères anatomiques et évolutifs constants, ces médecins font reposer leur jugement non sur des faits réels, mais sur des coïncidences. Ils ne se doutent pas que le propre des maladies infectieuses est de se localiser au système des vaisseaux et des glandes lymphatiques, pour la raison simple que c'est dans ce système que les microbes trouvent les éléments de leur vitalité et de leur développement. Si donc, dans la goutte, les vaisseaux et les glandes lymphatiques demeurent intacts, il faut en tirer la conclusion que cette maladie est absolument indépendante de toute infection microbienne. C'est même là une preuve qui, pour être négative, ne vient pas moins à l'appui de la doctrine que nous soutenons touchant l'origine de la goutte.

Le tissu adénoïde de la bouche et du tube digestif, les amygdales, la rate sont au plus, dans la goutte, le siège de fluxions passagères et si, parfois, on y trouve la rate tuméfiée ou adhérente aux viscères de son voisinage, c'est par suite de lésions cardiaques ou de tout autre désordre indépendant de cette maladie.

Les membranes séreuses, considérées comme de grands espaces lymphatiques, ne participent pas davantage aux altérations de la goutte et les synoviales, elles-mêmes, ne sont altérées que secondairement aux lésions des tissus fibreux et cartilagineux des articulations. L'infiltration uratique peut bien se rencontrer dans certains espaces lymphatiques, mais il s'agit encore d'un simple dépôt, sans désordre initial du tissu séreux.

Les *glandes vasculaires sanguines* renfermant des épithéliums : hypophyse, thymus, corps thyroïde, capsules surrénales n'offrent aucune altération qu'il soit possible jusqu'ici de rattacher à la goutte. Quelques auteurs (1), pourtant, paraissent croire que la goutte pourrait bien être l'effet d'un désordre de ces glandes et, en particulier, du corps thyroïde qui, cessant de produire le stimulant nécessaire au bon fonctionnement du système nerveux, jouerait ainsi un rôle important dans la genèse du rhumatisme chronique, sinon de la goutte.

Cette hypothèse malheureusement n'est pas réalisée par l'expérimentation, pas même par celle qui a été pratiquée inconsciemment chez l'homme. Dans le cas curieux d'ablation totale du corps thyroïde concernant un garçon

1) Voy. L. Levi et H. de Rothschild, Etudes sur la Physiopathologie du corps thyroïde et de l'hypophyse, Paris, 1908.

de onze ans, rapportée autrefois et suivie depuis lors, par moi (1), il n'a pas été possible de trouver des manifestations identiques à celles de la goutte; au contraire, la chute des cheveux, aussi bien que les autres désordres observés, différaient de ce que l'on constate dans cette maladie.

Les cheveux, par exemple, raides et secs, tombèrent çà et là, mais cette chute ne présenta jamais le caractère si particulier de la calvitie en fer à cheval de la goutte, et comme il en a été de même pour tout le reste, il en résulte qu'il est impossible d'établir un rapport de causalité entre l'absence de la glande thyroïde et la goutte. Les myxœdémateux, d'ailleurs, pas plus que les goîtreux, n'arrivent à présenter les phénomènes du rhumatisme chronique et de la goutte, et si Paulesco et moi avons pu constater les bons effets de l'iodothyrine, substance extraite du corps thyroïde, dans le traitement de l'artériosclérose et du rhumatisme chronique, il n'en faut pas absolument conclure que ces affections soient des effets de modifications ou d'absence de la glande thyroïde.

§ 5. — APPAREIL CIRCULATOIRE

Les organes qui composent cet appareil sont souvent affectés dans la goutte. De nombreux faits le démontrent, mais une analyse symptomatique rigoureuse est nécessaire pour arriver à discerner ce qui est l'effet direct ou indirect de cette maladie. C'est pourquoi, désireux d'apporter quelque clarté dans cette étude, nous nous efforcerons de différencier les nombreux désordres de la goutte

(1) Voy. E. Lancereaux, les Glandes vasculaires sanguines; leur rôle pendant la période de croissance (*Semaine Médicale*, Paris, 1893, p. 25, et *Leçons de clinique méd.*, Paris, 1893, p. 49).

dans chacune des parties de l'appareil circulatoire; veines, artères et cœur, aussi bien dans la phase vaso-motrice que dans la forme trophique de cette maladie.

I. — Veines.

Très développées, la plupart du temps, chez les goutteux, les veines se font remarquer par une énorme pléthore superficielle partout où il se produit une fluxion, mais leurs parois sont également sujettes à des fluxions et même Schrœder Van der Kolk a pu, dans un cas, constater leur infiltration uratique et aussi celle de leurs valvules; ces vaisseaux sont, en outre, le siège fréquent de troubles trophiques.

Phlébite. — La fluxion des parois veineuses, affection relativement rare, a pour effet une tuméfaction douloureuse toujours difficile à constater, en raison du siège des veines dans la profondeur des tissus et de la formation d'un caillot fibrineux.

Cette tuméfaction, dont le début est ordinairement brusque, est accompagnée d'une douleur toujours intense, à tel point qu'un de nos malades se trouvait dans l'impossibilité de poser son pied à terre. Le caillot fibrineux qui s'y ajoute assez habituellement paraît être l'effet d'une desquamation de l'endothélium et c'est à sa présence et à l'œdème qui lui fait cortège qu'a été donné le nom de *phlébite goutteuse*.

Signalée tout d'abord par J. Paget (1), cette phlébite fut étudiée ensuite par Prescott Hewett, Owen Rees, Tuckwell et par nous-même (2). Elle occupe parfois les

(1) J. Paget, *Saint-Bartholomew's hospital Reports*, 1866, t. II, p. 82.
(2) E. Lancereaux, *Traité d'Anatomie pathologique*, Paris, 1879-81, t. II, p. 853. — Comparez : Lecorché, *Traité de la Goutte*. — Vicaji, Thèse de Paris, 1880.

veines des membres supérieurs et même la sous-clavière ; mais les fémorales, les saphènes et leurs branches en sont le siège de prédilection, à cause sans doute de leur tendance aux varices et de leur exposition au traumatisme.

Habituellement spontanée, cette affection peut être provoquée, dans certains cas, par un traumatisme, un exercice musculaire exagéré ou par une toute autre cause. Son début, ordinairement brusque, est marqué par de violentes douleurs dont la durée, en dehors de toute intervention médicale, est de plusieurs jours ; c'est là d'ailleurs le caractère de toutes les fluxions goutteuses. Un de nos malades, homme robuste, âgé de 40 ans, fut pris, sur une impériale d'omnibus, de douleurs tellement intenses de la jambe gauche qu'à la descente il dut se faire porter de la chaussée sur le trottoir. A son arrivée à l'Hôtel-Dieu, la jambe était déjà tuméfiée; le lendemain, elle l'était encore plus, et une induration très douloureuse à la pression se faisait sentir sur le trajet de la fémorale. Ce vaisseau était le siège de battements et de déchirements à peine tolérables, selon l'expression du malade, qui affirmait n'avoir reçu ni contusion, ni coup. Nous fûmes amené, en tenant compte de l'intensité de la douleur, à admettre l'existence d'une poussée goutteuse, d'autant mieux qu'il avait existé antérieurement plusieurs fluxions articulaires chez ce malade.

L'indication nous parut être de traiter cette affection comme une attaque de goutte, et je prescrivis de prendre, chaque soir, trois grammes d'antipyrine, au cours du repas et, de plus, une pilule d'extrait thébaïque de cinq centigr. pour la nuit. Sous l'influence de cette médication, le malade, qui n'avait eu aucun repos pendant 48 heures, se sentit soulagé et put dormir. Quelques jours plus tard, la douleur cessa à peu près entièrement, à la grande satisfaction du malade, et, au bout d'une semaine, l'enflure, qui était considérable, diminua sensiblement. Les choses en étaient là quand la jambe du côté opposé se prit de la même façon, avec une intensité un peu moindre. Le traitement fut continué et le malade, beaucoup mieux après une quinzaine de jours, se trouvait bien au bout de trois semaines. Toutefois, dans la crainte d'une embolie, nous crûmes devoir l'obliger à garder le lit pendant cinq semaines. Ce fait, des plus curieux par l'intensité de son début, par le déplacement de l'affection et aussi par la coexistence de quelques poussées articulaires, met en évidence la localisation possible de la goutte aiguë sur les veines, et cela sans qu'il puisse y avoir de doute, puisque le traitement lui-même est venu confirmer le diagnostic.

Un homme de 50 ans, soigné par nous en 1869, fut pris tout à coup, au cours d'une violente attaque de goutte, de douleurs excessives et d'un gonflement œdémateux de toute la jambe droite, principalement au niveau du mollet, ce qui, en raison de la cessation de la poussée articulaire, mettait hors de doute la nature de l'affection. Ne connaissant alors ni l'antipyrine, ni l'aspirine, l'œdème de la jambe persista durant plusieurs mois, puis disparut et reparut ensuite à plusieurs reprises.

Rapprochés de quelques autres, ces faits nous permettent de préciser les caractères de la *phlébite goutteuse*. Cette affection, d'un début brusque, rarement insidieux, s'accompagne presque toujours de violentes douleurs du membre affecté et parfois aussi de poussées articulaires. Le gonflement œdémateux, qui lui fait cortège, offre une teinte blanc rosé de la peau et se laisse à peine déprimer. A la jambe, il envahit rapidement le membre tout entier, contrairement à ce qui a lieu dans d'autres phlébites, où il s'étend peu à peu du pied au genou et du genou à l'aine. Ces caractères particuliers, l'évolution par poussées successives, intermittente plutôt que continue et progressive, la possibilité du déplacement de cette affection sont autant de signes qui distinguent nettement la phlébite goutteuse.

Le traitement de cette affection vient encore à l'appui de cette manière de voir, puisque les moyens qui la combattent efficacement demeurent à peu près sans effet sur les phlébites infectieuses.

La phlébite goutteuse, affection douloureuse, du moins à son début, est peu grave, si ce n'est dans les cas de localisation à de grosses veines, comme la fémorale, où un caillot peut se déplacer et produire une embolie pulmonaire, ce qui, en fait, est chose rare, puisqu'une simple précaution suffit à l'éviter. La résolution qui est sa terminaison ordinaire a pour conséquence le rétablissement de la circulation veineuse et par exception l'oblitération du vaisseau lésé. Dans certains cas, où la formation d'un thrombus n'est pas nettement démontrée, la tuméfaction du membre peut persister pendant un assez long temps, en raison de rechutes ou de récidives, ce qui n'empêche pas une terminaison favorable.

Dyce Duckworth décrit une phlébite à rechutes des veines superficielles dans la goutte atonique, chez la femme, moins sujette que l'homme à la phlébite des grosses veines et plus exposée aux varices. La douleur et l'œdème sont les principaux signes diagnostiques de cette affection, qui ne peut être confondue avec un simple œdème.

Varices. — Les *désordres trophiques* des veines, généralement connus sous le nom de *varices* ou *phlébec-*

tasies, ont pour siège ordinaire les veines des membres, et particulièrement les veines saphènes, puis les veines de la marge de l'anus (hémorroïdes), celles du cordon spermatique (varicocèle). Relativement fréquentes, ces lésions consistent dans l'épaississement et l'allongement des parois veineuses qui, venant à s'amincir sur quelques points, perdent de leur résistance et se dilatent en formant des saillies, sortes d'ampoules qui leur donnent une apparence spéciale. Les varices veineuses appartiennent à l'âge moyen de la vie ; elles se manifestent après la vingtième année, c'est-à-dire après la période d'accroissement. Le plus souvent héréditaires, elles sont l'expression anatomique d'une maladie générale et non un accident purement mécanique et local ; leur coexistence habituelle avec un certain nombre d'affections dépendantes du système nerveux : migraines, névralgies, hypocondrie, asthme, etc., porte à penser qu'elles sont également subordonnées à l'action de ce système et ne sont que des désordres trophiques. C'est, en effet, ce qu'ont démontré les recherches anatomo-pathologiques, et, d'ailleurs, leur coexistence ordinaire avec les manifestations de la goutte met en évidence leur relation avec cette maladie.

La station debout, les jarretières et, en un mot, tout ce qui peut opposer une résistance à la circulation du sang noir ne sont, en réalité, que des causes occasionnelles, sans quoi leur action, en dehors d'un désordre trophique, aurait pour effet la simple hypertrophie des parois veineuses. Si on remarque enfin que la goutte est une cause commune de troubles trophiques et que les varices se rencontrent à peu près uniquement chez les goutteux,

(1) Voyez, pour la bibliographie des varices et des hémorroïdes, le tome II, p. 986, de notre *Traité d'Anatomie pathologique*. Paris, 1879-1881.

on en arrive à la conclusion que ces lésions sont bien sous la dépendance de cette maladie et qu'elles en font partie.

Découvrez un malade atteint de goutte, et fréquemment vous trouverez sur les jambes de nombreuses dilatations variqueuses des veines cutanées et sous-cutanées. Ces veines, tantôt cylindroïdes, se montrent sous la forme de cordons allongés, noirâtres, rectilignes et peu volumineux, tantôt flexueuses ou serpentines, sous celle de dilatations ampullaires, de renflements fusiformes ou sacciformes plus ou moins saillants et volumineux.

Les parois veineuses, fermes et indurées, sont allongées et épaissies sur tout leur trajet ou simplement par places; le canal qu'elles circonscrivent est agrandi, et l'ouverture en reste béante, comme celle d'une artère. La membrane interne est plissée, les valvules sont insuffisantes, réduites à des brides ou aplaties sur la paroi, disposition liée à la formation, au sein des tuniques veineuses, d'éléments embryonnaires de tissu conjonctif qui, en se développant, constituent un tissu fibroïde (fig. 28). Ce tissu comprime et atrophie les faisceaux musculaires et ceux-ci disparaissent simultanément avec les lames élastiques, de telle sorte qu'à un moment donné il forme presque toute la paroi veineuse (2). Celle-ci, ne pouvant résister à la pression sanguine, se laisse distendre et de là des dilatations ampullaires plus ou moins étendues, et parfois même, sous l'influence d'un choc, une rupture veineuse et une hémorragie. Par contre le sang qui stagne au niveau de ces dilatations a de la tendance à s'y coaguler et à obturer le vaisseau. Cette obstruction, venant quelquefois à faire adhérer les parois veineuses, amène la

(1) E. Lancereaux, *Traité d'Anatomie pathologique*, t. II, p. 980.

(2) Voyez la figure 15, page 194 de notre *Traité de l'herpétisme*.

guérison; mais aussi un caillot volumineux peut être déplacé, lancé dans la circulation, et s'arrêter soit dans le cœur, soit dans l'artère pulmonaire (embolie), la paroi

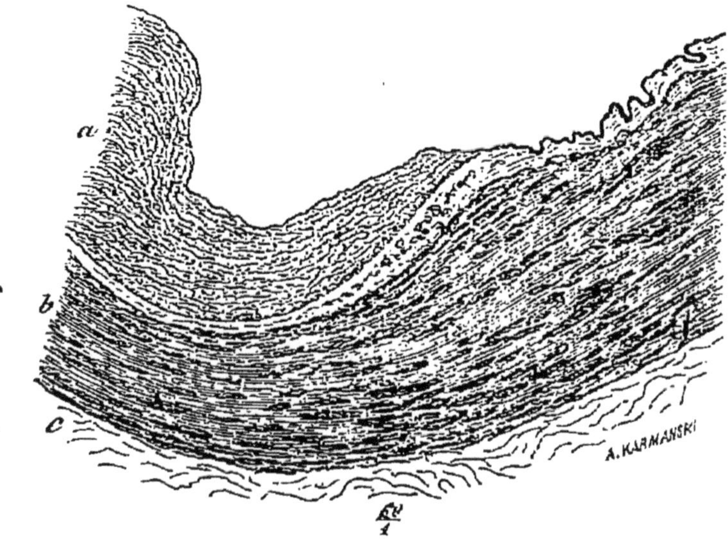

Fig. 28. — Coupe microscopique perpendiculaire à l'axe longitudinal d'une veine variqueuse; *a*, tunique interne épaissie par la multiplication de ses éléments; *b*, tunique moyenne dont les faisceaux musculaires sont écartés par la présence d'un tissu conjonctif de nouvelle formation; *c*, tunique externe.

veineuse, enfin, arrive parfois à suppurer et devient l'occasion d'accidents sérieux.

L'eczéma, les ulcères de jambes, l'induration de la peau et du tissu conjonctif sous-jacent, autant de complications des varices, sont, comme ces dernières, les effets d'un trouble trophique auquel s'ajoute la stase sanguine, résultant de l'état variqueux des veines.

Varicocèle. — Le *varicocèle*, dilatation des veines spermatiques, forme, au niveau du cordon et à la partie supérieure des testicules, des paquets, plus ou moins volumineux, qui se gonflent au moment des chaleurs et déterminent des douleurs inguinales, fréquemment accompagnées de tristesse et d'hypocondrie. Attribués par certains auteurs, peu renseignés sur la nature des manifestations de la goutte au simple varicocèle, ces accidents sont, au même titre que la dilatation veineuse, sous la dépendance de la goutte.

Hémorroïdes. — Les *hémorroïdes*, qu'il faut éviter de confondre avec les dilatations mécaniques des veines de la région anale dépendantes ou d'une tumeur abdominale ou d'une cirrhose hépatique, dont elles se distinguent tant par leurs caractères cliniques que par leur évolution, constituent l'un des accidents les plus communs et les plus anciennement connus de la goutte. Elles sont internes ou externes, selon qu'elles ont pour localisation le plexus veineux sous-muqueux ou sous-cutané de la région anale.

Les **hémorroïdes internes sont** caractérisées, tout d'abord, **par une simple dilatation** veineuse, plus tard par des saillies ou boutons et des inégalités un peu molles, violacées, grisâtres ou brunâtres, isolées et disposées sous forme de zone ou de bourrelet (fig. 29). Ces boutons, arrondis ou pyriformes, correspondent aux plis longitudinaux, très vasculaires de la face interne de l'anus; ils sont constitués par des aréoles remplies de sang et dont les dimensions varient depuis la grosseur d'un grain de mil jusqu'à celle d'un noyau de cerise.

Ces aréoles, qui donnent à la tumeur hémorroïdale une apparence caverneuse, sont tapissées par une membrane très mince, continuation immédiate de la tunique interne des veines. Une telle structure permet de concevoir comment les tumeurs hémorroïdales internes, susceptibles d'une augmentation de volume, peuvent faire saillie, à l'extérieur, au moment des garde-robes et s'étrangler sous l'influence de la contraction spasmodique du sphincter, se rompre enfin, en donnant lieu à des hémorragies abondantes. Les hémorroïdes externes, constituées par des varices situées sous la peau de l'anus, ne sont pas exposées aux mêmes accidents ; mais le tissu qui les entoure et la peau qui les recouvre s'épaississent peu à peu et donnent naissance à des boutons durs, qu'il est difficile de distinguer des caroncules de l'anus. Ces petites tumeurs sont peu incommodes, tandis que les hémorroïdes internes sont le siège de gêne,

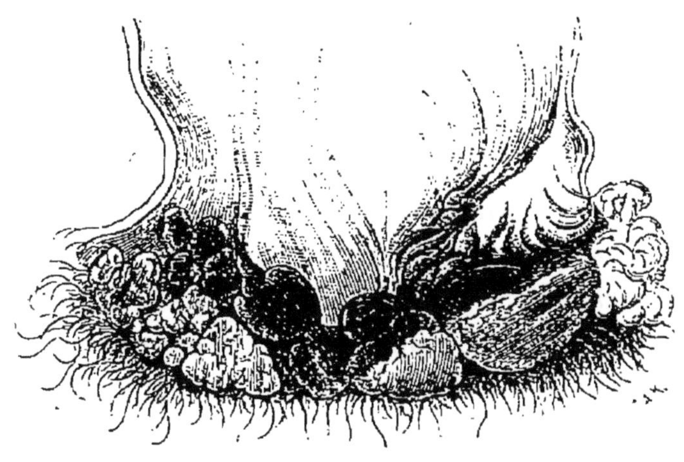

Fig. 29. — Bourrelet hémorroïdal de l'extrémité inférieure du rectum.

de cuisson, de démangeaisons et de douleurs parfois très vives.

Les hémorroïdes sont généralement fluentes, et, lorsqu'elles cessent de saigner, il se peut que la fluxion sanguine s'établisse sur d'autres organes. Ce seul fait indique que ces lésions doivent être respectées, sans qu'il y ait lieu toutefois de s'exagérer leur importance, et, en effet, tout écoulement sanguin abondant ou prolongé doit être réprimé, et même l'ablation du bourrelet hémorroïdal, souvent pratiquée, n'a été que rarement suivie d'accidents sérieux.

II. — Artères.

Les artères, en raison sans doute de la structure de leur membrane interne, qui se rapproche de celle des cartilages d'encroûtement, ont une prédisposition marquée pour les troubles trophiques, et, conséquemment, il n'y a pas lieu d'être surpris si ces vaisseaux sont fréquemment altérés dans la goutte; d'ailleurs, ils ne sont exempts ni de troubles vaso-moteurs, ni de spasmes (palpitations), ni de désordres trophiques (artério-sclérose).

Troubles vaso-moteurs. — Ces troubles, relativement rares, méritent une attention particulière en raison de la difficulté d'en déterminer les effets. H. Léger (1) cite, dans sa thèse inaugurale, des exemples d'individus, pris brusquement, à la suite d'accès de goutte franche, aiguë ou subaiguë, de douleurs rétro-sternales intenses, associées à une violente oppression et à d'autres symptômes aortiques, qui sont de nature à faire songer à des poussées congestives vers les premières portions de la grande artère. Il peut en être de même du fait d'un homme de 38 ans, ayant des antécédents goutteux et qui, dans une nuit, éprouva une douleur rétro-sternale des plus violentes, une dyspnée excessive avec pâleur du visage et tendance à la syncope.

Appelé en consultation, à la suite de deux crises de ce genre, et ne constatant aucun désordre matériel du cœur ou des vaisseaux, je fus amené à rattacher ces graves accidents à des troubles purement nerveux et je conseillai l'emploi de la quinine à dose élevée. Au bout de 48 heures, ces accidents ayant cessé, je crus devoir les considérer comme étant d'origine fluxionnaire. La crise, d'ailleurs, avait été provoquée, ainsi qu'il arrive fréquemment pour les poussées articulaires, par la fatigue et par des excès. Son apparition, au cours de la

(1) H. Léger, *Etude sur l'Aortite aiguë*, thèse de Paris, 1877, n° 267.

nuit, la brusquerie de son début, l'intensité de la souffrance étaient, en outre, autant de phénomènes, qui ne manquaient pas d'analogie avec ceux de la goutte articulaire, de telle sorte que, malgré l'absence de preuves décisives, il y avait de réelles présomptions en faveur d'une fluxion goutteuse vraisemblablement aortique. Il est possible que certains cas d'angine de poitrine, à début brusque, n'aient pas d'autre origine ; mais, en dehors de toute démonstration positive, il convient de rester dans le doute et de n'admettre qu'avec une certaine réserve l'existence de ces fluxions.

La question de savoir si les artères de moindre calibre sont, dans certains cas, affectées de désordres vaso-moteurs n'est pas résolue, non plus que celle qui consisterait à rattacher à des désordres de ce genre certaines douleurs de l'abdomen ou d'autres régions, apparaissant et cessant brusquement.

Les artères et, en particulier, celles où prédomine l'élément musculaire, sont parfois, de même que le cœur, affectées de battements plus ou moins énergiques, connus sous le nom de *palpitations.*

Ces palpitations ou battements artériels ont, pour siège ordinaire, l'aorte abdominale et les principales artères du cou, du tronc et des membres ; elles se rencontrent à peu près exclusivement chez les sujets jeunes, d'un tempérament nerveux, tristes et hypocondriaques, digérant mal, à tel point que le désordre stomacal joue, pour le moins ici, le rôle de cause occasionnelle. Caractérisées par l'existence, sur le trajet des artères, de soulèvements énergiques, appréciables à la vue et au toucher, ces accidents surviennent tout à coup et donnent lieu à des crises plus ou moins longues, apparaissant et augmentant d'intensité à propos de la cause la plus insignifiante. Le malade est tourmenté, la nuit, par des battements qui ont leur siège dans les vaisseaux carotidiens, du moins lorsqu'il vient à se coucher sur les côtés, ce qui, son imagination aidant, lui fait croire à un anévrysme, à une affection des plus graves.

Ces battements ne s'accompagnent, en général, d'aucun bruit anormal; ils sont passagers, intermittents, étendus à une grande partie des vaisseaux et se distinguent ainsi des battements liés à un désordre anatomique, comme un anévrysme; ou bien, ils sont circonscrits et se rapprochent de ceux de la chlorose. Indépendants de l'état du cœur, ils résultent de l'exagération de la diastole artérielle par suite de l'excitabilité réflexe de la moëlle épinière, c'est du moins ce qui a lieu dans le goître exophtalmique, et l'on peut supposer que les choses ne se passent pas autrement dans les palpitations nerveuses des goutteux.

Les lésions trophiques des artères, dans la goutte, se manifestent par l'altération désignée autrefois sous le nom d'*athérome*, aujourd'hui sous celui d'*artériosclérose* (1). Cette affection a pour localisation plus spéciale la tunique interne des artères, et pour caractère essentiel sa généralisation à une plus ou moins grande partie du système artériel. Elle consiste en un désordre assez semblable à celui des varices veineuses et, bien que peu dangereuse par elle-même, elle n'a pas moins les consé-

(1) L'étude de l'artériosclérose, à laquelle je me suis livré depuis ma thèse inaugurale, Paris, 1862, a été complétée dans mes leçons d'hôpital et résumée avec ses multiples effets sur les principaux organes dans mon traité de l'herpétisme, Paris, 1883. Ayant montré (Art. Artérite du Dictionnaire encyclopédique des Sciences médicales, Paris, 1864) que la goutte et le saturnisme étaient ses deux grandes causes; quelques auteurs, tout en s'emparant de mes recherches, n'ont pas moins essayé de lui attribuer les origines les plus invraisemblables. Aujourd'hui, comme autrefois, je ne persiste pas moins à reconnaître que cette affection dépend de la goutte, quelquefois du saturnisme, jamais de l'alcool non plus que du tabac.

quences les plus graves sur la nutrition des organes les plus essentiels à l'existence : cœur, reins, encéphale ; aussi convient-il de la bien connaître.

De l'aorte, qui est pour ainsi dire son centre d'irradiation, la sclérose s'étend aux artères collatérales et terminales et enfin aux artères viscérales. Constituée par la multiplication des éléments de la tunique interne, elle produit, dans la lumière des vaisseaux, des élevures fermes, blanchâtres, opaques, plus ou moins irrégulières et saillantes, les unes étalées, les autres mamelonnées, d'une étendue qui varie depuis quelques millimètres jusqu'à un centimètre. Situées de préférence au niveau des branches collatérales, ces saillies, au bout d'un certain temps, revêtent une teinte jaunâtre, puis se ramollissent quelquefois et s'ulcèrent, si les éléments qui les composent ne sont pas résorbés. Tout d'abord, elles rétrécissent le calibre du vaisseau, mais, au bout d'un certain temps, celui-ci s'allonge assez généralement et se dilate par places, devient flexueux, renflé sur quelques points, notamment au niveau de ses bifurcations.

L'aorte est envahie, le plus souvent, dans toute son étendue ; mais parfois aussi l'altération se limite soit à la région abdominale, soit à la région thoracique, ne dépassant pas ou fort peu l'orifice du diaphragme. Examiné à une période avancée, ce vaisseau est souvent dilaté, allongé, flexueux, principalement dans sa région abdominale (fig. 30, A).

Les artères iliaques, les artères fémorales et leurs branches sont souvent aussi flexueuses, épaissies et striées transversalement. Leurs parois calcifiées, dans certains cas (fig. 30, B), forment des tubes rigides, comme des tuyaux de pipe, s'accompagnent de sensations de fourmillements, facilitent des oblitérations qui ont pour effet des désordres sérieux, connus sous le nom de *gangrène sèche*. Les artères des membres supérieurs, moins altérées en général, sont presque toujours dilatées, flexueuses et résistantes sous le doigt.

Les carotides, tantôt rétrécies, tantôt élargies à leur origine, les artères cérébrales surtout, présentent d'une

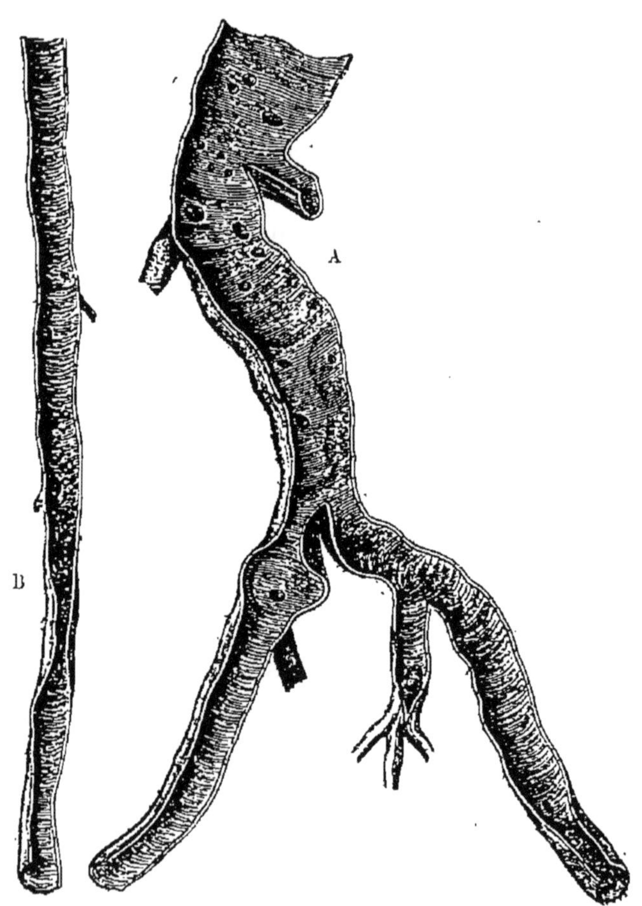

Fig. 30. — A. — Aorte abdominale et artères iliaques allongées et sinueuses, dont les parois sont amincies et dilatées en ampoules sur quelques points, le calibre rétréci sur d'autres points et obstrué par des caillots sanguins. B. — Artère fémorale calcifiée 1/2 nat.

façon presque constante des saillies, produites par des plaques blanchâtres ou jaunâtres, formant, au-dessous de l'endothélium, des traînées allongées, losangiques, que le courant sanguin parvient quelquefois à décoller et à relever de façon à boucher la lumière du vaisseau (1). Celle-ci est d'autres fois oblitérée par la formation d'un coagulum sanguin (thrombose), au niveau d'un point rétréci ou dilaté, et de là, pour l'encéphale, une mortification, semblable à celle des membres, se traduisant par le ramollissement de la substance nerveuse (encéphalomalacie). Par contre, si un vaisseau, ainsi altéré, vient à se rompre, il en résulte une hémorragie et cette lésion, bien que fort différente de la première, n'est pas moins sous la dépendance de l'artériosclérose. Que les petites artères soient plus spécialement lésées, l'organe s'atrophie simplement, à part le cœur qui, en raison de sa fonction, se dilate de préférence, lorsque son tissu vient à s'altérer par suite d'une irrigation insuffisante; l'état anatomique des organes affectés varie ainsi avec le volume des vaisseaux lésés.

Dans l'encéphale, par exemple, lorsque les petites artères sont plus spécialement atteintes, la masse cérébrale diminue de volume, tandis qu'il se produit une hydropisie compensatrice, mais, en outre, elle présente assez fréquemment de petits foyers de ramollissement, de l'étendue d'un grain de chenevis, ou d'une lentille, qui, par suite de la résorption de la substance nerveuse, forment autant de cavités, apparaissant sur une coupe sous forme d'espaces vides ou *lacunes*, taillées comme à l'emporte-pièce et limitées par la substance nerveuse à peu près intacte.

Les phénomènes cliniques qui résultent de ces différents désordres varient selon les organes intéressés. S'agit-il de l'altération des petits vaisseaux de l'encéphale avec augmentation du liquide céphalo-rachidien, on constate la diminution des facultés mentales et un état

(1) Voyez mon *Atlas d'Anatomie pathologique*, p. 258, et pl. 25, fig. 5.

de démence qui se rapproche parfois de la paralysie générale, à laquelle s'ajoutent des symptômes divers, tels que hémiopie, pleurs ou rires forcés, si le lobe occipital ou la protubérance sont en outre le siège de petits foyers de ramollissement ou lacunes désignés sous le nom d'état criblé du cerveau (fig. 31).

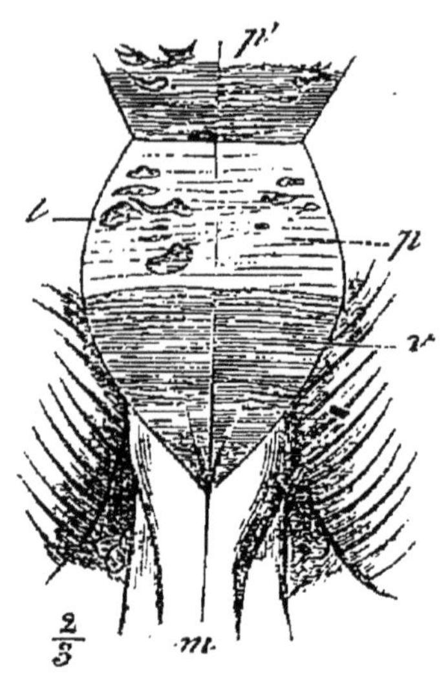

Fig. 31. — Bulbe et protubérance annulaire. Cette dernière est sectionnée suivant sa longueur *p*. Une moitié est relevée, *p'*, de façon à montrer les lacunes *l* dont elle est criblée; *m*, bulbe.

Les vaisseaux sont-ils obturés en amont du cercle de Willis intact, il se produit de l'ischémie et une hémiplégie passagère; mais si l'artère de Sylvius, ou l'une de ses branches, vient à s'oblitérer, toute circulation collatérale devient impossible, il survient un foyer de ramollissement de plusieurs centimètres d'étendue et une hémiplégie permanente (1).

C'est encore ce qui arrive pour le tronc basilaire et ses branches dont les accidents sont subordonnés tout à la fois à la capacité du vaisseau obturé et au degré d'altération des vaisseaux du voisinage.

Effet d'une rupture vasculaire, l'hémorragie cérébrale n'est pas un simple fait mécanique produit par l'hypertension sanguine. Survenant d'ordinaire, le matin au moment du réveil ou à la suite d'un repas copieux, elle est précédée d'un état fluxionnaire qui contribue, sans aucun doute, à favoriser la rupture vasculaire. Les corps striés et les couches optiques en sont le siège de prédilection, contrairement à ce qui a lieu dans l'artérite

(1) E. LANCEREAUX, *De la thrombose et de l'embolie cérébrale*, Thèse de Paris, 1862. — LANCEREAUX, *Leçons de cliniq. méd.*, Paris, 1894, p. 98.

syphilitique, où elle occupe habituellement les méninges.

L'hémorragie cérébrale, de même que l'encéphalomalacie, est ainsi, dans bien des cas, sous la dépendance de l'artériosclérose, et il n'est pas toujours facile de différencier cliniquement ces deux états.

Expressions symptomatiques, indirectes de la goutte, chacun d'eux s'observe habituellement chez des migraineux, des hémorroïdaires, des rhumatisants et cette circonstance nous donne la clef de l'hérédité qui leur a été concédée et qui n'est, en réalité, que l'hérédité de la maladie générale à laquelle ils se rattachent. Une hémiplégie brusque ou subite, avec ou sans apoplexie, est le signe pour ainsi dire pathognomonique de ces désordres, généralement associés à de la polyurie nocturne avec albuminurie et souvent aussi à une hypertrophie ou à une simple dystrophie cardiaque.

La rétine, en raison de sa grande vascularité, est sujette à des altérations se rapprochant de celles de l'encéphale ; fréquemment, en effet, on constate, au voisinage des papilles, des taches ecchymotiques plus ou moins foncées ou encore des taches blanches de ramollissement ; le nerf optique est rarement touché, mais sa gaîne est quelquefois épaissie, et sa papille, vue à l'ophtalmoscope, est tantôt opaline, saillante et comme œdématiée, tantôt pâle et atrophiée.

Ces altérations sont la cause ordinaire de l'affaiblissement de la vision, si commun chez les artérioscléreux. L'altération de l'ouïe, relativement commune chez les goutteux, est aussi, dans quelques cas, subordonnée à une lésion encéphalique d'origine artérielle.

Les artères coronaires du cœur, fréquemment rétrécies ou dilatées, parfois même oblitérées, ont pour effet des désordres sérieux de la nutrition et de la fonction de cet organe. L'hypertrophie est le mode le plus constant de l'état du cœur dans l'artériosclérose généralisée; mais il s'y ajoute souvent des désordres dystrophiques, caractérisés par l'altération de la fibre musculaire et souvent aussi par un léger degré de sclérose du tissu interstitiel, d'où l'ectasie de l'organe, l'arythmie, l'asystolie, etc. Une sténose considérable et, à plus forte raison, l'oblitération de l'une des artères coronaires peuvent produire un foyer de ramollissement (nécrose) et par suite la perforation de l'organe et une mort rapide.

Les artères bronchiques susceptibles des mêmes altérations sont suivies d'atrophie partielle ou de foyers sanguins circonscrits, distincts des infarctus emboliques des branches de l'artère pulmonaire. Observés dans un cas où il y avait absence totale d'obstruction de l'artère pulmonaire, ces foyers consistaient en une infiltration sanguine, sans altération bien manifeste du parenchyme pulmonaire qui, en se transformant à la façon des foyers cérébraux, finissaient par être résorbés plus ou moins complètement.

L'artériosclérose des artères qui émanent du tronc cœliaque donne naissance à des désordres moins communs que ceux dont il vient d'être question. Le foie est l'un des organes les moins influencés par l'artério-sclérose; quelquefois, néanmoins, il est petit et induré, lorsqu'il n'est pas le siège d'une stase sanguine provenant de l'état du cœur. La rate est petite, atrophiée, quelquefois parsemée de dépressions transversales dues au rétrécissement ou à l'oblitération d'une ou plusieurs des branches artérielles qui s'y distribuent.

L'artère coronaire stomachique, rétrécie ou oblitérée, a pour effet des lésions qui se manifestent par des extravasations sanguines de la membrane muqueuse digestive et par des érosions qui, en présence du suc gastrique, acquièrent, au niveau de l'estomac et du duodénum, tous les caractères de l'ulcère rond ou perforant.

Les artères mésentériques, rétrécies et surtout oblitérées, produisent, sur la membrane muqueuse des intestins, tantôt un pointillé ou des taches hémorragiques, tantôt des plaques étendues, auxquelles succèdent des érosions ou des ulcères qui finissent, en général, par se cicatriser, n'étant pas, comme ceux de l'estomac et du duodénum, soumis à l'action du suc gastrique.

Les artères rénales, souvent rétrécies à leur origine, dilatées au niveau de leur tronc et de leurs principales branches, indurées et rigides, déterminent, du côté des reins, des lésions sérieuses désignées à tort sous le nom de *néphrite interstitielle*, de *mal de Bright*, et qui se font remarquer par l'atrophie progressive de ces organes, leur induration, l'inégalité de leur surface et, dans quelques cas, par des dépressions sous forme de bandes perpendiculaires au bord convexe des reins. Mais, à côté de ces bandes, il existe des dépressions irrégulières, limitées par des saillies ou granulations qui donnent une apparence mamelonnée à la surface de ces organes, diminués de poids, par suite de la disparition d'une partie de la substance corticale et de la rétraction du stroma conjonctif, épaissi par places.

Tels sont les reins que nous avons désignés sous le nom de *reins artériels ;* ils se distinguent même à l'œil nu, tout d'abord par l'altération inégale de chacun d'eux, ce qui se conçoit puisqu'ils sont subordonnés à l'état des artères, et ensuite par leur forme irrégulière et aplatie, contrairement à celle des reins saturnins, à peu près toujours également altérés, et dont la surface se trouve semée de granulations assez semblables et la forme légèrement arrondie.

L'examen histologique démontre que, dans le rein artériel, les tuniques interne et moyenne des artères sont épaissies, et que la tunique externe offre des traînées fibreuses qui se répandent dans le parenchyme rénal, qu'elles compriment et atrophient simultanément avec les glomérules de Malpighi. Il résulte de là un défaut d'irrigation qui a pour effet un trouble nutritif du parenchyme, l'atrophie de certains éléments et, par compensation, l'hypertrophie de quelques autres; mais ceux-ci ne sont jamais suffisants et la conséquence ordinaire de ces lésions est l'intoxication urémique.

Un autre genre d'empoisonnement est produit par le sang qui, en glissant sur la bouillie athéromateuse, finit souvent par en emporter des parcelles formant autant de petites embolies capillaires, ou encore par l'ouverture d'un foyer athéromateux. Il se traduit par des frissons répétés, une diarrhée abondante et quelquefois aussi par la mort.

A la surface de ces foyers, il peut encore se former des caillots sanguins qui deviennent une nouvelle source d'embolie ou qui se transforment en kystes fibrineux susceptibles de se rompre et de produire des accidents sérieux. Ainsi, nombreux sont les désordres produits par l'artériosclérose, ce qui se comprend, puisque les artères sont les vaisseaux qui distribuent aux organes les substances nécessaires à leur nutrition et à leur fonctionnement.

L'ischémie, bientôt suivie d'hyperémie, est le phénomène qui succède au rétrécissement et surtout à l'oblitération d'une artère terminale ; vient, ensuite, la transformation graisseuse des parties privées des éléments de leur nutrition, puis leur résorption d'où résultent des pertes de substance qui se traduisent par des dépressions plus ou moins étendues et profondes à la surface de l'organe affecté.

Tous les organes sont exposés à ces désordres nutritifs, y compris les téguments et les tissus sous-jacents.

La peau, en pareil cas, est pâle, sèche, ridée, parfois écailleuse; les muscles sont flasques, amincis, myxœdémateux, le tissu cellulo-adipeux est peu abondant ou nul, en sorte que les malades paraissent avoir plus que leur âge. Les os renferment de la graisse en abondance, sont fragiles et se fracturent quelquefois sous la plus légère influence; les viscères sont le siège des plus importantes modifications, mais les troubles fonctionnels multiples qui en résultent seront étudiés avec chacun d'eux.

Les manifestations simplement artérielles se traduisent quelquefois à leur début par des battements exagérés et au bout d'un certain temps par la résistance sous le doigt des artères superficielles, les radiales et les temporales principalement. Cette résistance, qui s'accentue graduellement, existe encore au niveau des fémorales, et quelquefois même elle est beaucoup plus accusée sur ces derniers vaisseaux que partout ailleurs. La tension sanguine, phénomène sur lequel certains auteurs font reposer le diagnostic de l'artériosclérose, est en général augmentée; mais il faut savoir qu'elle n'a qu'une valeur relative, en raison de l'imperfection de nos instruments et de sa variabilité sous l'influence de l'état anatomique du cœur, d'une émotion, de la digestion et de la plus légère cause.

Dans ces conditions, les malades ne tardent pas à s'essouffler, à maigrir, à s'anémier, à pâlir et à perdre leur embonpoint.

Pendant ce temps, les battements et les bruits du cœur et des vaisseaux se modifient : la pointe du cœur se fait sentir en dehors du mamelon, l'impulsion de cet organe est forte, ses bruits sont sourds, souvent dédoublés (Potain), les battements de l'aorte et des artères carotides augmentent d'intensité, et pour peu que ces vaisseaux soient dilatés, il s'y produit un souffle systolique ou même un double souffle.

Le pouls, ordinairement régulier, est d'autres fois arythmique, ralenti, large et dépressible, ou encore bondissant, lorsque les valvules sygmoïdes deviennent insuffisantes. Alors, aux symptômes précédents, s'ajoutent des battements artériels, un souffle doux au second temps et à la base du cœur. Dans une phase plus avancée, survient parfois un souffle d'insuffisance mitrale, sans altération appréciable de la valvule de ce nom, mais par le simple fait d'une altération du myocarde et de l'ectasie ventriculaire.

Les phénomènes de stase sanguine, si communs dans l'endocardite rhumatismale, apparaissent alors et se révèlent par de l'œdème pulmonaire, de l'hyperémie passive du foie, de la rate, des reins et par le gonflement œdémateux des jambes et des parois abdominales. Ces différents symptômes traduisent l'altération de l'aorte et des artères des membres, à laquelle s'est ajouté l'affaiblissement du cœur. Les lésions des artères viscérales engendrent de leur côté des désordres fonctionnels qui varient avec la fonction de l'organe affecté, et suivant que les artères sont rétrécies, oblitérées ou rompues.

Les poumons, généralement emphysémateux dans ces conditions, sont sujets à des congestions passagères et à des hémorragies qui se traduisent par des hémoptysies peu abondantes. Les bronches, presque toujours irritées, sont l'occasion d'une toux plus ou moins violente et suivie d'expectoration muqueuse.

Le tube digestif est d'ordinaire troublé, l'appétit faible, la digestion mauvaise, l'abdomen météorisé et, parfois même, s'ajoutent à ces symptômes les signes d'un ulcère stomacal ou intestinal. Le foie, l'un des organes les moins exposés aux désordres d'origine artérielle, n'est pas moins, dans la phase avancée de la maladie, le siège habituel d'un certain degré d'hyperémie. Dans cette même phase, il est commun de voir apparaître de l'œdème des jambes, tant en raison de la perte d'élasticité et de la dilatation des artères que de la difficulté qu'éprouve le cœur à se vider. C'est alors que surviennent, parfois, des gangrènes sèches des extrémités, quand l'oblitération de l'artère principale d'un membre vient à se produire. La marche, en tout cas, est souvent des plus difficiles ; aussi les personnes, qui sont sous le coup de tous ces désordres, ont-elles, malgré leur âge quelquefois peu avancé, tous les attributs de la caducité et de la vieillesse.

Tels sont les nombreux désordres qui relèvent de l'artériosclérose des organes; nous avons tenu à les mentionner et même à les décrire, afin que l'on puisse s'en faire une idée exacte, et que l'on n'aille pas considérer comme des effets directs de la goutte des accidents qui n'en sont que les manifestations éloignées, car ce qui importe en clinique n'est pas seulement de reconnaître tous les symptômes d'une maladie, mais encore de savoir les coordonner, les subordonner les uns aux autres, afin d'arriver à donner à chacun la place qui lui appartient.

III. — Cœur.

Les manifestations cardiaques de la goutte se montrent depuis le jeune âge, où prédominent les palpitations, jusqu'à l'âge avancé, qui est celui de l'artériosclérose et de ses conséquences. Semblables à celles des autres organes, elles sont vasomotrices, spasmodiques (palpitations) ou trophiques.

Les *fluxions* du cœur, généralement difficiles à déterminer, se reconnaissent à la rapidité de leur apparition et de leur cessation, en l'absence de tout désordre matériel, au cours ou en dehors d'une attaque de goutte aiguë. Ainsi, Morgani rapporte (*de Sedibus et causis morborum*, epist. 37) l'histoire d'un évêque italien, depuis longtemps goutteux, et qui, apprenant la nouvelle d'un malheur, au moment d'une attaque de goutte, fut pris immédiatement d'une crise d'anxiété précordiale formidable, d'une dyspnée angoissante, et tomba dans le collapsus. Alexander (1) cite le cas d'un homme, en proie à un violent accès de goutte de l'un des pieds, et qui, ayant eu l'imprudence de couvrir de neige les parties tuméfiées, en éprouva d'abord un grand soulagement, après quoi il fut pris d'une sensation de brûlure et de constriction à la base du thorax, comme si sa poitrine eût été serrée par un cercle de fer chauffé au rouge. Il fut trouvé assis dans un fauteuil, le visage dans un état de pâleur mortelle, la respiration lente et difficile, le pouls à 40, presque insensible; il se remit enfin à l'aide des stimulants et des révulsifs. Garrod n'hésite pas à considérer ce dernier fait comme un cas de goutte rétrocédée, lié à un spasme violent du cœur, suivi d'une sorte de paralysie, le tout caractérisé par un sentiment de constriction dans la poitrine, par des palpitations violentes, une grande anxiété, de la difficulté à respirer avec petitesse du pouls et autres signes de syncope. Nous n'oserions être aussi affirmatif.

S'agit-il dans ces deux faits d'un spasme du myocarde ou des vaisseaux qui s'y distribuent, ou bien d'une fluxion cardiaque? l'une et l'autre de ces hypothèses sont admissibles. Mais il faut bien reconnaître que les preuves à l'appui font défaut.

Le cœur, en raison de la structure fibreuse de ses

(1) J. Alexander, *Rhumatism: its nature, causes and cure. Gout : its nature, causes, cure and prevention.* London, 1858, p. 174.

orifices et de ses valvules, n'échappe pas aux *dépôts uratiques*. Liés ou non à des troubles vaso-moteurs, ceux-ci n'ont pas moins été constatés, dans plusieurs cas, et un examen attentif des incrustations valvulaires démontrerait, sans doute, qu'ils sont plus communs qu'on ne le croit généralement; en tout cas, ils sont faciles à reconnaître puisqu'il suffit d'ajouter à une préparation microscopique, quelques gouttes d'acide acétique, pour voir se déposer sur les bords des cristaux d'acide urique. Ebstein, qui les a observés, n'hésite pas à admettre l'existence d'une endocardite goutteuse. Coupland (1) a trouvé simultanément dans les reins, sur les bords et dans l'épaisseur des valvules aortiques, des dépôts d'urates alcalines et d'acide urique. Dans ces cas, comme dans celui qui suit, il s'agit d'une infiltration du tissu valvulaire, semblable à celle qui s'observe dans les cartilages, dans les tissus aponévrotiques et tendineux, mais non d'une véritable endocardite (2).

Une femme de 61 ans, anémiée et œdématiée, exerçant la profession de repasseuse, fut admise dans notre service hospitalier le 20 avril 1866; je constatai chez elle tous les signes d'un épanchement thoracique, un souffle à la base du cœur se prolongeant vers la pointe, de l'albuminurie avec urémie. Elle se plaignait, en effet, d'une violente céphalée, de vomissements verdâtres, et délirait de temps à autre. Cet état s'améliore assez rapidement sous l'influence des diurétiques, mais il ne tarde pas à reparaître; la malade tombe dans le coma et meurt.

Le cœur gauche, fortement hypertrophié, est le siège à sa base de quelques fausses membranes récentes. L'endocarde est légèrement épaissi, l'orifice mitral rétréci

(1) Coupland, *Lancet*, 29 mars 1873.
(2) E. Lancereaux, *Atlas d'Anatomie pathologique*, Paris, 1871, pl. 22, fig. 4, texte p. 214.

par l'épaississement de sa valvule. Celle-ci présente sur sa face auriculaire des végétations multiples et groupées au nombre de cinq à six, formant comme de petites houppes, fermes et résistantes, qui, sous le champ du microscope, présentent des grains grisâtres que dissout l'acide acétique, en produisant, sur les bords de la préparation, des cristaux prismatiques rhomboïdaux d'acide urique.

L'aorte, sclérosée, est surmontée de nombreuses plaques calcaires; les artères rénales sont épaissies jusque dans l'intérieur du parenchyme dont la surface extérieure est surmontée de fines granulations et la substance corticale fortement diminuée. L'infiltration uratique n'est pas discutable, dans ce cas, mais il y a lieu de se demander si elle dépend de la goutte ou de la lésion rénale ; or, la grande fréquence de semblables lésions des reins, sans la moindre incrustation de ce genre, conduit à mettre la goutte en cause.

Palpitations cardiaques. — Ce sont des battements, plus forts qu'à l'état normal, souvent irréguliers, incommodes ou pénibles. Le patient a conscience des mouvements de son cœur, il éprouve un sentiment de gêne et de malaise à la région précordiale, sans que l'impulsion paraisse toujours exagérée à la vue ou au palper. Le plus souvent, néanmoins, les espaces intercostaux et l'épigastre se trouvent soulevés par l'impulsion cardiaque; la main, appliquée sur la région précordiale, perçoit un soulèvement exagéré qui n'est pas toujours dans un rapport direct avec les sensations éprouvées, comme s'il y avait une sorte d'hyperesthésie de l'organe. Les bruits cardiaques sont éclatants, au point que le timbre élevé du premier bruit lui a valu le nom de tintement métallique ; ils sont assez forts pour être entendus du malade, s'il est debout, et, à plus forte raison, lorsqu'il est couché sur le côté gauche.

L'irrégularité est un des caractères les plus constants des palpitations nerveuses, tant sous le rapport de la fréquence des battements que sous celui de la force et de la durée des contractions. Tantôt, à une série de mouvements réguliers et normaux, succèdent, immédiatement après une suspension momentanée, des battements énergiques qui soulèvent la paroi thoracique et donnent lieu à une sensation d'angoisse, après quoi le rythme se rétablit, jusqu'à ce qu'un nouveau trouble survienne; tantôt, la force, la durée, la fréquence des contractions cardiaques varient à chaque instant, il existe une véritable incohérence ; tantôt enfin la pulsation semble s'arrêter à mi-chemin, comme si le cœur était hésitant, et ne s'achève qu'après plusieurs de ces hésitations très rapprochées, sortes de convulsions cloniques, analogues à celles qui s'observent dans les muscles de la vie de relation. Le pouls, dans ces conditions, est nécessairement variable ; il est petit, serré et fréquent, ou encore irrégulier, intermittent, bondissant. Il dépassait 120 pulsations chez une de mes malades, ancienne eczémateuse et migraineuse, qui, à l'époque de la ménopause, éprouva, pendant près de trois mois, de la dyspepsie et des palpitations semblables à celles du goître exophtalmique. Deux autres malades, soignées par nous, dans de semblables conditions, avaient, en outre, une tuméfaction manifeste du corps thyroïde.

Les palpitations nerveuses reviennent par accès, ordinairement suivis de l'émission d'urines claires et abondantes ; elles sont provoquées par la course, un exercice violent, de vives émotions, par toutes les causes, en un mot, qui peuvent surexciter la sensibilité morale ou physique, les préoccupations de l'esprit, les veilles, les excès vénériens, l'abus du thé, du café et du tabac. Les désordres fonctionnels de certains organes, ceux de l'estomac, de l'utérus, et peut-être aussi du foie, peuvent également les faire naître; aussi se rencontrent-elles fréquemment chez les fumeurs, les dyspeptiques et chez les femmes dysménorrhéïques.

Liés à un acte réflexe, ces accidents sont relativement communs chez le goutteux, en raison de l'excitabilité de son système nerveux, et parfois même ils le tourmentent pendant une partie de son existence. Ils sont d'ordinaire associés à des idées tristes, des inquiétudes, de l'anxiété, à la crainte d'une affection sérieuse du cœur ou même d'un autre organe.

Le ralentissement du pouls, l'arythmie sont encore des symptômes qui se rencontrent quelquefois chez les goutteux dyspeptiques, comme aussi le syndrome dit de *Stokes-Adams*, caractérisé par le ralentissement du pouls, une dyspnée plus ou moins intense, des vertiges, etc.

Appelé auprès d'un haut personnage d'une République américaine, nettement goutteux, par un de mes collègues de la Faculté qui avait diagnostiqué une maladie de *Stokes-Adams* et porté un pronostic des plus fâcheux, je fus frappé de l'état dyspeptique de ce malade, et conseillai, pour combattre le syndrome en question, de viser d'une façon particulière le trouble de l'estomac.

De concert avec mon collègue, un régime approprié et des alcalins furent prescrits, les accidents ne tardèrent pas à disparaître et le malade, un mois plus tard, était suffisamment bien pour retourner à Buenos-Ayres, où il continua à se bien porter.

L'*angine de poitrine*, affection sur laquelle les pathologistes sont loin de s'entendre, doit être séparée selon nous de la dyspnée douloureuse due au rétrécissement des artères coronaires ; elle est l'effet tantôt d'une névrite, tantôt d'une simple névralgie du plexus cardiaque. Cette dernière forme, relativement commune chez les goutteux dyspeptiques, consiste en une douleur angoissante extrêmement vive, située à la partie supérieure du thorax, à quelques centimètres du bord supérieur du sternum où elle donne la sensation d'une barre qui immobilise les mouvements respiratoires. Cette douleur, qui s'étend souvent jusque dans le bras gauche et remonte quelquefois vers le côté droit de la tête, est accompagnée de vertiges, de palpitations, d'une gêne extrême de la respiration et parfois même de lipothymie ou de syncope. Distincte de la névrite du plexus cardiaque et de l'artériosclérose des coronaires par l'absence de tout désordre matériel et par son apparition spontanée, quelques heures après les principaux repas, elle cède facilement à l'emploi des alcalins et d'un régime dont se trouvent exclues les substances acides.

Lésions trophiques du cœur. — Les *lésions trophiques du cœur*, dans la goutte, sont pour la plupart indirectes et subordonnées à l'état des artères coronaires. Ces vaisseaux, fréquemment affectés de sclérose, dépourvus d'élasticité et de contractibilité, dilatés ou rétrécis, ont, comme nous le savons déjà, des conséquences diverses pour cet organe. Par sa généralisation habituelle, l'artériosclérose est une cause d'hypertrophie qui permet au cœur de suffire à sa tâche, s'il continue à recevoir une irrigation sanguine normale ; mais si les artères qui lui distribuent le sang sont affectées, l'irrigation se fait mal et, par suite, la nutrition de l'organe devient défectueuse. Le myocarde alors se modifie, dégénère, se sclérose par places, et parfois se couvre de graisse ; il perd ainsi son énergie, se laisse distendre, et finit par se vider incomplètement. C'est ainsi que, par le seul fait de l'altération du système artériel, le cœur devient incapable de remplir ses fonctions, d'où stase sanguine des viscères, œdème des membres inférieurs, en un mot, insuffisance cardiaque.

Cet état est facile à diagnostiquer, tant par la percussion qui fait connaître le volume de l'organe que par l'auscultation qui révèle l'existence de bruits sourds, étendus et, dans un certain nombre de cas, celle d'un souffle systolique à l'orifice mitral, relativement rétréci, par suite de l'ectasie des cavités cardiaques.

A ces phénomènes physiques s'associent, d'ailleurs, une dyspnée intense, au moindre mouvement, des accès de suffocation, de l'arythmie, plus souvent de la tachycardie, des vertiges, des lipothymies, etc. Faisons remarquer que, la plupart du temps, ces graves désordres coexistent avec des lésions rénales, subordonnées elles-mêmes à l'artériosclérose, et l'on comprendra toute la gravité de cette situation, extrêmement commune chez le goutteux, à partir de l'âge de 50 ans. Cette double altération, en effet, finit le plus souvent par être suivie de phénomènes urémiques, qui cèdent tout d'abord facilement à l'emploi des diurétiques et des purgatifs ; mais qui se répètent fréquemment et se terminent, en général, par la mort.

Les désordres de ce genre n'avaient pas échappé aux anciens médecins; mais, peu exercés aux recherches anatomo-pathologiques, ils en avaient méconnu la signification, et les considéraient, ainsi que l'urémie, comme des accès de goutte rétrocédée ou de goutte remontée. Pour éviter des erreurs de ce genre, le médecin ne doit jamais négliger l'examen de tous les organes ; c'est, en effet, le meilleur moyen de bien comprendre la signification des nombreux phénomènes qui peuvent se présenter chez un malade.

Une conséquence non moins fâcheuse de l'artériosclérose, avec rétrécissement des artères coronaires du cœur, est l'ischémie de cet organe, sous l'influence du mouvement ou des efforts. Ce désordre se traduit cliniquement par des crises douloureuses d'une grande intensité; avec sensation de constriction à la partie supérieure et antérieure du thorax, irradiations dans le dos et jusqu'à la partie interne du coude. Le pouls est alors petit, tendu, irrégulier; il y a de l'angoisse, le sentiment d'un péril imminent, de la flatulence et, assez souvent, une abondante miction vient terminer l'accès. Cet état, généralement confondu avec *l'angine de poitrine* et que nous désignons sous la dénomination de *dyspnée douloureuse cardiaque*, se distingue de la névrite et de la névralgie du plexus cardiaque par ce fait qu'il se manifeste uniquement à la suite de la marche, d'un effort ou d'une vive émotion ; il est des plus graves et presque fatalement mortel à un moment donné.

Tous ces désordres, qui, dans certains cas, ont pu être considérés comme des effets directs de la goutte, ne sont, en réalité, que des conséquences indirectes de cette maladie, à laquelle ils se rattachent par l'intermédiaire de l'artériosclérose ; aussi, une analyse clinique rigoureuse doit-elle présider à la recherche et à l'interprétation des nombreuses déterminations morbides de la goutte cardiaque.

§ 6. — APPAREIL GÉNITO-URINAIRE

I. — Reins.

Les reins sont le siège de deux ordres de manifestations goutteuses, les unes primitives : fluxions et infiltrations uratiques; les autres secondaires : artériosclérose et atrophie rénale consécutive.

Les *fluxions goutteuses des reins,* difficiles à reconnaître en raison du siège profond de ces organes, se caractérisent par des douleurs sourdes, lancinantes, dans la région des lombes, par une albuminurie passagère, habituellement associée à un léger degré d'extravasation sanguine, enfin par une fatigue générale, un léger état fébrile, symptômes peu différents de ceux qui résultent de la présence de graviers dans les bassinets; aussi, n'est-ce qu'en s'appuyant sur l'évolution passagère dans le premier cas, généralement longue et à répétitions dans le second cas, qu'on parvient à séparer ces affections.

Ces poussées congestives sont paroxystiques et coexistent ou alternent habituellement avec des fluxions goutteuses articulaires; de plus, elles sont fréquemment suivies d'extravasations sanguines peu abondantes. Plusieurs faits de ce genre ont passé sous nos yeux; ils concernaient des personnes âgées de 25 à 50 ans, éprouvant tout à coup des douleurs profondes dans la région des reins, une fatigue générale, la diminution de l'appétit, un léger mouvement fébrile, avec urines rares et enfin des hématuries passagères souvent intermittentes. D'une bonne santé apparente, ces malades ne présentaient aucun signe d'une crise de colique néphrétique et d'ailleurs ne rendaient aucun gravier; aussi fallait-il croire, par exclusion, à une poussée congestive et hémorragique des reins, et ce qui nous porte à accepter cette opinion, c'est la disparition rapide de ces désordres sous l'influence de la quinine, administrée pendant 5 à 6 jours à la dose de 1 gr. à 1 gr. 25 ou 1 gr. 50.

L'*infiltration des éléments des reins* par des urates de soude ne laisse aucun doute sur une origine goutteuse; aussi a-t-elle été désignée sous le nom de *néphrite gout-*

teuse (Rayer, Todd), puis sous celui de gravelle du rein (1). Les tubes urinifères, et, en particulier, ceux de la substance tubuleuse, siège ordinaire de cette lésion, présentent des dépôts de sels uratiques qui, habituellement, se retrouvent en outre dans les calices et les bassinets, sous forme de petits graviers (fig. 32).

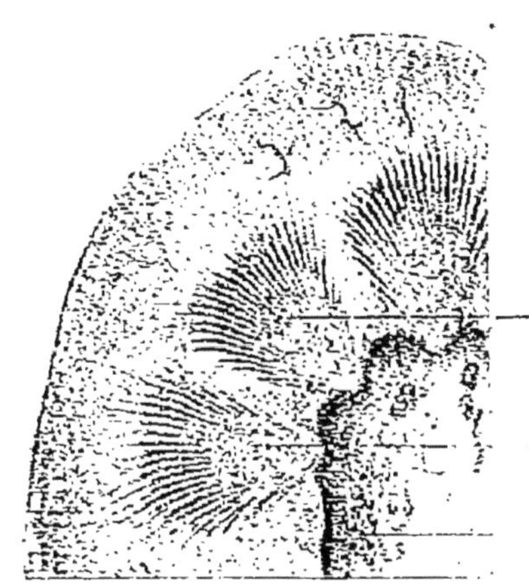

Fig. 32. — Segment de la coupe d'un rein, où se voient des amas et des stries blanchâtres d'urate de soude et aussi quelques graviers dans le bassinet.

Les reins conservent leur volume ou sont atrophiés, si la lésion est ancienne et si les branches artérielles sont en même temps sclérosées. La capsule fibreuse se détache facilement, et la surface extérieure est généralement lisse, violacée, déprimée sur quelques points. Sur une coupe médiane de ces organes, les pyramides apparaissent semées, çà et là, de lignes ou de taches blanchâtres, nettement délimitées. Les stries linéaires sont formées par le dépôt, au sein des tubuli, de cristaux aciculaires d'urate de soude que dissout l'acide acétique; les taches présentent à leur partie centrale une sorte de vide d'où rayonnent de nombreux cristaux aciculaires (fig. 33). Les tubes contournés sont quelquefois le siège de semblables désordres; mais ordinairement la substance corticale n'est pas touchée.

Les épithéliums des tubes pyramidaux sont d'ailleurs peu ou pas modifiés, si ce n'est au niveau du dépôt de la substance uratique, à moins d'artériosclérose concomi-

(1) Voy. E. Lancereaux, *Atlas d'Anatomie pathologique*, obs. ccxcii, p. 96, pl. 53 et pl. 54, fig. 3, 4, 5 et 6.

tante. Les bassinets renferment fréquemment des graviers jaunâtres, les calices des graviers plus petits, assez abondants parfois pour les distendre.

Les troubles fonctionnels liés à cette altération, en général assez peu marqués, se manifestent par des douleurs rénales intermittentes, vraisemblablement dues à la présence des graviers des bassinets et aussi par une faible quantité d'albumine dans les urines, sans polyurie nocturne ou diminution de la densité de ces produits. En cela, ces phénomènes se distinguent de ceux qui résultent de l'artériosclérose rénale, dans laquelle il existe de la polyurie nocturne avec décoloration des urines et la présence d'une faible quantité d'albumine.

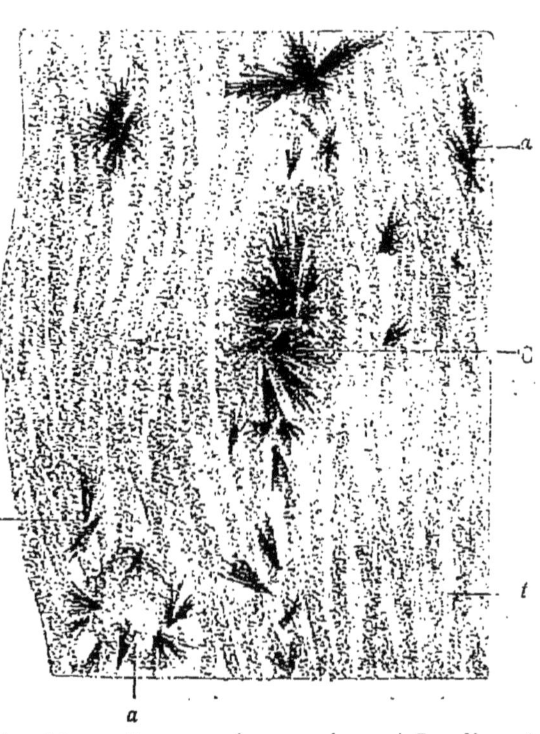

Fig. 33. — Coupe microscopique (150 diam.) d'une pyramide de Malpighi. *c*. cristaux uratiques, disposés en amas au niveau de points clairs ; *a*) mêmes cristaux obliquement disposés par rapport aux canalicules à l'intérieur desquels ils paraissent prendre naissance ; *t*) canalicules sains.

L'infiltration uratique des reins, malgré une marche continue et progressive, est rarement une cause de mort, à part les cas où elle aboutit à la formation de calculs volumineux avec ou sans suppuration, et cela parce qu'elle n'atteint que partiellement ces organes. Toutefois, elle contribue dans une certaine mesure à l'altération générale de l'organisme, désignée sous le nom de cachexie. Son traitement doit consister dans l'emploi d'une substance capable de dissoudre les cristaux uratiques formés dans les reins ; la pipérazine n'est pas sans utilité à cet égard.

Artériosclérose rénale. — Etudiée plus haut avec ses conséquences anatomiques, elle mérite d'attirer l'attention du clinicien. Son rôle dans l'histoire de la goutte est, en effet, des plus importants ; c'est elle surtout qui menace l'existence du goutteux à un certain âge de la vie et principalement de 50 à 60 ans ; aussi le médecin doit-il s'appliquer à la prévoir et à la combattre dès son début, vers la quarantaine ou même plus tôt, car, une fois constituée, elle est difficilement curable.

Désignés à tort sous des noms divers, les désordres organiques provenant de l'artériosclérose ont toujours un début insidieux et une marche lente, sans réaction aucune, de telle sorte qu'ils échappent souvent à l'attention du malade et du médecin ne sachant pas que le goutteux y est prédisposé. C'est pourquoi, l'examen de la sécrétion urinaire et de l'état du cœur, qui permettent de les dépister assez tôt, doivent être l'objet d'une observation attentive chez les individus de 40 à 50 ans et même plus jeunes.

Les urines commencent par augmenter de quantité, la nuit plus encore que le jour (polyurie nocturne), puis, elles se décolorent peu à peu, diminuent de densité et finissent par devenir albumineuses. De 1200 à 1500 centim. cubes, quantité ordinaire, elles passent peu à peu à 1.800 cc., 2.000 cc., et souvent dépassent ce chiffre. En même temps, elles sont claires ou revêtent une teinte blanchâtre qui les fait ressembler à du petit lait. Leur densité de 1018 ou 1020 tombe au-dessous de 1015, puis au-dessous de 1010. Traitées par la chaleur et l'acide acétique, elles présentent une teinte rosée et un nuage lactescent d'albumine et par l'acide azotique un cercle blanchâtre semifloconneux, à moins d'une complication du côté des épithéliums rénaux,où elles sont floconneuses. La pression sanguine augmente, tout d'abord, le cœur offre les signes d'une hypertrophie et laisse entendre à l'auscultation un dédoublement du second bruit aortique ou *bruit de galop :* puis enfin, pour peu que ses artères soient indurées, il se dilate, laisse entendre à l'auscultation un bruit de souffle systolique à l'orifice mitral, se vide de plus en plus difficilement et devient insuffisant. C'est alors que se produisent des hyperémies stasiques des organes abdominaux, de l'œdème des membres inférieurs, des bourses, etc., la simple altération des reins donnant rarement lieu à de l'anasarque.

Pendant ce temps, le malade pâlit, maigrit, dépérit et perd ses forces. Cet état se prolonge durant des mois, des années, suivant l'évolution du mal, d'autant plus rapide, en général, que les individus sont plus jeunes. Puis, tout à coup, sous l'influence de vives émotions, de la fatigue, d'un surmenage, et surtout d'un refroidissement, les urines diminuent de quantité, se colorent quelque peu, et il survient une dyspnée plus ou moins violente avec exacerbations nocturnes, obligeant le malade à s'asseoir sur son lit, ou bien une diarrhée persistante, des vomissements verdâtres, de préférence à la suite des repas, ou encore une céphalée pénible, enserrant toute la tête, plus intense la nuit que le jour, et enfin, dans quelques cas, un délire spécial avec tendance à sortir du lit, sinon un accès comateux : autant de phénomènes généralement décrits, aujourd'hui, sous le nom d'*urémie*, et qui sont une cause fréquente de mort. Envisagés trop souvent, comme des phénomènes de goutte remontée ou déplacée, ces accidents sont la conséquence de l'altération rénale, effet de l'artériosclérose engendrée par la goutte. Ainsi, il importe, dans toute maladie, de savoir subordonner les symptômes, si on tient à s'en faire une conception exacte. Ce qui précède, en tous cas, montre bien la complexité des désordres de la goutte sur les reins et la nécessité d'une analyse des plus rigoureuses pour en saisir la filiation et les rapports.

II. — Voies urinaires.

Les phénomènes pathologiques provenant de l'action de la goutte sur les voies urinaires sont surtout vaso-moteurs et spasmodiques ; les désordres trophiques, s'il en existe, ne sont pas bien connus.

Les *troubles vaso-moteurs* consistent en des poussées congestives qui se traduisent par des sensations de brûlure, de ténesme et de vives douleurs, au niveau du col et du bas-fond de la vessie (irritable bladder des auteurs anglais). L'urine, peu abondante, est d'ordinaire foncée et fortement acide, chargée de mucus, d'urates, de quelques leucocytes et de rares hématies, sans dépôts purulents proprement dits, ce qui permet de différencier cette affection de la plupart des lésions organiques et infectieuses.

Les *fluxions hémorragiques* de la vessie, admises par Todd, acceptées par Charcot et par Rendu, trouvent encore beaucoup d'incrédules, ce qui n'empêche qu'elles existent et qu'elles ne sont pas d'une extrême rareté, du moins chez les vieillards hémorroïdaires et chez la femme à l'époque de la ménopause.

Plusieurs cas d'hématurie d'origine nerveuse, rapportés par nous dans une communication à l'Académie de médecine, avaient trait le plus souvent à des goutteux (1). Ces hémorragies qui, malgré l'examen le plus sérieux, ne s'accompagnent d'aucun désordre matériel, sont le plus souvent associées à des douleurs vésicales et aussi à du ténesme du col de la vessie; elles consistent en l'expulsion d'un sang ordinairement rouge, dont la quantité peut osciller entre 50 et 300 grammes; elles reviennent habituellement par crises irrégulières et cèdent d'ordinaire à l'action de la quinine, à la dose de 1 gr. à 1 gr. 50.

Le diagnostic de ces hémorragies repose sur les antécédents goutteux des malades et l'absence de toute lésion de l'appareil urinaire, leur brusque apparition et leurs intermittences. Elles ne sont sérieuses que si elles se répètent fréquemment, car, même abondantes, elles ont peu de gravité, comme j'ai pu le constater, en particulier chez un homme de 70 ans, ancien hémorroïdaire, qui rendit près de un demi-litre de sang dans les 24 heures.

Spasmes vésicaux. — Ils s'observent tantôt dans le jeune âge, tantôt dans l'âge adulte. Effets d'un réflexe, ils s'observent chez les jeunes gens nerveux, dès l'âge de 7 à 8 ans, quelquefois plus tôt, et sont désignés sous le nom d'*incontinence nocturne de l'urine*. Ils consistent dans l'émission involontaire du liquide urinaire durant le sommeil, et quelquefois, à plusieurs reprises, dans le courant de la même nuit. Ils se continuent souvent pendant plusieurs années, disparaissent en général vers l'époque de la puberté ou un peu plus tard.

Spasme du col vésical. — Accident des plus communs, et généralement connu sous le nom de cystite du col, il

(1) E. Lancereaux, *Bull. de l'Académie de Médecine*, t. II, p. 529, Paris, 1900.

se produit aux différents âges de la vie et consiste en des besoins fréquents d'uriner, spontanés ou provoqués par l'action du froid ou par une acidité exagérée de l'urine. Les malades éprouvent des sensations pénibles, plus ou moins aiguës et insupportables pendant la miction et à sa suite ; ils ont de faux besoins, des envies fréquentes d'uriner et sont pris de spasmes douloureux qui arrêtent instantanément le jet de l'urine, comme s'il existait un calcul dans la vessie.

Ces désordres, ordinairement paroxystiques, persistent pendant un certain temps, s'apaisent et reparaissent ensuite, avec une plus ou moins grande intensité. L'absence de toute lésion locale, la limpidité des urines, certains troubles nerveux concomitants tels que : migraine, névralgies, hémorroïdes, sont autant de circonstances favorables au diagnostic de cette affection et à ses rapports avec la goutte.

III. — Testicules.

Les désordres que détermine la goutte du côté des testicules consistent en des fluxions plus ou moins douloureuses, d'une durée passagère et qui, malgré leur rareté, peuvent être rapprochées des fluxions articulaires. Observés par plusieurs auteurs, entre autres par le Dr Debout d'Estrées, ces désordres consistent en une tuméfaction rapide et fort douloureuse du corps entier du testicule, le tout sans épanchement appréciable dans la tunique vaginale. L'organe, élastique et quelque peu induré, est pesant, recouvert par un scrotum légèrement coloré, parsemé de veines distendues par le sang. Cet état persiste pendant plusieurs jours, puis la douleur cesse et la tuméfaction disparaît. Ces caractères, joints à une évolution aiguë et rapide, sont, en l'absence de tout gonflement épididymaire et d'épanchement vaginal, autant de signes qui, rapprochés des antécédents et des phénomènes concomitants, mettent hors de doute l'origine de l'affection goutteuse des testicules, en dehors même de toute poussée articulaire.

IV. — Prostate.

Dyce-Duckworth n'hésite pas à admettre que la prostate puisse être influencée par la goutte. On voit survenir tout d'un coup, pendant la nuit, dit cet auteur, des douleurs intenses, accompagnées d'une dysurie spasmodique douloureuse avec des urines roses et chargées d'urates. Par le toucher rectal, on constate que la prostate est augmentée de volume et très sensible ; la vessie ne se vide qu'imparfaitement. L'attaque peut céder, mais la prostate reste grosse et il y a pendant longtemps de la cystite ; un refroidissement est la cause déterminante ordinaire de ces attaques. Cette description nous paraît se rapporter au moins autant à une poussée congestive du col de la vessie, chez un individu dont la prostate serait volumineuse, qu'à une fluxion de cette glande ; mais c'est là chose difficile à affirmer. Il n'est pas moins vrai que la prostate est fréquemment hypertrophiée dans la goutte, et bien qu'il soit difficile d'en attribuer la responsabilité à cette maladie, dont les principaux désordres sont vaso-moteurs ou trophiques, il faut reconnaître qu'elle peut jouer un certain rôle dans l'augmentation de volume de cette glande.

V. — Voies génitales.

De même que tous les organes excréteurs, les voies génitales, en raison de leur constitution propre, sont, dans certains cas, le siège de fluxions goutteuses et plus souvent encore de contractions spasmodiques.

Les fluxions de ces organes, mal étudiées et peu connues, ne nous arrêteront pas ; mais il ne peut en être de même des affections spasmodiques, qui méritent une réelle attention.

Les *spasmes des voies génitales*, comme ceux des voies urinaires, donnent lieu à des manifestations différentes, selon que la convulsion porte sur les muscles des réservoirs ou sur ceux de leurs orifices. Dans le premier cas, les réservoirs se vident par suite de la contraction de leurs parois, d'où *spermatorrhée et incontinence urinaire;* dans le second cas, ces mêmes réservoirs ne pouvant se vider, du moins momentanément, à cause de l'obstacle apporté par le spasme sphinctérien, il y a rétention du produit de sécrétion : *aspermatisme et dysurie.*

La *spermatorrhée* nerveuse ou spasmodique s'observe d'ordinaire à partir de l'époque de la puberté, c'est le cas d'un de mes malades, aujourd'hui âgé de vingt-sept ans atteint, depuis l'âge de onze à douze ans, de pollutions nocturnes sollicitées par des rêves érotiques, pollutions d'abord assez rares, mais qui, ensuite, augmentèrent de fréquence et finirent par se produire toutes les deux ou trois nuits et même plusieurs fois chaque nuit. Plus tard, il survint des pollutions diurnes, provoquées par le plus léger attouchement ou même par la simple vue d'objets pouvant, éveiller des idées lascives. L'émission du sperme survenant peu à peu, sans éréthisme, le malade finit par n'avoir conscience d'aucune sensation voluptueuse et c'est au réveil qu'il s'aperçoit de l'accident qui l'a surpris pendant le sommeil. Fatigué, courbaturé, il éprouve de la pesanteur de tête, un certain état de vague et de trouble dans les idées, d'inaptitude aux travaux de l'esprit et du corps; puis, son teint pâlit, ses yeux se cernent et perdent leur expression, il survient de l'essoufflement, de la gène de la respiration, un certain degré de faiblesse et de petitesse du pouls. A ces symptômes s'ajoutent de l'anesthésie ou de l'hyperesthésie cutanée, partielle, mobile et passagère, de l'amblyopie, de la diplopie, des tintements et des sifflements d'oreilles, et, enfin, une impuissance absolue. Un de mes clients, homme robuste et goutteux, atteint de pertes séminales depuis l'âge de quinze ans, marié à vingt-quatre ans, n'avait jamais eu d'enfant et, désirant en connaître la cause, sa femme me fit l'aveu qu'il était absolument impuissant.

L'insomnie, la tristesse, les préoccupations de l'esprit sont des désordres fréquemment associés à la spermatorrhée, comme aussi, dans certains cas, les vertiges, des frayeurs diverses et en particulier celle de l'espace ou *agoraphobie*.

Deux autres malades, âgés l'un de dix-neuf ans, l'autre de vingt-deux ans, affectés l'un et l'autre de spermatorrhée, avaient une telle frayeur, lorsqu'ils se trouvaient seuls dans la rue, qu'ils étaient pris d'un tremblement général, de troubles vaso-moteurs se traduisant par de la pâleur ou de la rougeur de la face, par le refroidissement des extrémités et par des vertiges tels que, s'ils n'étaient soutenus, ils finissaient par tomber. Ces jeunes gens avaient fini par ne plus vouloir sortir ; l'un d'eux consentait encore à quitter l'appartement avec sa mère, qui avait toute sa confiance, mais il ne se serait pas décidé à sortir avec une autre personne. Un jour, me trouvant dans la rue avec lui, il refusa de marcher, prétendit qu'il était souffrant, que son cœur se rompait, qu'il allait mourir, qu'il fallait absolument qu'il s'arrêtât et reçût des soins. Ses mains étaient froides, violacées et tremblantes, ses traits décomposés; il était véritablement effrayant.

Ce syndrome, qui coexiste fréquemment avec de l'acné du visage, se rencontre encore chez la femme et chez la jeune fille, et s'il y est moins connu, c'est sans doute parce qu'il est plus difficile à constater. Une jeune fille de dix-neuf ans, pour laquelle nous étions consulté, il y a plusieurs années, avait, comme les jeunes gens dont nous venons de parler, la peur de la rue, car elle osait à peine sortir avec sa mère, et elle n'avait pas plus tôt mis le pied dehors qu'elle était prise de vertiges, de tremblements, de rougeur ou de pâleur du visage, et d'une profonde altération des traits. Sous l'influence des bains froids, des douches, du séjour à la campagne et de l'emploi du bromure de potassium, cette situation s'améliora notablement. Plus tard, cette jeune personne, s'étant mariée, alla mieux, mais ne fut pas totalement guérie, et n'eut pas d'enfants.

La similitude des phénomènes que je viens de signaler avec ceux que j'avais observés chez quelques jeunes garçons éveilla dans mon esprit l'idée que cette personne avait des habitudes d'onanisme; elle portait d'ailleurs sur la face de nombreux boutons d'acné; j'engageai la mère à surveiller sa fille; mais je fus mal vu, d'avoir eu un pareil soupçon. Plus tard, cette mère me déclara que sa fille avait souvent la nuit des pertes blanches qui formaient sur le linge des taches d'un blanc grisâtre; elle m'avoua même qu'elle considérait ces pertes comme analogues aux pertes séminales de l'homme, à cause de leur abondance, de leur intermittence et de leur moment d'apparition un peu avant les époques menstruelles, et, en cela, je fus entièrement de son avis.

Les spasmes des canaux éjaculateurs du sperme ou de leurs orifices, ou *aspermatisme*, sont des désordres jusqu'ici peu ou pas étudiés, mais que les deux observations suivantes me paraissent démontrer.

Un industriel de trente ans me fut adressé, il y a quelques années, par un de mes anciens camarades, médecin en province; il se plaignait de différents malaises, mais le motif qui l'amenait était tout autre.

Marié depuis une dizaine d'années, il se trouvait dans l'impossibilité absolue d'avoir des rapports complets avec sa femme, qu'il aimait beaucoup et de laquelle il désirait avoir des enfants. Il me raconta que l'érection se produisait facilement chez lui, mais que jamais, dans ce moment, l'éjaculation n'avait été possible. Au contraire, dans la nuit, il avait quelquefois des rêves suivis de pertes séminales et, comme il était père d'une petite fille, il attribuait la fécondation de sa femme à ce qu'il s'était approché d'elle au moment d'une éjaculation spontanée. Il ne pouvait être question d'une malformation des canaux éjaculateurs qui auraient déversé leur contenu dans la vessie, puisque le sperme pouvait s'échapper au dehors, excepté au moment du rapprochement sexuel. S'agissait-il d'un rétrécissement organique de ces mêmes canaux ? En aucune façon, puisqu'il y avait émission d'un sperme véritable, pendant le rêve. Une seule hypothèse était donc admissible : la production, au moment de l'excitation génésique, d'un spasme des orifices des canaux éjaculateurs, venant s'opposer à l'émission du liquide séminal. Or, ce malade avait tous les attributs du goutteux : il était migraineux, hémorroïdaire, triste, inquiet, et présentait en même temps de l'acné du visage. Il guérit à la suite d'un traitement qui ne dura pas moins de six mois.

Un autre malade, âgé de vingt-huit ans, grand, maigre et déjà chauve, étant venu me consulter pour un chancre syphilitique, m'apprit qu'il avait contracté cette affection lorsque, pour la première fois, il avait essayé de voir une femme, ce dont il s'était abstenu jusqu'alors, parce qu'il y avait chez lui impossibilité d'éjaculer et que c'était là une circonstance malheureuse, vu qu'il désirait beaucoup se marier et avoir des enfants. Comme le précédent, il était sujet à des pertes séminales, et avait l'érection facile. Tandis que je le soignais pour son chancre, je le soumis à l'emploi du bromure de potassium, à l'usage des bains froids, etc. Ce traitement resta sans résultat; néanmoins, deux ans plus tard, mon malade vint m'annoncer avec une joie réelle qu'il était parvenu à éjaculer à la suite d'une excitation artificielle, mais qu'il n'avait pu réussir autrement.

Dans ce cas rien ne vient encore légitimer l'existence d'une anomalie ou d'un rétrécissement des canaux éjaculateurs et l'on est forcément conduit à admettre qu'il se produit, au moment de l'érection déterminée par l'excitation génésique, un spasme des voies spermatiques (1).

VI. — Urètre et pénis.

L'urètre, selon quelques médecins, serait le siège d'écoulements liés à la goutte, et cela sous prétexte de leur alternance avec certaines manifestations de cette maladie. Mais il semble que plusieurs des assertions de ces médecins ne reposent pas sur des preuves certaines et qu'ils ont pu prendre pour un écoulement goutteux ce qui n'était qu'une simple blennorragie récidivée. Ce qui tendrait à le faire croire, c'est la rareté, chez l'homme, des écoulements non blennorragiques.

La thrombose des veines du corps caverneux du

(1) Comparez : Hicquet, *Observation d'aspermatisme* (*Bull. de l'Acad. de méd. de Belgique*, 1861, série 2, t. IV, p. 482). — Schulz, *De l'Aspermatisme* (*Gaz. hebd. de méd. et de chir.*, Paris, 1863, p. 93, et *Wien. med. Wochenschr.*, 1862, n°s 49 et 50).

pénis, qui a pour caractère la présence de nodosités à peu près indolentes sur le trajet de ces vaisseaux, a pu être quelquefois aussi rattachée à la goutte ; mais sans vouloir nous prononcer, d'une façon positive, sur cette question, nous n'avons pas moins observé chez un goutteux une phlébite de la veine dorsale de la verge, en dehors de toute blennorragie ou syphilis pouvant rendre compte de sa présence.

L'épaississement de la gaîne fibreuse du corps caverneux, disposée par bandes indurées sur les côtés du dos de la verge ou même sur la cloison, a été signalée par plusieurs auteurs, et cette lésion, qu'il est possible de rapprocher de l'épaississement avec induration des ligaments et des tendons, est au moins vraisemblable dans la goutte. Je l'ai observé, du reste, dans un cas où la goutte seule pouvait être mise en cause. Elle a une durée toujours longue et laisse à sa suite une sorte de corde indurée avec rétraction et renversement en haut de la verge dans l'érection.

VII. — Ovaires.

Les ovaires, de même que les testicules, nous semblent exposés aux atteintes des fluxions goutteuses. Celles-ci, trop peu étudiées jusqu'ici, se manifestent de préférence à l'approche des périodes menstruelles, sous forme de violentes douleurs survenant tout à coup, chez des femmes arthritiques, au niveau des régions ovariennes et cessant au bout d'une à deux semaines ou plus tôt. Elles s'accompagnent d'une tuméfaction de l'organe qu'il est possible de constater parfois, à l'aide du toucher combiné au palper abdominal. Le diagnostic de cette fluxion repose sur la douleur subite, l'évolution de l'affection, le palper et sa coexistence avec des manifestations goutteuses; mais, vu l'impossibilité d'avoir l'organe sous les yeux, il demeure douteux dans un certain nombre de cas, n'ayant d'autre base que l'examen clinique.

VIII. — Utérus.

Les manifestations utérines de la goutte sont les unes fluxionnaires, éruptives ou hémorragiques, les autres trophiques.

N. Gueneau de Mussy (1) cite des exemples d'eczéma, d'herpès et d'acné du col utérin, coïncidant avec des leucorrhées tenaces et un prurit vulvaire, chez des femmes arthritiques ayant présenté ou non de semblables manifestations du côté du tégument externe.

Sans doute, il est difficile d'attribuer tous ces désordres à la goutte, en raison des difficultés que l'on éprouve à reconnaître certains d'entre eux, l'eczéma du vagin et du col de l'utérus, par exemple; mais il y a lieu de reconnaître que le prurit vulvaire comme aussi l'herpès sont des affections communes chez les femmes goutteuses.

Les *fluxions utérines*, à l'époque des règles, et même en dehors de la menstruation, sont des accidents dont les rapports avec la goutte paraissent certains. Ainsi, l'on voit assez fréquemment, chez des jeunes filles ou des jeunes femmes arthritiques, l'utérus se tuméfier, devenir ferme, sensible à la pression, extrêmement douloureux pendant quelque temps, puis revenir ensuite à son état normal.

On sait, d'ailleurs, que ces fluxions menstruelles se terminent par des hémorragies abondantes, exigeant le

(1) N. Gueneau de Mussy, *Leçons de cliniques médicales*, t. II, p. 268.

repos au lit, et quelquefois l'intervention du médecin. Relativement communes vers l'époque de la ménopause, ces fluxions peuvent se produire encore plus tard, et c'est là un fait qu'il est bon de connaître, sans quoi on s'expose à diagnostiquer, à tort, des fongosités, un polype ou un cancer utérin. Or, si une exploration sérieuse de l'organe ne découvre aucun désordre matériel, il y a tout lieu de croire à une poussée de goutte en présence surtout d'un ou plusieurs des stigmates de cette maladie.

Un exemple de ce genre est rapporté par Courty, de Montpellier : c'est celui d'une femme de 45 ans, hémorroïdaire et graveleuse, née d'un père goutteux et d'une mère qui comptait des goutteux dans sa famille, et avait un frère asthmatique. Atteinte, à plusieurs reprises, de douleurs, de gonflements articulaires et de déformations des petites jointures, cette personne, après avoir souffert de congestions pulmonaires suivies d'hémoptysies, fut prise, sans cause appréciable, douze jours après la cessation de ses règles, d'une fluxion utérine, fort douloureuse et paroxystique, au point de rendre la marche impossible. Quelques jours plus tard, les malaises diminuèrent jusqu'au retour de l'époque menstruelle qui fut douloureuse, ce qui n'était jamais arrivé. La douleur cessa après deux ou trois jours, mais l'hémorragie fut plus abondante que de coutume. Ces mêmes accidents se répétèrent plus tard, et ne laissèrent aucun doute sur leur origine. Toutefois, il ne faudrait pas croire, d'après ce récit, que toutes les douleurs menstruelles, y compris celles des jeunes filles, soient le fait de la goutte; il y a lieu seulement de penser à cette origine dans les cas où aucun désordre matériel ne vient les expliquer.

Les fluxions utérines sont fréquemment associées à des douleurs trop souvent prises pour de simples névralgies (hystéralgie), dont la violence, dans certains cas, rappelle les douleurs de l'enfantement.

Ces douleurs, qui accompagnent ou précèdent la menstruation, ont des points douloureux au niveau du col ou du corps utérin et irradient souvent vers le rectum, les membres inférieurs, les parois de la cavité abdominale et pelvienne. Fréquemment associées à la tuméfaction de l'utérus, à de la leucorrhée, de l'aménorrhée et des métrorrhagies, elles se manifestent sous forme de crises intermittentes, survenant brusquement et disparaissant de même, en sorte que le siège de la souffrance est le seul élément qui permette de les distinguer des crises entéralgiques et des corps fibreux utérins.

Les *métrorrhagies d'origine goutteuse* ne sont sans doute pas rares, mais elles ont été fort peu étudiées, car, en présence de ce symptôme, comme d'un grand nombre d'autres, peu de médecins prennent la peine de remonter jusqu'à la maladie dont il dépend.

La *dysménorrhée membraneuse* (*endométrite membraneuse*), déjà rattachée à la goutte par Todd et fréquemment associée au rhumatisme noueux, n'est vraisemblablement qu'une affection trophique d'origine arthritique ou goutteuse. Le plus souvent associée à des éruptions cutanées diverses, elle se rencontre à peu près exclusivement chez les femmes nerveuses, exposées aux névralgies, aux arthrites sèches et autres désordres propres aux goutteux, et se caractérise par des douleurs excessives, comparables aux douleurs de l'accouchement, par un léger écoulement sanguin et l'expulsion de temps à autre de produits membraniformes, résultant d'une sécrétion anormale de la membrane muqueuse utérine. Un fait des plus instructifs, à cet égard, est celui d'une femme de 28 ans, née d'une mère migraineuse, d'un père goutteux (migraines, hémorroïdes, eczéma, tophus) et qui était soignée par moi, depuis plusieurs années, pour des névralgies faciales et des éruptions reparaissant à chaque printemps. Régulièrement menstruée, toujours avec de violentes douleurs, cette jeune femme n'a jamais eu d'enfant, bien qu'elle soit mariée depuis neuf années. Se croyant enceinte, en raison d'un retard de quelques jours, elle se réjouissait, quand elle fut prise tout à coup, dans la région hypogastrique, de crises douloureuses des plus intenses, suivies de la décoloration des téguments et de décomposition des traits.

Après avoir été calmées par la morphine, ces douleurs reparurent et furent de nouveau combattues; mais en même temps, se produisit un léger écoulement sanguin qui se continua pendant plusieurs jours, quoique l'utérus fût manifestement tuméfié et dur au toucher; puis la douleur devint supportable et se réduisit à de légères sensations dans la région des reins et des fosses iliaques.

L'époque menstruelle suivante ramena de nouvelles crises douloureuses, qui furent suivies d'un écoulement sanguin et de l'expulsion d'un produit membraneux, grisâtre, de la forme et des dimensions de la cavité utérine, lequel présenta, à l'examen microscopique, des cellules épithéliales des leucocytes et des fibres de tissu conjonctif, indices de débris de la membrane muqueuse utérine.

L'écoulement sanguin continua encore pendant quelque temps, tandis que les douleurs cessèrent; mais l'époque menstruelle qui suivit les fit renaître, aussi bien que l'hémorragie. L'utérus, cette fois, se trouvait enclavé dans une sorte de tumeur molle, un peu plus saillante à droite qu'à gauche et qui n'était qu'une hématocèle. Il y eut encore de mauvaises époques cataméniales, mais sans crises douloureuses, la tumeur sanguine se résorba peu à peu et la malade finit par recouvrer sa santé antérieure; depuis lors, à part quelques troubles peu sérieux, elle s'est toujours bien portée. Ce fait montre clairement la relation de cette affection d'une part avec la fonction menstruelle, d'autre part avec les désordres trophiques de la goutte.

IX. — Vagin.

Le vagin présente dans la goutte deux sortes de troubles: les uns circulatoires et sécrétoires; les autres simplement spasmodiques.

Certains auteurs déjà anciens ont parlé des premiers. Storck et Stoll décrivaient des leucorrhées goutteuses, mais nous leur adressons les objections déjà présentées aux écoulements urétraux, et, d'ailleurs, il y a lieu de constater que la connaissance de plus en plus précise des affections utérines a fait oublier les conceptions un peu hasardées des anciens médecins; aussi peut-on douter de l'existence réelle d'une vaginite ou d'une leucorrhée goutteuse. Il n'en est pas de même du spasme du vagin sans que, pour cela, cette affection soit toujours sous la dépendance de la goutte.

Le *spasme de l'orifice vulvaire*, ou *vaginisme*, affection commune dans l'hystérie, se rencontre aussi dans la goutte. Je l'ai observé plusieurs fois chez de jeunes mariées, et même chez des femmes qui avaient eu des enfants, tantôt en même temps que des érosions ou des fissures des lèvres, tantôt en l'absence de toute lésion appréciable. Mais, qu'il y ait ou non des lésions vulvaires, il importe de savoir que la condition du vaginisme est avant tout l'exagération de l'excitabilité réflexe, car autrement la plupart des femmes, étant exposées aux déchirures de la muqueuse, auraient du vaginisme, ce qui n'a pas lieu.

Ce spasme a pour caractères une sensibilité très vive de toute la circonférence ou d'un point seulement de l'orifice vulvaire et une contraction douloureuse qui survient lorsque cette partie se trouve excitée, surtout au moment du rapprochement sexuel. La contraction est telle que le toucher est pénible et l'examen au spéculum difficile ou impossible. Aussi, dans la plupart des cas, l'acte génital ne peut avoir lieu et la stérilité en est la conséquence. Il arrive, pourtant, que cet état finit par s'améliorer et par laisser des intervalles pendant lesquels le coït complet peut s'effectuer sans trop de difficultés. Les anesthésiques locaux sont les moyens qu'il convient d'opposer à cet accident; en même temps, il faut s'appliquer à combattre les érosions et les fissures qui peuvent se rencontrer sur les lèvres ou à l'orifice du vagin et à diminuer l'excitabilité réflexe du système nerveux.

Les manifestations diverses, que nous venons de passer en revue, ne sont peut-être pas toujours sous la dépendance de la goutte; mais nous ne croyons pas nous tromper en affirmant qu'elles lui appartiennent le plus souvent, pour ce fait qu'elles présentent les caractères fluxionnaires ou spasmodiques de cette maladie, qu'elles évoluent par crises successives, dans l'intervalle desquelles tout phénomène disparaît, qu'elles se rencontrent d'ordinaire dans la descendance des goutteux et coexistent habituellement avec un certain nombre des symptômes qui leur appartiennent.

§ 7. — APPAREIL NERVEUX

Les organes qui composent cet appareil : encéphale, moelle épinière et nerfs, présentent dans la goutte, à l'instar de tous les autres, des troubles vaso-moteurs et des désordres trophiques ; mais, de plus, les goutteux, formant une sorte de race particulière, ont une mentalité spéciale, importante à connaître.

I. — Encéphale.

Mentalité et troubles vaso-moteurs. — Variable suivant la prédominance des facultés intellectuelles ou affectives, la mentalité du goutteux se fait remarquer par des caractères extrêmes : une volonté ferme ou chancelante, la justesse ou la fausseté de l'esprit. Les hommes instruits, tenaces dans leurs convictions, rigides dans le devoir, profondément religieux, de même que les personnes changeantes, jalouses et vindicatives sont généralement entachés de cette maladie, qui comprend ainsi la meilleure et la pire portion de l'humanité. S'il a le jugement droit, le goutteux (arthritique) devient inventeur, s'il ne voit pas juste, il verse dans le spiritisme, le magnétisme, le mysticisme.

L'esprit de cet homme est inquiet, chercheur, insatiable, emporté, le plus souvent triste à moins que la tristesse ne soit remplacée par une gaîté folle, comme si la pondération lui faisait défaut. L'inquiétude porte sur les choses les plus diverses, matérielles ou spirituelles, et le plus souvent sur la santé. Cette dernière tendance a depuis longtemps frappé l'attention des observateurs qui l'ont étudiée sous le nom d'*hypocondrie*.

L'hypocondrie est un état pathologique caractérisé

par la préoccupation constante, la crainte excessive et continuelle de maladies bizarres, imaginaires ou par l'intime persuasion que des maladies réelles, mal appréciées, ne peuvent se terminer que d'une manière funeste. Cet état est la conséquence habituelle d'un acte réflexe sur la portion de l'encéphale qui préside aux phénomènes intellectuels ; partant il a sa place à côté des spasmes et des troubles vaso-moteurs, car il est, comme eux, soumis à l'exaltation de la sensibilité.

Impressionnable à l'excès, le goutteux ressent vivement la joie et la douleur ; la souffrance des organes, qui lui est particulièrement pénible, réagit sur son système nerveux et en modifie plus ou moins profondément la fonction. Le plus insignifiant désordre pathologique suffit à inquiéter son esprit, que vient encore influencer le simple fait d'un changement de temps, l'élévation ou l'abaissement de la température. Un léger trouble digestif lui donne des idées tristes, de la mauvaise humeur, lui fait voir tout en noir, le place dans un défaut total de résolution et lui inspire la crainte que les événements à venir ne se terminent de la manière la plus fâcheuse. Ce malade est irritable, impatient et particulièrement préoccupé de sa santé ; toute modification de son état habituel le trouble et toute sensation un peu extraordinaire lui fait redouter un grand danger ou même la mort. Ses préoccupations sont excessives : il s'inquiète de ses excreta, examine attentivement ses déjections dans lesquelles il trouve toute sorte de choses, et ne manque pas de les conserver afin de les montrer au médecin.

Quelques affections ont le privilège d'occuper son esprit d'une façon particulière, celles du cœur, des poumons, et tout particulièrement les affections vénériennes et cancéreuses. La plus légère dyspepsie suffit à provoquer, chez lui, des palpitations fréquemment accompagnées d'un sentiment d'angoisse que l'inquiétude et la peur d'une maladie grave augmentent encore. Toute son attention se concentrant sur ce phénomène, il tient la main continuellement appliquée sur son cœur, il le sent bondir et il lui semble qu'il va sortir de sa poitrine ou cesser de battre; en tout cas, il se croit atteint d'une maladie sérieuse de cet organe. La souffrance du pharynx, celle du larynx, la cuisson de la gorge, la toux éveillent, dans son imagination, l'idée d'une affection pulmonaire et cette affection est toujours la plus redoutable, la tuberculose. La lecture des livres de médecine, souvent même les conseils du médecin, font germer dans l'esprit de ce malade les plus vives inquiétudes. Rousseau, dont le tempérament goutteux est manifeste, nous renseigne sur ce point dans un passage que je tiens à citer : « Ma santé, dit-il, ne se rétablissait pas, j'étais pâle comme un mort et maigre comme un squelette, mes battements d'artères étaient terribles. Pour m'achever, ayant fait entrer un peu de physiologie dans mes lectures, je me mis à étudier l'anatomie, et passant en revue la multitude et le jeu des pièces qui composent ma machine, je m'attendais à sentir détraquer tout cela vingt fois par jour... Loin d'être étonné de me trouver mourant, je l'étais que je pusse encore vivre, et je ne lisais la description d'une maladie que je ne crusse être la mienne ; je suis sûr que, si je n'avais pas été malade, je le serais devenu par cette fatale étude, trouvant dans chaque maladie les symptômes de la mienne, je croyais les avoir toutes, et j'en gagnai pardessus une bien plus cruelle encore dont je m'étais cru délivré : la fantaisie de guérir. »

Les maladies vénériennes ou même seulement la crainte de les avoir sont, pour un certain nombre des malheureux goutteux, la cause de tourments inimaginables, surtout parce qu'il s'agit d'une maladie honteuse dont l'incurabilité a été déclarée à tort par un certain nombre de spécialistes. La blennorragie est pour quelques-uns une source d'ennuis, d'autant plus grands qu'elle a plus de tendance à la récidive. Le chancre vénérien préoccupe moins, si ce n'est lorsqu'il ronge ou qu'il est considéré comme pouvant avoir les conséquences d'un chancre syphilitique. La simple idée d'avoir la syphilis est un des plus grands tourments, non seulement pendant la jeunesse, mais encore durant une grande partie de l'existence. Ce trouble mental, depuis longtemps connu et désigné sous le nom de *syphilophobie*, a été fort bien décrit par plusieurs auteurs (1).

Après avoir cru, tout d'abord, qu'un syphilitique quelconque pouvait être atteint de ce syndrome, j'ai fini par m'apercevoir qu'il n'en était rien, et que la syphilophobie se rencontre à peu près uniquement chez les individus qui présentent des stigmates de goutte et que ce désordre mental n'était qu'un accident éveillé par la syphilis ou seulement par la crainte d'avoir contracté cette maladie, comme dans le fait suivant :

Un gentilhomme russe, âgé de 29 ans, qui m'était adressé par le Dr Sperk (de Saint-Pétersbourg), s'était aperçu neuf ans auparavant, étant à la campagne, de l'existence sur la verge d'un ulcère qui dura près de six semaines et qui ne fut suivi d'aucune autre manifestation. Pendant quatre années, il ne vit rien apparaître, et oublia la syphilis, mais, au bout de ce temps, ses cheveux venant à tomber et son synciput se découvrant peu à peu, il se trouva poursuivi par la crainte de la syphilis. Après avoir consulté à Saint-Pétersbourg, il commença ses pérégrinations, alla d'abord à Vienne, où il s'adressa au pro-

(1) Voir la description qui en a été faite dans l'ouvrage publié en commun avec le Dr Léon Gros, *Des affections nerveuses syphilitiques*, Paris, 1861, p. 135.

fesseur Hébra, qui l'envoya à un de ses élèves, médecin d'eaux minérales dans le Tyrol.

Celui-ci ne trouvant aucune trace de syphilis, le malade retourna à Vienne, où il consulta le professeur Sigmund, qui le soumit à une cure par les frictions mercurielles. Au bout de quelques jours de ce traitement, il fut effrayé et s'enfuit à Saint-Pétersbourg; mais peu après, étant toujours inquiet de la chute de ses cheveux, il retourna à Vienne, consulta Zeissl, qui nia la syphilis. A partir de ce moment, il se confia de nouveau aux médecins de Saint-Pétersbourg, prit de l'arsenic et recommença l'usage des frictions mercurielles, puis, étant plus tourmenté que jamais, il se décida à prendre le chemin de Paris et vint me trouver. C'était un homme robuste, nerveux, migraineux et hémorroïdaire, atteint de blépharite ciliaire avec synciput totalement glabre. Il commence par me conter toute son histoire, mais deux choses le préoccupent d'une façon plus particulière : sa calvitie, qu'il attribue à la syphilis, bien qu'elle n'en ait aucun des caractères, les saillies de ses arcades sourcilières et les épines de ses tibias qu'il considère comme autant d'exostoses spécifiques, malgré la peine que je prends à lui démontrer le contraire, en lui affirmant que, nulle part, il n'a la moindre trace de lésion syphilitique.

Je m'empressai de faire dormir ce malade à l'aide de l'hydrate de chloral et l'engageai à faire un traitement hydrothérapique; puis, lorsque je crus avoir acquis sa confiance, je lui fis comprendre qu'il était un hypocondriaque, et il voulut bien le reconnaître. Il m'avoua que toutes les fois qu'il rencontrait à l'étranger un de ses compatriotes et que celui-ci le regardait pendant un instant, il ne pouvait s'empêcher de croire qu'il remarquait sur sa figure des traces de syphilis et qu'il perdrait le nez ou une partie quelconque de la face, la perte du nez étant ce qui préoccupe le plus les Russes, cela, sans doute, parce que la nécrose du cartilage de la cloison est relativement fréquente chez eux, en raison du froid, qui prédispose aux lésions des fosses nasales.

L'angine granuleuse, si commune chez les goutteux, est une autre cause d'inquiétude pour ces malades qui fréquemment se croient atteints de syphilis pharyngée. Il m'est arrivé, à plusieurs reprises, d'être consulté même par des médecins qui prétendaient avoir des ulcères spécifiques de la gorge, des amygdales ou du voile du palais, alors que ces organes présentaient au plus une légère rougeur, et, néanmoins, les affirmations les plus absolues de l'absence de toute spécificité ne parvenaient pas toujours à les rassurer.

Cet état de l'esprit est quelquefois associé à un état gastrique avec anorexie et sensation de fatigue générale, comme nous l'avons vu chez deux négociants qui, se croyant perdus, voulaient se défaire de leurs établissements par mesure de prudence. Leur grande préoccupation était l'état du cœur, qui leur semblait gros, prêt à déborder et qui, d'un instant à l'autre, devait cesser de battre. La vie ne leur paraissait plus possible; ils passaient presque tout leur temps dans l'attente terrible de la mort, tristes, inquiets, en proie à une angoisse constante, ne mangeant plus et ne pouvant prendre le moindre sommeil.

Une dame sans progéniture, migraineuse, hémorroïdaire, eczémateuse, ayant, dans son salon, un portrait d'enfant, tombait dans une sorte d'extase en regardant ce portrait, mais, en même temps, son haleine devenait fétide et sa langue saburrale; elle se plaignait, en outre, de névralgies intercostales et la plus légère pression de la paroi antérieure et supérieure du thorax provoquait, chez elle, des accès de sanglots. Son médecin l'ayant crue atteinte d'aliénation mentale, voulait la faire transporter dans une maison de santé ; c'est alors que je fus consulté et sachant que les états de ce genre, chez les goutteux, sont en général passagers, je demandais que les soins lui fussent donnés chez elle. Or, sous l'influence de quelques purgatifs, de la morphine et du chloral, le sommeil revint, puis un régime lacté ne tarda pas à produire une amélioration notable de l'estomac, après quoi, les douleurs névralgiques cédèrent à l'emploi de la quinine et de l'hydrothérapie. Depuis lors, cette dame, quoique toujours nerveuse, mais non hystérique, s'est bien portée.

Ces quelques exemples ne donnent qu'une faible idée des formes nombreuses et variées de l'état mental de certains goutteux. Associé à des pertes séminales involontaires, cet état revêt ordinairement les caractères des affections désignées sous les noms de *claustrophobie* ou d'*agoraphobie*.

Un homme d'une quarantaine d'années, grand et robuste, d'une sensibilité excessive, chauve, migraineux, dyspeptique, hémorroïdaire, graveleux et eczémateux, me racontait, un jour, qu'il craignait le monde où il redoutait d'être remarqué, qu'en outre il lui était difficile sinon impossible de rester en chemin de fer à cause de la claustration et que, toujours pour les mêmes motifs, au théâtre, il ne se plaçait jamais sur un fauteuil, mais bien sur un strapontin. Un autre malade atteint d'acné de la face, de migraines et d'hémorroïdes, avait une telle frayeur de l'espace que, malgré son âge, vingt ans, il ne pouvait sortir sans être accompagné de sa mère, et que, même avec celle-ci, il lui était impossible de faire une course de plus de deux cents mètres et de traverser une rue sans être pris de vertiges, de frayeurs, de rougeur de la peau, de tremblement des membres, au point d'être obligé de s'arrêter.

Un littérateur distingué, père de trois enfants, éprouvait une telle frayeur, lorsqu'il se trouvait dans un compartiment de chemin de fer, qu'il avait les plus grandes difficultés à se rendre de Paris à Chantilly, où sa famille était en villégiature; enfermé dans le compartiment d'un wagon, il était pris de vertiges et d'une telle crainte de tomber et de périr qu'il se trouvait obligé d'en descendre.

Le goutteux, en somme, par le simple fait d'une sensibilité excessive, est un être souvent timide, mobile, indécis, triste, inquiet, préoccupé de son avenir et surtout de sa santé; il est le plus souvent quelque peu *hypocondriaque*, pour me servir d'une expression ancienne, *neurasthénique*, suivant une expression moderne, beaucoup moins juste. Son esprit peut ainsi présenter toute une gamme de phénomènes divers, variant depuis la versatilité la plus insignifiante jusqu'à la mélancolie et la monomanie la plus complète, celle de la maladie en particulier, et cela sans qu'il puisse être considéré comme un véritable fou.

Admise par un certain nombre de médecins aliénistes, la *folie goutteuse* est acceptée par Garrod, qui en rapporte deux exemples dont les manifestations cédèrent à l'influence de poussées articulaires. Cet auteur tend à les rattacher, comme plus tard Haig (1), à un excès d'acide urique dans le sang, mais ni l'un ni l'autre ne donnent de preuves certaines à l'appui de cette manière de voir, non plus qu'à celle qui consiste à lui attribuer certaines crises d'épilepsie.

Il s'agit, dans ces faits, en effet, de désordres mentaux passagers, d'accès de mélancolie, ou d'hypocondrie, mais non d'une folie durable, persistante, nettement défi-

(1) Haig, *Mental depression and the excretion of uric acid* (*Practitionner*, nov. 1888).

nie. Aussi croyons-nous, malgré l'opinion de plusieurs auteurs, depuis Van Swieten jusqu'à Berthier, qu'il n'y a pas plus de folie goutteuse proprement dite que de folie syphilitique, mais qu'il existe, dans la goutte comme dans la syphilis, des troubles de l'esprit ayant des caractères spéciaux, distincts de ceux de la vraie folie.

Le caractère particulier de ces désordres, presque toujours associés à des troubles digestifs, vésicaux, spermatiques, etc., est l'inquiétude, la frayeur, la tristesse et l'obsession, celle de la maladie en particulier (nosophobie). Celle-ci tend fréquemment vers la crainte de la mort et finit souvent par une idée fixe qui peut conduire parfois au suicide, à peu près comme dans l'alcoolisme, où les rêves terrifiants et les hallucinations ont quelquefois le même effet, avec cette différence que le suicide y est plus fréquent.

Un de nos clients, dans cette situation, sachant que sa sœur devait être opérée de fibromes utérins, s'était figuré qu'il avait aussi quelque chose d'analogue dans l'abdomen, et comme il ne pouvait avoir les mêmes fibromes, il crut à une appendicite, d'autant mieux que, par suggestion, il souffrait dans le ventre ; aussi vint-il me supplier de lui dire si, en réalité, il était atteint de cette affection et, dans le cas contraire, de le débarrasser de l'idée qui le poursuivait. Un autre malade persécuté par l'idée d'un cancer vint également me supplier, un jour, de le débarrasser de cette fâcheuse inquiétude. Une dame d'une cinquantaine d'années se figurait être également atteinte d'un cancer de la langue, et comme je lui faisais remarquer qu'il n'en était rien, elle convenait bien de la justesse de mon observation, mais elle ne demeurait pas moins convaincue de la réalité de cette affection. Un homme de 48 ans, des plus robustes, chez lequel un médecin avait cru reconnaître une paralysie générale, parce que, à la suite de plusieurs attaques de goutte, il avait de la peine à se tenir debout et à marcher, était tombé dans un état d'inquiétude et de terreur excessive au sujet de cette maladie. Ayant pu le convaincre que, en dépit d'un léger bredouillement, celle-ci n'existait que dans son imagination, j'arrivai à le faire renoncer à son idée fixe, mais celle-ci fut bien vite remplacée par celle de folie. Chaque deux jours, environ, cet homme, toujours triste et inquiet, venait à ma consultation, appuyé sur une canne, marchant avec difficulté et me tenait chaque fois ce langage : « Je sais bien que je ne suis pas fou, mais je crains de le devenir, dites-moi donc que je ne deviendrai pas fou » ; en me parlant ainsi, il était tout tremblant, car il avait devant les yeux la folie et la mort. Tout ce qu'il voyait le tourmentait ; venait-il à rencontrer, sur son chemin, un corbillard, ses extrémités se refroidissaient, il était pris d'un tremblement qui l'obligeait à s'arrêter momentanément et, en ma présence, il se rendait si bien compte de ses frayeurs qu'il m'en demandait la raison. Cet état d'esprit dura près de six mois, se dissipa peu à peu et la santé générale, très altérée, redevint meilleure. Ce malade est mort récemment en 3 jours d'une attaque d'apoplexie, à l'âge de 70 ans, sans avoir présenté l'ombre de désordres intellectuels depuis 25 ans.

Un plus grand nombre de faits ne renseigneraient pas davantage sur les états psychiques dans la goutte. Retenons que certaines manifestations de cette maladie ont de grandes analogies avec la folie et s'en distinguent uniquement par une durée passagère et le retour habituel à la santé. Nettement différentes des troubles psychiques de l'alcoolisme dans lesquels prédominent les rêves terrifiants et les hallucinations, ces manifestations se distinguent plus difficilement de celles de l'urémie ; mais il est facile de les en séparer, en tenant compte tout à la fois des caractères des urines et de leur quantité. Appelé auprès d'un ancien notaire, âgé de 60 ans, venu de la campagne avec un délire triste et tendance au suicide, je remarquai la rareté des urines et, malgré l'absence d'albuminurie, je n'hésitai pas à prescrire des diurétiques et, quelques jours plus tard, le délire cessait au fur et à mesure que les urines devenaient plus abondantes. L'hystérie, maladie dont les désordres cérébraux pourraient être confondus avec ceux de la goutte, s'en distingue par l'absence de stigmates goutteux et par le caractère des obsessions qui n'ont jamais la tendance aux inquiétudes, à la tristesse, à la frayeur et au suicide, que l'on voit dans la goutte. Notons, toutefois, après plusieurs auteurs, que l'hystérie est relativement commune chez les descendants de goutteux et qu'il n'est pas rare qu'un père goutteux engendre une fille hystérique.

Le vertige, en tant que manifestation directe de la goutte, est admis depuis Watson (1), qui en a rapporté un exemple, vraisemblablement lié à une infiltration uratique de la dure-mère cérébrale. Cependant, les observations sur lesquelles les auteurs appuient cette manière de voir sont peu convaincantes et tout porte à croire que ce syndrome, observé surtout chez les goutteux dyspeptiques et chez les artérioscléreux, est, chez les premiers, l'effet d'un spasme réflexe des vaisseaux encéphaliques dont le point de départ serait l'estomac, chez les seconds, la conséquence du désordre circulatoire provenant des lésions artérielles ou encore, comme dans le cas rapporté par Watson, d'une lésion des enveloppes cérébrales.

La connaissance des *troubles vaso-moteurs de l'encéphale* repose à la fois sur l'expérimentation et sur l'observation clinique. Cl. Bernard a constaté que la tempé-

(1) WATSON, *Medic. Communications*, 1782.

rature de l'un des hémisphères cérébraux, après la section du cordon cervical du sympathique correspondant, s'élevait au-dessus de celle de l'hémisphère opposé, d'où la conclusion que ce cordon innerve les vaisseaux de l'hémisphère correspondant et que sa section les paralyse. Nothnagel a observé la dilatation des vaisseaux de la pie-mère, à la suite de l'ablation du ganglion cervical supérieur. Donders et Van der Berke, Callenfels, en électrisant le cordon cervical du grand sympathique, ont constaté le resserrement des mêmes vaisseaux et conséquemment la circulation des centres nerveux est bien sous la dépendance du sympathique.

Ces expériences permettent de se rendre compte des phénomènes fluxionnaires qui peuvent se produire du côté des centres nerveux. Admises tout d'abord avec une trop grande facilité, les fluxions goutteuses de ces centres ont été ensuite niées sans raison sérieuse, puis acceptées à nouveau, tout au moins chez des malades dont les fluxions articulaires venaient à disparaître brusquement. Brongniart (1) cite le cas d'un individu qui, pendant un accès de goutte aux pieds, fut frappé, à la suite d'une vive émotion morale, de congestion cérébrale avec parésie du côté droit, embarras de la langue et impossibilité de parler, alors que cessait sa fluxion articulaire. Au bout de quinze jours, ces accidents avaient disparu et le malade se trouvait bien. Lynch (2) a également observé un cas d'hémiplégie droite, passagère, avec embarras de la parole, survenue à l'occasion d'une vive impression morale, chez un goutteux âgé de 60 ans. Ce même auteur rapporte le fait d'un homme du

(1) J. Brongniart, *Contributions à l'histoire de la goutte viscérale*. Paris, 1875, p. 11. *Ann. de la Société d'Hydrologie méd.* Paris, 1874-75, xx, pp. 191-221.

(2) Lynch, *Dubl. Quarterly Journal*, 1856.

même âge, sujet depuis des années à des accès de goutte et qui, souffrant d'une légère atteinte à un pied, tomba dans un fossé plein d'eau. La douleur et la fluxion articulaires cessèrent brusquement, mais, quelques heures plus tard, il fut frappé d'un ictus apoplectique avec respiration stertoreuse, coma, résolution des membres et incontinence des urines. La connaissance revint au bout de 24 heures sous l'influence d'un traitement approprié, toutefois une faible hémiplégie persista à gauche en même temps qu'une légère paralysie faciale; puis, ces accidents diminuèrent, tandis que le pied droit était repris d'une attaque de goutte intense et que le cerveau recouvrait son intégrité fonctionnelle.

Ces accidents, en raison de leur apparition au cours d'une crise de goutte et de leur alternance avec des poussées articulaires, laissent peu de doute sur leur nature et leur origine; ils portent à croire, en outre, à la possibilité de leur existence, en dehors de toute attaque de goutte, mais aussi à une plus grande difficulté à les reconnaître.

Des désordres moins aigus, dépourvus de tout choc apoplectique, ont encore été observés chez les goutteux, en dehors de tout signe d'urémie. Gairdner, qui les a observés, en donne la description suivante : le malade, plongé dans un sommeil léthargique, a la parole imparfaite ou abolie, le regard vague, les yeux brillants, le pouls plein et dur, il paraît comprendre quelques-unes des questions qu'on lui adresse, sans pouvoir saisir une longue phrase. Cet état d'obtusion mentale, à évolution progressive, est précédé d'une violente céphalalgie et de somnolence à la suite des repas.

Une femme, observée par nous (1), présenta des symptômes analogues, peu de temps après la suppression

(1) E. LANCERAUX. *Traité d'Anat. pathologique*, t. III, p. 657. Paris, 1885.

d'hémorrhoïdes, et, en dernier lieu, de la contracture et des convulsions qui l'emportèrent. Nous trouvâmes les capillaires de l'encéphale dilatés et remplis de sang ; mais, comme les manifestations goutteuses cèdent, en général, au bout de quelques semaines, il est possible de conserver un certain doute sur l'origine de ces accidents ; néanmoins, en présence de désordres semblables, il me semble que le médecin oublie trop souvent de penser à la goutte.

A côté des phénomènes en question, il en est d'autres qui, chez le goutteux, paraissent dépendre non plus de la dilatation, mais bien plutôt du spasme des vaisseaux encéphaliques et qui se manifestent surtout par des vertiges, de l'aphasie et des convulsions. Les faits qui en font mention, quoique discutables, n'ont pas moins été attribués à la goutte.

Blondeau (1) rapporte l'histoire d'un malade qui, à la suite de plusieurs accès de goutte franche, se trouva atteint de vertiges et comme poussé, malgré lui, en avant et à droite. Cette sensation était telle qu'il ne pouvait se tenir en équilibre et qu'il tomba plusieurs fois ; mais, en outre, à ces accidents s'associait une légère faiblesse du bras, un certain degré d'exaltation cérébrale, des rêvasseries, puis de l'abattement et de la prostration, après quoi l'intelligence reprenait sa lucidité. Ce singulier état persista près d'une année et ne disparut définitivement qu'après l'apparition d'un accès de goutte franche au gros orteil. Charcot (2) a observé un individu qui, sujet à des crises de goutte articulaire, fut saisi un jour d'une aphasie subite, au milieu d'un discours, sans aucun autre phénomène ; la parole revint quelques jours plus tard, mais l'aphasie ne tarda pas à reparaître simultanément

(1) Blondeau, *Archives générales de Méd.*, p. 677, juin 1887.

(2) J.-M. Charcot, cité par Rendu, art. *Goutte*, in *Dict. encyclop. des Sc. médicales*, série 4, t. X, p. 116.

avec de nouveaux accès de goutte aux jointures et il s'y joignit des phénomènes d'épilepsie partielle. Lynch a constaté chez un homme qui se refroidit, au cours d'un accès de goutte aiguë, et qui se plaignait de céphalalgie, des convulsions fugitives du côté droit de la figure, des erreurs de mots, en même temps que la cessation des douleurs articulaires. Van Swieten a rapporté le cas d'un individu qui, ayant eu trois accès d'épilepsie en un mois, se trouva débarrassé de ces accidents au moment où apparut une attaque de goutte. Garrod, Lynch et Legrand du Saulle (1) ont observé des faits assez semblables qui leur ont également paru tenir à la goutte.

L'origine de ces divers accidents est discutable, en ce sens que nous n'en avons d'autres preuves que leur alternance avec des crises de goutte, et que, d'ailleurs, leur liaison avec cette maladie peut être indirecte. Un industriel en objets de bronze, goutteux et dyspeptique, m'ayant fait appeler, un jour, pour savoir s'il devait continuer ou non ses affaires, me conta que, chaque nuit, il était pris, vers deux heures du matin, de vertiges, d'aphasie et d'une hémiplégie du côté droit, phénomènes qui disparaissaient vers dix ou onze heures et reparaissaient les nuits suivantes.

Ces désordres, en raison de leur apparition et de leur intermittence, attirèrent de suite mon attention vers l'état de l'estomac et, comme ce malade était très dyspeptique, je n'hésitais pas à les attribuer à l'affection de ce viscère. Pour dissiper les vives inquiétudes de mon patient, je me contentai de prescrire un simple régime en lui affirmant que cela suffirait. Je retournai le visiter huit jours plus tard et il m'apprit que tous ses accidents avaient cessé après le troisième jour du régime. Il me parut évident alors que les troubles cérébraux, ainsi que je l'avais

(1) Legrand du Saulle, *Gaz. des hôpitaux*. Paris, 1866, p. 20.

pensé, dépendaient manifestement non pas d'une action directe de la goutte sur l'encéphale, mais bien d'un réflexe qui, venu de l'estomac, avait produit, sous l'influence des fermentations opérées dans ce viscère, un spasme de l'artère sylvienne gauche ou de ses branches.

L'urémie, ce syndrome si commun chez les goutteux affectés d'artériosclérose, se manifeste quelquefois par des phénomènes assez semblables à ceux qui précèdent et peut en imposer pour un désordre direct de la goutte; aussi, le médecin doit-il apporter la plus grande prudence dans le diagnostic des lésions goutteuses. Pourtant, la brusque apparition de celles qui nous occupent, leur cessation totale au bout de peu de temps, leur alternance, dans certains cas, avec des poussées articulaires sont autant de signes qui permettent de les reconnaître, du moins dans les cas où nul désordre stomacal, cardiaque ou rénal ne vient en rendre compte.

Désordres trophiques. — Ces désordres appartiennent à la phase avancée de la goutte ; ils portent tout d'abord sur les vaisseaux et ensuite sur le département nerveux correspondant. La sclérose des artères de l'encéphale étant déjà connue, nous examinerons les phénomènes qui résultent tant de la perte d'élasticité que du rétrécissement ou de l'oblitération de ces canaux. Ces phénomènes varient avec le volume, l'étendue des vaisseaux altérés et les désordres qui en résultent du côté de la substance nerveuse.

Les lésions avancées et étendues, caractérisées par l'atrophie de l'encéphale et l'augmentation du liquide céphalo-rachidien, se manifestent habituellement par de la lourdeur de tête, des éblouissements, des vertiges, survenant de préférence le matin au moment du réveil et toutes les fois que le malade lève la tête et essaye de regarder en haut. Les facultés intellectuelles, la mémoire surtout, sont amoindries, le sommeil est difficile, la physionomie perd son expression, la démarche est mal assurée et les membres sont fréquemment affectés de fourmillement et d'un léger tremblement, tenant à ce que la moelle épinière, aussi bien que le cerveau, se trouve atrophiée, altérée, en raison des modifications subies par les vaisseaux.

Ces phénomènes s'accentuent lentement; puis il s'y ajoute des cauchemars, des hallucinations, de l'agitation, et parfois même un délire d'action qui se rapproche de certains délires alcooliques et, dans quelques cas, de perte momentanée de connaissance, d'une sorte d'attaque apoplectique ou encore d'une hémiplégie passagère. La locomotion devient des plus difficiles, en raison de la progression de la faiblesse musculaire, les facultés intellectuelles déclinent de plus en plus, la mémoire se perd entièrement, la parole s'embarrasse et l'on voit apparaître peu à peu, dans les cas les plus graves, la démence ou la stupidité.

Les malades ont la physionomie triste, hébétée, sans expression, et lorsqu'on leur adresse la parole, ils jettent des cris, pleurent, sanglotent et font des grimaces, pour peu que la protubérance soit affectée. Ils se plaignent souvent aussi d'une faiblesse visuelle et, dans quelques cas, d'une hémiopie, symptôme qui pourrait faire croire à un néoplasme cérébral.

Ces phénomènes ne manquent pas d'analogie avec ceux de la paralysie générale et nous avons vu les médecins les plus expérimentés s'y méprendre. Il est possible cependant de différencier ces affections, si on sait tenir compte de l'hypertrophie cardiaque, de la polyurie nocturne, de la décoloration des urines et de l'albuminurie, autant de symptômes propres à l'artériosclérose, et qui font défaut dans la paralysie générale; ajoutons-y l'évolution assez différente de chacun de ces états pathologiques.

Tel est le tableau des désordres produits par la sclérose généralisée des artérioles de l'encéphale, tant que ces vaisseaux sont simplement rétrécis ou dilatés; mais, survienne une oblitération ou une rupture d'une branche artérielle, de nouveaux phénomènes surgissent et, avant tout, une hémiplégie subite et flasque, avec ou sans attaque apoplectique. Les membres frappés de paralysie présentent, après quelques jours, des troubles vaso-moteurs, en vertu desquels ils s'œdématient et leur température s'élève ; plus tard, ils deviennent raides et prennent une attitude semi-fléchie toute spéciale qui persiste, si ce n'est dans de rares cas où l'on voit la paralysie disparaître.

Semblables phénomènes se montrent encore quand, au lieu de l'oblitération d'une artère cérébrale avec encéphalomacie, il se produit une rupture vasculaire avec hémorragie. Le symptôme le plus commun, en pareil cas, est encore une hémiplégie flasque, précédée ou non de phénomènes apoplectiques; aussi le clinicien est-il souvent embarrassé entre ces deux affections : c'est pourquoi il ne devra pas oublier que l'hémorragie a plus souvent lieu le matin, au réveil ou peu après, à la suite d'un repas copieux, tandis que l'hémiplégie par ramollissement survient à toute heure de la journée.

Ces accidents peuvent durer quelques heures, plusieurs jours, plusieurs mois, ou même plusieurs années et, dans ce dernier cas, les malades finissent souvent par devenir gâteux; ils exhalent une odeur particulière, odeur de souris, tellement pénétrante qu'une femme de notre service nous suffoquait à chacun de nos examens. Des escarres se forment quelquefois aux régions sacrée et fessière, deviennent des foyers de résorption qui déterminent une fièvre plus ou moins intense et la mort si une maladie intercurrente, pneumonie ou érysipèle, ne vient trancher plus tôt le fil de la vie.

C'est là un mode de terminaison relativement commun de la goutte, puisque Norman Moore a trouvé, sur 32 cas d'hémorragie cérébrale chez l'homme, des dépôts uratiques dans 13,65 de ces cas et que Pie Smith, sur 10 cas de goutte mortelle, en a trouvé deux par hémorragie cérébrale. Nous même avons connu des familles de goutteux dont la plupart des membres se trouvaient atteints d'hémiplégie à des âges peu différents, le plus souvent vers la soixantaine et ce sont, sans doute, des faits de ce genre qui ont conduit certains auteurs à envisager l'hémorragie cérébrale comme une entité morbide, et à en proclamer l'hérédité, ne voyant pas que cette affection n'est, la plupart du temps, qu'un effet d'une maladie plus générale essentiellement héréditaire : la goutte.

II. — Moelle épinière.

La moelle épinière, à l'instar de l'encéphale, est sujette aux fluxions sanguines de la goutte, mais elle ne présente jamais, selon nous, les altérations que Graves et d'autres auteurs y ont signalées et décrites sous le nom de *myélite*.

Ses désordres consistent uniquement en des fluxions passagères, tel le cas d'un homme observé par Begbie (1) qui fut atteint, à plusieurs reprises, d'une paraplégie, toujours incomplète et transitoire, comme s'il s'agissait de congestions périodiques de la moelle épinière. C'était encore le cas d'une femme de 28 ans, vue par nous et qui, à la suite de poussées articulaires, éprouva tout à coup de violentes douleurs sur le trajet de la colonne

(1) Begbie, *Contribut. to practical medicine.* London, 1862, p. 17.

vertébrale et principalement à la base du thorax, avec parésie et raideur des membres inférieurs, l'obligeant à garder le lit. Quelque peu embarrassé, tout d'abord, en présence de ce fait, je finis par reconnaître qu'il ne pouvait y avoir de lésion sérieuse de la moelle épinière et, vu les antécédents de la malade, je prescrivis un gramme de sulfate neutre de quinine en deux cachets, à prendre chaque soir au repas. Ce traitement fut continué pendant une huitaine de jours et quinze jours plus tard, la malade pouvait se lever et marcher; elle guérit entièrement. C'est également ce qui arriva à un homme de 32 ans, des plus robustes, atteint d'une paraplégie incomplète avec douleurs intenses et légère rigidité des membres inférieurs.

L'examen de ces faits et de quelques autres semblables nous amène à la conclusion que, dans la goutte, la moelle épinière, aussi bien que l'encéphale, peut être atteinte de fluxions passagères qui, en général, disparaissent complètement. Toutefois ces fluxions peuvent sans doute aboutir, dans quelques cas, à une hémorragie médullaire, c'est du moins ce que paraît indiquer un fait de Critchett et Curling, rapporté dans la thèse de Hayem (1) : Il s'agit d'un homme de 44 ans, bon viveur et goutteux, qui fut atteint, tout à coup, d'une hémorragie médullaire suivie de mort. Todd (1) cite le cas d'une paralysie complète du mouvement et de la sensibilité, survenue aux membres inférieurs, peu après un accès de goutte aux pieds et qui pourrait bien être aussi l'effet d'une hémorragie médullaire. Ainsi, les troubles vasomoteurs de la goutte médullaire ne manquent pas de ressemblance avec ceux de la goutte encéphalique; il en est de même des désordres trophiques, avec cette différence qu'ils sont moins fréquents que ceux de l'encéphale.

(1) Hayem, *l'Hématomyélie*, Paris, 1872.
(2) Todd, *The Cyclopædia of Anat. and Physiolog.*, 1839, t. III, p. 121.

III. — Méninges.

Les méninges, la dure-mère surtout, sont quelquefois lésées dans la goutte; les désordres qu'elles présentent sont des dépôts tophacés, accompagnés d'urates de soude dans le liquide céphalo-rachidien. La preuve nous en est donnée par plusieurs observations et, d'une façon plus particulière, par le fait curieux que voici : un homme de 45 ans, après plusieurs accès de goutte franche, de 1860 à 1864, fut atteint, en 1865, d'un ictère par congestion hépatique au cours d'un accès de goutte. Examiné en 1872, il était déjà couvert de concrétions tophacées, mais, à partir de ce moment, son état alla en s'aggravant et, en 1875, il fut pris de douleurs assez semblables à celles de l'ataxie locomotrice, à savoir : sentiment de constriction au niveau du cou, du thorax et de l'abdomen, élancements douloureux sur le trajet des nerfs spinaux, diminution de la motilité, qui pouvait être mise sur le compte de l'ankylose des jointures et des atrophies musculaires. Ce malade ayant succombé, l'autopsie révéla l'existence d'une série de plaques uratiques formant sur la dure-mère spinale une couche uniforme qui se continuait sur les gaînes des nerfs rachidiens (1).

Ce fait, à peu près unique, est sans doute plus commun qu'on ne serait tenté de le croire, si on remarque que la dure-mère, en raison de sa structure, se trouve, de même que les aponévroses et les tissus fibreux articulaires, exposée à l'infiltration uratique. Ainsi, les centres cérébro-spinaux sont le siège d'accidents variés, assez semblables à ceux de la goutte articulaire, tant en raison des fluxions qui les caractérisent que des désordres trophiques.

(1) A. Ollivier, *Contrib. à l'histoire de la Goutte spinale.* (*Archiv. de Physiol. norm. et patholog.*, sér. 2, t. V, p. 455. Paris, 1878.)

IV. — Nerfs.

Les nerfs comptent parmi les organes le plus fréquemment affectés dans la goutte, où leurs désordres pathologiques se traduisent non seulement par des douleurs d'une grande intensité qui, suivant leur siège, sont connues sous les noms de *névralgies* ou de *viscéralgies*, mais encore par des troubles vaso-trophiques.

Névralgies. — Ces affections n'épargnent aucun des nerfs sensitifs; les branches sensitives du trijumeau, les nerfs sous-occipitaux, intercostaux, lombaires et, avant tout, le grand nerf sciatique y sont particulièrement prédisposés.

Ces affections se manifestent cliniquement par des sensations douloureuses sur le trajet des cordons nerveux, et principalement au niveau de leurs extrémités terminales. Ces douleurs, les unes, continues, gravatives ou constrictives, sont comparées par les malades à une pression ou à une tension exagérée; les autres, intermittentes, se révèlent par des élancements, des tiraillements, des sensations de brûlure ou de piqûre très aiguës, sur le trajet et aux extrémités des cordons nerveux. Les unes et les autres s'accompagnent fréquemment de phénomènes fluxionnaires ou sécrétoires caractérisés, aux paupières, par l'injection de la conjonctive et le larmoiement, dans les fosses nasales, par du coryza, à la bouche, par une salivation exagérée, à la face dorsale des pieds, par de l'œdème, ailleurs enfin, par des éruptions vésiculeuses ou autres.

Fréquemment éveillées par le froid, par une maladie intercurrente quelconque et surtout par la grippe, ces névralgies, presque toujours associées à un malaise général et à un désordre des voies digestives, sont tantôt multiples et passagères, tantôt intermittentes, erratiques, rarement périodiques, tantôt enfin tenaces et paroxystiques. Elles se distinguent des névralgies hystériques, le plus souvent limitées à un seul côté et notamment au côté gauche, comme aussi des névralgies alcooliques, habituellement symétriques et affectant de préférence les nerfs intercostaux ; par contre, elles se rapprochent des névralgies paludiques et, comme elles cèdent à l'emploi du sulfate de quinine, leur analogie est des plus grandes. Cependant, outre la différence des antécédents morbides et des phénomènes concomitants, elles n'ont ni la fixité, ni la périodicité régulière de ces dernières. Tels sont les caractères généraux des névralgies de la goutte, nous les faisons suivre de l'exposé rapide des phénomènes propres à leurs diverses localisations.

Névralgie faciale. — Relativement commune dans la goutte, la névralgie de la cinquième paire a été mise en lumière par Valleix, qui s'est efforcé de déterminer les points où la pression est particulièrement douloureuse. Ce sont : le point sus-orbitaire à la sortie du nerf frontal ou un peu au-dessus; le point palpébral, situé le plus souvent sur la paupière supérieure, le point nasal à la partie supérieure et latérale du nez, le point sous-orbitaire à la sortie du nerf de ce nom, le point malaire au niveau du bord inférieur de cet os, le point mentonnier, bien circonscrit au pourtour du trou qui porte ce nom, le point pariétal, qui se trouve près de la bosse ainsi désignée, et enfin le point temporal. Ces points sont le siège habituel d'élancements plus ou moins insupportables et la pression du doigt détermine une sensation douloureuse très vive, principalement au moment des paroxysmes. La douleur, tantôt reste fixe, tantôt s'étend dans des directions diverses, suivant le trajet des branches nerveuses ; elle est souvent déchirante et persistante au point d'arracher des cris aux malades, et de produire un amaigrissement notable. Fréquemment accompagnée de larmoiement et de coryza, cette névralgie peut être suivie de désordres trophiques divers plus ou moins sérieux. Ainsi, chez une femme de quarante ans, observée par nous, en 1879, atteinte, depuis 1872, de névralgies faciale et occipitale, toutes les dents de la mâchoire supérieure, pour me servir de son expression, s'en *étaient allées en poussière*, et les cheveux de la voûte crânienne avaient en même temps blanchi et étaient tombés en grande partie, tandis que ceux des régions occipitale, temporale et frontale avaient conservé leur abondance et leur coloration noire.

Cette névralgie cède facilement à l'emploi de doses élevées de quinine; elle se distingue par l'intensité de la souffrance, son intermittence et son alternance dans certains cas avec des poussées articulaires ou autres.

Névralgie cervico-occipitale. — Moins commune que la névralgie faciale, celle-ci a pour siège les branches postérieures des quatre premières paires cervicales. Caractérisée par une douleur gravative, continue et paroxystique, elle présente plusieurs points douloureux, qui sont le point occipital, situé entre l'apophyse mastoïde et les premières vertèbres cervicales, le point cervical superficiel, au lieu d'émergence des principaux nerfs qui concourent à former le plexus du même nom, le point pariétal, commun à cette affection et à la névralgie trifaciale, le point mastoïdien sur l'apophyse mastoïde, le point auriculaire sur la conque de l'oreille. Elle est en général peu tenace, intermittente, et, de même que la névralgie faciale, coexiste presque toujours avec un certain nombre de manifestations de la goutte.

Névralgie cervico-brachiale. — Observée chez plusieurs de nos malades, cette névralgie n'est pas très rare ; commune dans la goutte, du moins à un âge avancé de la vie, elle se manifeste par une douleur continue, gravative avec élancements et par des douleurs provoquées. Les élancements se font sentir depuis l'extrémité supérieure du membre jusqu'à l'extrémité inférieure, en suivant le trajet des nerfs ; la douleur continue occupe le même siège. Les points douloureux déterminés par la pression sont les suivants : un point cervical inférieur situé un peu en dehors des dernières vertèbres cervicales ; un point post-claviculaire dans l'angle formé par la clavicule et l'acromion ; un point deltoïdien ou circonflexe à la partie supérieure du deltoïde ; un point axillaire ; un point épitrochléen à l'endroit ou le nerf de ce nom contourne l'humérus ; un point cubito-carpien vers l'articulation du cubitus et du carpe ; un point radio-carpien vers l'articulation du radius et du carpe, enfin des points digitaux. Les mouvements du bras sont pénibles et augmentent la douleur, surtout au niveau de l'épaule ; la face dorsale de la main et l'avant-bras sont fréquemment tuméfiés et œdématiés.

Névralgie dorso-intercostale. — La névralgie intercostale, peu commune dans la maladie qui nous occupe, se montre néanmoins avec ses trois points postérieur ou vertébral, latéral, et antérieur ou sternal. Chez une femme âgée de 30 ans, atteinte de migraine et d'autres phénomènes goutteux, l'apparition de cette névralgie, deux jours après celle d'un érythème noueux des régions antérieure des genoux et postérieure des avant-bras, nous parut bien en rapport avec la goutte.

Névralgie lombo-abdominale. — Cette névralgie,

l'une de celles dont la femme arthritique ait le plus à se plaindre, est fréquemment accompagnée de troubles utérins : pertes blanches, métrorrhagies, etc. La douleur spontanée se fait sentir à l'hypogastre, un peu en dehors de la ligne blanche et dans une étendue de 3 à 6 centimètres ; elle est habituellement désignée sous le nom de coliques par les malades, qui éprouvent, dans la partie inférieure de l'abdomen, une sensation de chaleur et de torsion pénible. Elle existe parfois au niveau de l'utérus (névralgie utérine) ou des grandes lèvres ; chez l'homme, elle peut siéger dans les testicules et le scrotum. Les points douloureux que découvre la pression sont : le point lombaire, un peu en dehors des premières vertèbres de ce nom, le point iliaque, au-dessus du milieu de la crête de l'os des îles, le point hypogastrique, au niveau de l'anneau inguinal et en dehors de la ligne blanche, le point inguinal, vers le milieu du ligament de Fallope, le point scrotal, et enfin le point utérin que vient révéler le toucher vaginal. Cette névralgie, souvent confondue avec l'appendicite, est généralement tenace et fort pénible.

Névralgie sciatique. — Déjà bien étudiée par Cotugno, cette affection s'observe de préférence chez les goutteux diabétiques ou tuberculeux, et, pour cela, elle a été souvent attribuée à tort au diabète et à la tuberculose, qui sont de simples causes prédisposantes ; elle est déterminée, dans certains cas, par une marche excessive, la fatigue, le froid humide, etc., et se trouve caractérisée par de violents élancements douloureux sur le trajet du nerf sciatique, par des sensations de froid ou de brûlure, ou encore par des fourmillements, des picotements, des crampes plus ou moins fortes, d'où la difficulté ou même l'impossibilité de la marche.

Au nombre des points douloureux provoqués par la

pression, citons le point lombaire, immédiatement au-dessus du sacrum, le point sacro-iliaque, au niveau de l'articulation du même nom, le point fessier, au sommet de l'échancrure sciatique, le trochantérien, vers le bord postérieur du grand trochanter, le poplité, dans le creux du jarret, le rotulien, sur le bord externe de la rotule, le péronier, à l'endroit où le nerf contourne le péroné, le malléolaire, à la partie postérieure ou inférieure de la malléole.

Il n'existe habituellement qu'un petit nombre de points douloureux ; mais il n'est pas rare de voir cette névralgie s'accompagner de refroidissement, d'œdème du dos, du pied, d'altération des ongles ou même d'atrophie musculaire, du moins lorsqu'elle est ancienne, preuve que les nerfs vaso-moteurs sont affectés. C'est une affection qui cède facilement à l'état aigu, mais qui résiste fréquemment si elle passe à l'état chronique ; les attaques, toutefois assez souvent légères, méritent, au plus, le titre de douleurs sciatiques.

Telles sont les névralgies généralement observées dans la goutte ; tous les nerfs y sont exposés, puisque Hutchinson a publié des observations de névrite optique auxquelles il attribue une origine goutteuse. Le mot de névrite usité par cet auteur et par plusieurs autres n'est pas exact, car nous sommes d'avis qu'ici, comme ailleurs, la goutte se manifeste par des fluxions du névrilème et non par de réelles inflammations.

Migraine. — La migraine consiste en une douleur vive qui a pour siège ordinaire un des deux côtés de la tête, aussi a-t-elle été décrite primitivement sous le nom de *hémieranie*, d'où par corruption « migraine ». Depuis longtemps rattachée à la goutte, cette affection ne peut en être séparée, sans se mettre en contradiction avec la plupart des auteurs qui ont écrit sur le podagre; sa fréquence, au cours de cette maladie, est des plus grandes, puisque, d'après nos observations, elle existe chez la moitié environ des goutteux héréditaires.

Envisagée, d'après les célèbres expériences de Cl. Bernard sur l'excitation du grand sympathique, comme un effet de la tétanisation du filet cervical de ce nerf (Dubois-Reymond), la migraine apparaît rarement avant l'âge de 14 à 15 ans. Depuis cette époque jusqu'à l'âge de 45 ans, elle se manifeste par des accès douloureux qui diminuent d'intensité avec l'âge et qui disparaissent vers la ménopause, à moins que, par exception, ils ne surviennent qu'à ce moment. Le surmenage physique et intellectuel, l'excès de lumière, le bruit, de fortes odeurs, sont autant de causes susceptibles d'éveiller une crise migraineuse.

Cette crise à des caractères bien connus : précédée ou non d'un malaise général, de bâillements, etc., elle débute habituellement, le matin de bonne heure, et se révèle par une sensation de malaise dans la tête, de tension, de douleur qui se localise à l'arcade sourcilière, à l'œil, au front, à la tempe, à la région pariétale, à l'occiput même, et s'étend ensuite à toute une moitié de la tête, parfois à l'autre moitié, gagne le cou et même le dos. Cette douleur, ondulatoire plutôt que lancinante, se traduit par un sentiment de pression, de tension ou encore d'éclatement de la tête. Presque constamment accompagnée de battements douloureux, véritables battements artériels, de vertiges, de troubles gastriques ou même de vomissements, elle imprime à la physionomie un cachet de mauvaise humeur et de pénible souffrance. Dans certains cas, les yeux sont sensibles à la lumière, mais ils ne sont ni injectés ni larmoyants, comme dans la névralgie trifaciale ; le moindre bruit, le moindre mouvement exaspère la douleur, aussi les malades demandent-ils à être absolument tranquilles et à se mettre au lit. La chaleur de la peau est normale, à part celle de la tête, qui est souvent brûlante.

Cette affection revêt quelquefois la forme désignée sous le nom de *migraine ophtalmique*, qui constitue un accident transitoire, revenant par accès, marqués surtout par la coexistence d'un scotome scintillant et d'une hémiopie latérale ou même encore d'un certain degré d'aphasie et d'engourdissement dans la face et les membres du côté droit du corps. Un de mes malades, atteint de migraine, depuis l'âge de vingt-deux ans, commençait par éprouver dans l'œil droit des scintillements, puis, peu après, des sensations d'engourdissement de l'un des doigts de la main droite, le plus souvent le doigt médius, et enfin des autres doigts, lesquelles s'arrêtaient un peu au-dessus du poignet. Cette forme de migraine relativement rare chez les nombreux malades soumis à notre observation, s'est toujours rencontrée chez des goutteux.

La durée des accès de migraine varie depuis deux et trois heures jusqu'à deux et trois jours, elle est ordinairement de douze à vingt-quatre heures, après quoi le malade recouvre son état de santé habituel. Le nombre de crises est très variable : certaines femmes les éprouvent, chaque mois, au moment de l'époque menstruelle, tandis que d'autres ont jusqu'à deux et trois accès par mois, et d'autres, enfin, en souffrent au plus cinq à six fois dans une année.

Viscéralgies. — Les névralgies des viscères exigent une attention d'autant plus grande qu'elles sont moins connues. Elles ont pour siège habituel les organes digestifs et urinaires, plus rarement les organes respiratoires, et se révèlent par de violentes douleurs, par des coliques intenses qui décomposent les traits du visage, effrayent les malades et les personnes qui les entourent.

Gastralgie. — Cette affection présente de nombreuses variétés de siège, d'intensité, de mode, et de durée ; la douleur ressentie à l'épigastre au-desous et en arrière de l'appendice xiphoïde, irradie vers les parties latérales, s'étend le long de l'œsophage et remonte en arrière vers la colonne vertébrale ; elle est obtuse, poignante, déchirante, constrictive, tellement vive, parfois, qu'elle s'accompagne de défaillances, de refroidissement des extrémités, de petitesse et d'intermittences du pouls ; dans quelques cas, elle est suivie d'anorexie, de *boulimie*, de nausées et de vomissements.

Entéralgie. — L'entéralgie ou névralgie de l'intestin a pour point douloureux la région ombilicale, d'où elle s'étend et irradie vers l'hypogastre, les flancs, l'épigastre, etc. ; elle est ordinairement suivie d'un flux intestinal, quelquefois de vomissements et se distingue, ainsi, de la colique de plomb, qui est toujours associée à une constipation opiniâtre. Elle est facilement confondue avec les coliques néphrétique ou hépatique, mais elle n'a ni le siège ni le trajet de la douleur néphrétique et n'est jamais suivie d'ictère, comme la colique calculeuse du foie.

Cette affection s'est présentée plusieurs fois à notre observation. Un de nos malades, atteint d'une attaque entéralgique, en ma présence, souffrait tellement et présentait une décomposition des traits si complète que je le crus un moment perdu, mais le flux arriva et la douleur cessa. Une de nos clientes, âgée de 60 ans, ayant la plupart des stigmates de l'arthritisme, me fit appeler à la campagne dans le courant de l'automne 1880, pour des souffrances excessives qui se produisaient sous forme de crises douloureuses, ayant leur siège dans la région ombilicale, puis dans tout le ventre. Pendant ces crises, la malade devenait pâle, était prise de vomissements bilieux et même de diarrhée. Frappé de l'intermittence de ces douleurs, je conseillai l'emploi du sulfate de quinine, et les crises cessèrent au bout de quelques jours. Rentrée à Paris, cette dame ne tarda pas à être reprise de douleurs entéralgiques fort vives, intermittentes et revenant d'une façon irrégulière. Ces douleurs commençaient par un malaise général, bientôt suivi d'élancements, puis de violentes coliques; les traits se décomposaient, la face pâlissait, puis survenaient des vomissements bilieux et alimentaires; la crise durait ainsi pendant plusieurs heures, après quoi il restait un simple malaise général et une douleur sourde dans le ventre. La morphine en potion et en injection parvenait à calmer partiellement ces douleurs, mais non à éviter leur retour. Ayant remarqué que ce retour avait lieu toutes les cinq semaines environ, vers le soir, je me décidai à administrer de nouveau le sulfate de quinine, qui non seulement arrêta l'attaque douloureuse à son début, mais prévint le retour de nouveaux accidents. Tout d'abord, sous l'influence de ce médicament, les crises se rapprochèrent ; puis elles cessèrent totalement, et depuis lors la malade s'est bien portée.

Une autre personne, qui avait des coliques non moins violentes, fut également guérie. en deux jours au plus, par l'emploi de la quinine.

Hépatalgie. — Des raisons sérieuses nous portent à croire à l'influence de la goutte sur certaines crises douloureuses du foie et des reins et à admettre l'existence d'une hépatalgie et d'une néphralgie liées à cette maladie.

L'observation d'une femme d'une trentaine d'années, soignée par nous, en serait une preuve pour ainsi dire certaine. Cette femme, arthritique, fut prise tout à coup, dans la région de l'hypocondre droit, d'une violente douleur qui, par ses caractères, pouvait faire croire à une crise de colique hépatique. Cependant, la cessation rapide et la réapparition intermittente de cette douleur nous amena à administrer la quinine et ce médicament ayant fait cesser la souffrance dans les 24 heures, il nous parut qu'il s'agissait bien, chez cette malade, d'une hépatalgie, d'origine arthritique.

Néphralgie. — De violentes douleurs, ayant pour caractères d'apparaître et de disparaître brusquement, se produisent quelquefois aussi dans la région des reins, chez les goutteux. La plupart du temps, elles sont dues à des calculs, mais il est vraisemblable qu'elles peuvent en être, parfois, indépendantes et que, à l'aide d'une observation attentive, on parviendrait à les considérer comme de simples névralgies, même en l'absence d'un examen cadavérique, qui n'a guère lieu, en pareille circonstance, où la survie est la règle.

Cardialgie. — Le nom de cardialgie, ou *angine de poitrine* est donné, comme nous le savons, à des affections diverses, à savoir : la dyspnée douloureuse provenant du rétrécissement des artères coronaires du cœur et qui se manifeste à la suite d'une marche fatigante, de la montée d'un escalier, d'un effort ; ensuite, à une affection différente que nous avons cherché à mettre en lumière et qui résulte d'une altération du plexus cardiaque, produite par une périaortite d'origine paludique ou syphilitique. Une troisième affection, enfin, comprise sous la même dénomination, est une simple névralgie réflexe du même plexus. Celle-ci est relativement commune, dans la goutte, du moins lorsqu'il existe des troubles dyspeptiques ; elle peut alterner, en outre, avec des poussées articulaires, comme il semble résulter du fait suivant, rapporté par Garrod. Un malade, s'étant exposé à l'action du froid pendant la convalescence d'une attaque de goutte, fut pris de plusieurs accès de pseudo-angine de poitrine qui furent suivis d'une nouvelle attaque au pied, sans qu'il y eût de signes d'une affection cardiaque.

Pourtant, la coexistence habituelle de cette affection avec des troubles digestifs et la dilatation de l'estomac porte à croire qu'elle est l'effet d'un réflexe dont cet organe serait le point de départ, puisque, pour la faire cesser, il suffit de combattre la dyspepsie. Elle consiste en une douleur d'une grande intensité, située à la région antéro-supérieure du thorax, avec sensation de barre et irradiation douloureuse habituelle dans le bras gauche, étreinte excessive du thorax, palpitations ou même lipothymie, gêne respiratoire, grande anxiété et parfois rougeur de la face. Elle survient, en général, plusieurs heures après les repas, lorsque les gaz et les acides de fermentation viennent distendre l'estomac et cesse à la suite d'éructations quand l'estomac vient à se vider de son contenu. Contrairement à la dyspnée, qui résulte du rétrécissement des artères coronaires, elle est rarement provoquée par la marche, à moins que celle-ci n'ait lieu aux heures de la distension stomacale. Elle peut être rapprochée de la névrite du plexus cardiaque, liée à l'aortite externe paludique ou syphilitique; elle en diffère toutefois par une gravité beaucoup moindre, par l'absence de lésions matérielles de l'aorte, et enfin par des antécédents pathologiques fort divers puisque, dans un cas, ce sont ceux de la paludose ou de la syphilose et, dans d'autres, ceux de la goutte.

Le traitement d'ailleurs vient encore éclairer le diagnostic, car nous avons toujours vu cette affection céder à un régime sévère, avec exclusion de l'usage des substances acides, sans avoir jamais besoin de recourir à l'usage de la quinine non plus qu'à celui de l'antipyrine ou de l'aspirine.

Cystalgie. — Cette névralgie, qui a pour siège principal le col de la vessie, est un accident relativement commun; elle survient tantôt dans le jeune âge et indépendamment de tout autre désordre, tantôt dans un âge plus avancé et elle coexiste d'ordinaire avec des hémorroïdes ; le plus souvent elle est provoquée par l'action du froid. Les malades éprouvent des sensations pénibles, plus ou moins aiguës et insupportables, pendant la miction ; ils ont de faux besoins, des envies fréquentes d'uriner, et parfois aussi des arrêts du jet de l'urine, comme s'il existait un calcul dans la vessie. Ces désordres, le plus souvent paroxystiques, peuvent durer un certain temps, s'apaiser et reparaître avec plus ou moins d'intensité.

L'absence de toute lésion locale, la limpidité des urines, certains troubles nerveux concomitants, tels que migraine, névralgies, etc., sont autant de circonstances favorables au diagnostic de cette affection, qui coexiste fréquemment avec de la gravelle urique et réclame l'usage des alcalins. L'anus peut être simultanément affecté; il est le siège, en tous cas, d'un sentiment de cuisson et d'agacement insupportable.

Hystéralgie. — La névralgie utérine ou hystéralgie se manifeste par des douleurs spontanées, tellement violentes parfois qu'elles rappellent les douleurs de l'enfantement. Ces douleurs, qui ont pour foyer un ou plusieurs points du col ou du corps utérin, irradient vers le vagin, la vulve, la vessie, le rectum, les membres inférieurs, les parois de la cavité abdominale et pelvienne. Elles sont accompagnées de tuméfaction de l'utérus, qui est douloureux au toucher, de leucorrhée, d'aménorrhée, plus souvent peut-être de métrorrhagie, et se manifestent sous forme de crises intermittentes survenant brusquement et disparaissant de même. Le siège de la souffrance et l'absence de diarrhée sont les seuls éléments qui permettent de distinguer l'hystéralgie des crises entéralgiques; très souvent elle est confondue avec les corps fibreux de l'utérus.

Tels sont les désordres sensitifs les plus ordinaires chez les goutteux; mais ceux-ci éprouvent, en outre, de fréquentes douleurs aux talons, pendant la marche et en particulier sur le trajet du tendon d'Achille ; ils accusent fréquemment des sensations de brûlure avec sueurs à la plante des pieds et à la paume des mains, des fourmillements ou des engourdissements dans les membres, dans les orteils ou dans les doigts, au point de leur faire redouter un début de paralysie et de les inquiéter sérieusement.

La pathogénie de ces accidents prête à discussion; cependant si on remarque que toutes les manifestations aiguës de la goutte se lient à un état congestif, fluxionnaire des organes, n'est-il pas vraisemblable qu'il doive en être de même pour les névralgies, ainsi s'expliquerait leur apparition subite, leur intermittence, leur durée passagère et aussi leur guérison sous l'influence des moyens qui servent à combattre les fluxions articulaires et beaucoup d'autres accidents de la goutte.

Art. II. — *Déterminations morbides générales.*

Nous connaissons maintenant les déterminations morbides locales de la goutte et leurs caractères partout semblables. A côté de ces désordres, il nous reste à étudier, pour être complet, les troubles de nutrition générale, qui font rarement défaut. Ces troubles, que nous appelons *uricémie*, *polysarcie*, *glycosurie*, *phosphaturie* et *oxalurie*, tantôt associés, tantôt isolés, forment autant de syndromes qui méritent chacun un examen particulier.

I. — **Uricémie, gravelle et calculs urinaires.**

L'uricémie doit tenir ici la première place, puisqu'on en a fait la condition pathogénique de la goutte. Garrod, l'un des savants qui ont le plus contribué à faire prévaloir cette opinion, a démontré que le sang de la plupart des goutteux renfermait un excès d'acide urique ; c'est cet excès, dont nous avons recherché plus haut l'origine, qui constitue l'uricémie. Relativement fréquente dans la goutte, l'uricémie ne lui est cependant pas spéciale, puisqu'elle se rencontre encore dans la leucémie, la chlorose, le saturnisme, etc. ; aussi ne peut-elle être considérée comme le signe pathognomonique, non plus que comme la cause des fluxions articulaires, des poussées cutanées ou de toute autre manifestation goutteuse, pas même de la dyspepsie. Tout dernièrement, en effet, MM. Lumière et Gilibert n'ont pas trouvé, à la suite de la ponction d'une articulation affectée de goutte, que le liquide évacué contînt de traces appréciables d'acide urique ou d'urates, mais seulement du chlorure de sodium, des phosphates, des traces de sulfates et de carbonates, et

6 pour 100 de MATIÈRES ALBUMINOÏDES : *serine, globuline et albumose.* Ils attribuent à ce dernier groupe de substances la toxicité de la sérosité goutteuse dont, suivant eux, 10 cent. cubes par kilog. tuent infailliblement un animal avec une hyperthermie considérable. Mais, quelle que soit la valeur de leurs observations, il n'est pas moins vrai que l'acide urique ne joue pas, dans la goutte, le rôle qu'on lui a attribué et que l'uricémie n'est pas, ainsi que le croient encore certains auteurs, la cause des nombreux phénomènes goutteux.

Les dépôts uratiques, quel qu'en soit le siège, la gravelle et les calculs urinaires proviennent manifestement de l'existence d'un excès d'acide urique dans l'organisme. La gravelle est intimement liée à la goutte ; sa parenté avec les manifestations de cette maladie a été reconnue de tout temps. « Tu as la gravelle et moi j'ai la goutte », écrivait Érasme à Thomas Morus, « nous avons épousé les deux sœurs. » Sydenham, Murray, Morgagni reconnaissaient cette même parenté, que Charcot déclare incontestable. Ces désordres toutefois alternent plutôt qu'ils ne coexistent, et, le plus souvent, c'est la gravelle qui commence. Elle se montre dans les bassinets sous la forme de petits grains ou graviers qui sont en général rejetés par les urines, sans toujours donner naissance à des crises de coliques néphrétiques et sans produire d'autres troubles qu'une douleur assez peu intense et de l'hématurie, tandis que les calculs provoquent de préférence des lésions locales, selon leur siège dans les bassinets, les uretères ou la vessie.

Ces concrétions sont ordinairement formées d'acide urique, d'urate de soude ou d'ammoniaque et d'oxalate de chaux. Gallois a constaté, au sein de calculs urinaires, la présence de couches concentriques dans lesquelles l'acide urique et les oxalates alternaient, preuve manifeste des changements qui s'étaient opérés successivement dans la composition des produits d'excrétion des urines.

L'excès d'acide urique ne suffit pas toujours à la formation des calculs, une sécrétion exagérée de mucus est en outre nécessaire pour l'agrégation des particules qui les composent, c'est pourquoi on voit des individus qui, malgré l'émission d'une grande quantité d'acide urique, ne deviennent pas calculeux.

Les concrétions calculeuses, comme beaucoup d'autres manifestations, s'observent, en dehors même de tout accès de goutte aiguë, dans le jeune âge et surtout dans la vieillesse ; elles s'accompagnent de douleurs, sous l'influence de faux mouvements, de longs voyages en chemin de fer ou en voiture et deviennent, dans certains cas, l'occasion de crises douloureuses des plus intenses, ou *coliques néphrétiques*. L'hématurie est un symptôme commun des calculs qui ont souvent pour effet la suppuration des reins, parfois des voies urinaires et de la vessie, suppuration qui finit fréquemment par épuiser le malade, si une opération appropriée ne vient le débarrasser.

Cette suppuration, sans cause appréciable, vient d'ordinaire mettre le médecin sur la voie du diagnostic des calculs rénaux ou vésicaux; mais il existe des calculs volumineux qui ne produisent ni colique néphrétique, ni suppuration et qu'on ne parvient à reconnaître qu'en s'appuyant sur la radioscopie, sur les antécédents pathologiques, les diverses manifestations morbides des malades, leur durée et leur évolution ; c'est ainsi que j'en arrivai à conseiller l'ablation d'un rein chez un individu qui, depuis 20 ans, avait des urines purulentes, et cela, malgré le diagnostic de tuberculose de cet organe porté par plusieurs chirurgiens.

De la lithiase urinaire se rapproche la lithiase biliaire, qui, de même que la précédente, n'a pas toujours une composition identique. Certains calculs, par exemple, composés à peu près uniquement de matière colorante biliaire, très fréquents chez les buveurs, sont exceptionnels dans la goutte; ceux qui renferment de la cholestérine et du carbonate de chaux peuvent seuls avoir des rapports avec cette maladie. La rétention de la bile, dans les voies biliaires, l'irritation de la membrane muqueuse en sont les causes occasionnelles; faut-il y ajouter l'influence de certains microbes pouvant s'introduire dans les canaux hépatiques, la chose est douteuse, malgré les assertions de plusieurs auteurs. En tous cas, la coexistence de la lithiase biliaire et de la lithiase urinaire est indiscutable, et la fréquence des calculs hépatiques chez les migraineux, les asthmatiques et les obèses, c'est-à-dire dans la goutte, ne l'est pas moins (1); en conséquence, il n'est pas déraisonnable d'admettre un certain rapport entre cette maladie et la lithiase biliaire.

II. — Polysarcie.

Il se rencontre, parmi les goutteux, des sujets d'un embonpoint ordinaire; mais, plus souvent peut-être, il en est qui se font remarquer soit par de l'obésité avec ou sans glycosurie, soit encore par une maigreur persistante, de telle sorte qu'il existe des goutteux gras et des goutteux maigres.

Plusieurs observateurs ont insisté sur la fréquence de l'obésité chez les goutteux. Sur 94 cas de polysarcie réunis par Bouchard, il existait des antécédents goutteux chez 23, des antécédents de rhumatisme chez 33 et enfin, chez les 33 derniers, des manifestations diverses, telles que migraine, diabète, lithiase rénale et biliaire, eczéma,

(1) Voy. E. LANCEREAUX, Traité des maladies du foie et du pancréas, Paris, 1899, p. 686.

névralgies, autant d'accidents qui, d'ordinaire, se rattachent à la goutte.

Exceptionnelle dans la jeunesse, l'obésité goutteuse, plus spéciale à certaines familles, commence vers la fin de l'accroissement, survient habituellement sans cause appréciable, en dehors de tout excès alimentaire et parfois même avec la diminution de l'appétit, preuve qu'elle ne tient pas à une alimentation excessive, mais bien à un désordre de la nutrition générale, manifestement lié à un trouble du système nerveux. Que se passe-t-il alors? ou bien les combustions organiques soumises à l'influence de ce système diminuent d'intensité; ou bien les petits vaisseaux se contractent et ne laissent parvenir qu'une faible quantité d'oxygène aux tissus; ou bien les échanges nutritifs, insuffisamment stimulés, se ralentissent. Quoi qu'il en soit, le fait n'est pas contestable et, phénomène curieux, cette obésité est quelquefois passagère et intermittente, de même que les poussées articulaires et la plupart des phénomènes de la goutte, d'autres fois continue et progressive, comme j'ai pu l'observer à plusieurs reprises.

La graisse, à peu près également répartie chez le goutteux, et de préférence dans le tissu sous-cutané, ne forme jamais, ainsi qu'il arrive chez le buveur, des dépôts abondants au pourtour des viscères abdominaux. Par contre, elle coexiste habituellement avec les nombreux stigmates de la goutte : hémorroïdes, calvitie, poussées articulaires et surtout avec l'emphysème pulmonaire, qui contribue à l'accroître en diminuant l'activité respiratoire; aussi l'indication thérapeutique est-elle de s'adresser au système nerveux sans négliger le régime.

L'obésité du goutteux est fréquemment accompagnée d'une glycosurie qui se montre quelques années après son apparition; elle survient de 25 à 30 ans, un peu plus tôt chez la femme que chez l'homme, atteint parfois des proportions considérables, au point que des individus de taille moyenne parviennent à dépasser le poids de cent kilogrammes. Cet embonpoint tend à se modifier vers la fin de la cinquantaine, ce qui n'empêche pas ceux qui en sont atteints de continuer à se bien porter, en l'absence de contrariétés, d'émotions, d'un surmenage exagéré, de toute complication ou augmentation de la glycosurie. Sans être grave par lui-même, cet état n'en diminue pas moins la résistance aux maladies.

III. — Glycosurie et albuminurie.

La notion d'une connexité plus ou moins étroite entre le diabète et la goutte est de date relativement récente. Stosch, de Berlin, dès l'année 1828, signale la présence d'un diabète métastatique survenant après la cessation de la goutte. Quelques années plus tard, Naumann mentionne la goutte parmi les causes du diabète. Plus près de nous, Prout (1) note la coïncidence du diabète soit avec la gravelle urique, soit avec la goutte confirmée. Bence Jones (1853), Gairdner (1854) signalent l'alternance du diabète avec l'uricémie et la goutte. Rayer, en France, attire l'attention sur la coïncidence de ces processus morbides; Cl. Bernard (2) constate que le diabète peut être remplacé par les symptômes d'une autre maladie et particulièrement par des accès de goutte et de rhumatisme. La coexistence, dans le même moment, de la goutte, de la gravelle urique et du diabète est relativement rare, mais l'alternance de ces affections l'est beaucoup moins.

(1) W. Prout, On the natur. and Treat. of stomach and urinary diseases. London, 1840.

(2) Claude Bernard, Leçons de Physiologie expérimentale, 1855, p. 486.

La gravelle urique ou l'accès de goutte, en général, ouvre la scène et le diabète vient ensuite, ce que Garrod a formulé de la façon suivante : « Quand le diabète apparaît, la goutte cesse. »

Charcot admet également cette connexité et fait remarquer que les rapports entre la goutte et le diabète doivent être recherchés, non seulement chez le même sujet, mais encore chez les différents membres d'une même famille, dont les uns sont goutteux, les autres diabétiques. C'est qu'en effet on voit souvent un père goutteux engendrer une fille diabétique, et, inversement, une mère diabétique donner naissance à un fils goutteux, de telle sorte que ces deux prétendues maladies n'en font en réalité qu'une seule.

Je me suis appliqué autrefois à faire connaître les caractères du diabète goutteux et à le différencier du diabète pancréatique et du diabète lié à un désordre matériel des centres nerveux (1); mais, de plus, j'ai cherché à montrer que la glycosurie propre aux goutteux peut être associée à une albuminurie spéciale et peu grave, bien différente de celle qui résulte de l'artériosclérose des artères rénales, presque toujours fatale. Or, l'albuminurie, qui coexiste ou alterne avec la glycosurie, compromet peu l'existence, et les urines, fort différentes de ce qu'elles sont dans la néphrite artérielle, contiennent fréquemment 2 gr. et plus d'albumine, mais elles ne s'accompagnent ni de polyurie nocturne, ni de diminution de densité, ni d'anémie appréciable (2). C'est donc là une sorte de diabète albumineux, subordonné, comme le diabète glycosurique, à un trouble nerveux. Il résulte,

(1) E. LANCEREAUX, *Bullet. de l'Académie de Médecine*, Paris, 1877, p. 1215. — E. LANCEREAUX, *Bullet. de l'Académie de Médecine*, Paris, 1888, p. 559.

(2) E. LANCEREAUX, l'Albuminurie dans ses rapports avec le diabète, etc. *Bull. de l'Académie de Médecine*, sér. 3, t. LIV p. 145, Paris, 1905.

en effet, des recherches expérimentales de Cl. Bernard que si la piqûre d'un point du 4e ventricule suffit à produire de la glycosurie, celle d'un point voisin et un peu plus élevé engendre l'albuminurie et conséquemment ces deux syndromes paraissent bien se rattacher à la goutte.

Exceptionnelle dans la période de l'adolescence, la glycosurie se montre vers l'âge de 30 à 35 ans ; elle a un début insidieux qui, le plus souvent, passe inaperçu pour ce fait que la polydypsie et la polyurie font assez généralement défaut. La proportion du sucre des urines, d'ordinaire peu abondante, oscille entre 5 et 25 grammes, mais elle peut monter jusqu'à 100 grammes, à la suite d'émotions, de chagrins, de fatigue, de surmenage, et se trouve ainsi exposée à de nombreuses variations. Cette glycosurie, d'ailleurs, est parfois intermittente, le sucre disparaissant au moins d'une façon momentanée dans le cours d'une maladie ou même en dehors de toute maladie. Elle s'accroît sous la moindre influence, sans que les accidents qui en résultent aient de gravité ; elle est facile à combattre, du moins chez les personnes sobres et soumises à un régime convenable ; aussi, le plus souvent, elle raccourcit peu ou pas la durée de l'existence. La soif, assez peu intense, attire à peine l'attention des malades, si ce n'est, par moments, à la suite d'émotions, de fatigue ou de surmenage. La proportion des urines, à part certaines circonstances, est à peine augmentée, et, la plupart du temps, c'est l'obésité qui vient avertir le médecin de la possibilité de la glycosurie. Quelque peu visqueuses, les urines empèsent le linge, produisent du prurit et de légères éruptions eczémateuses aux parties génitales ; leur densité est augmentée et, lorsqu'on les traite par la liqueur de Fehling, elles réduisent les sels de cuivre et donnent lieu à un précipité jaune de cuivre métallique.

Le diabète goutteux procède par poussées successives, en ce sens que la proportion du sucre des urines peut varier d'un jour à l'autre, selon le régime et les conditions d'hygiène; parfois même la glycosurie cesse spontanément, sans cause appréciable, puis reparaît avec une nouvelle intensité, comme il arrive, d'ailleurs, pour l'obésité.

Le diabète goutteux, ou mieux le syndrome glycosurique, n'altère pas d'une façon sensible la santé générale et n'est pas incompatible avec une longue existence; il peut cependant, sous l'influence de fatigues morales ou physiques, se terminer, en quelques jours, par une intoxication diabétique : dyspnée, coma, etc., ou encore plus lentement à la suite d'un anthrax, d'une suppuration abondante, de gangrène ou de tuberculose.

Ce diabète se distingue facilement du diabète traumatique tant par son évolution que par la faible abondance de la glycose. Il se différencie du diabète pancréatique, dont le début est généralement brusque, l'amaigrissement excessif et la glycosurie très abondante (1). Par contre, comme l'avait remarqué Prout, le diabète goutteux reste souvent latent, en raison de son début insidieux et il n'altère que fort peu la santé générale, aussi faut-il avoir soin de rechercher la glycosurie, chez toute personne quelque peu obèse, puisque nous savons qu'elle se montre en général fort peu de temps après l'obésité, vers 30 à 35 ans, et quelquefois plus tard.

Le diabète goutteux possède ainsi des caractères tout à fait particuliers et l'on doit s'étonner qu'il ne soit accepté que d'un petit nombre d'observateurs, quand il est

(1) E. LANCEREAUX, Notes et réflexions sur deux cas de diabète sucré avec altération du pancréas, *Bull. de l'Acad. de Méd.* année 1877, sér. 2, t. VI, p. 1219. — E. LANCEREAUX, Nouveaux faits de diabète sucré avec altération du pancréas; *Bull. de l'Acad. de Méd.*, 1888, t. IX, p. 559.

généralement associé à des accidents goutteux; mais une preuve convaincante de sa relation avec la goutte, c'est sa transmission héréditaire et son association avec les manifestations de cette maladie : migraine, épistaxis, hémorroïdes, eczéma, gravelle, obésité, etc.

IV. — Phosphaturie.

La phosphaturie, ou diabète phosphaturique, prend naturellement place à côté du diabète glycosurique, attendu qu'il est, la plupart du temps, comme lui, une manifestation des désordres nutritifs qui constituent la goutte. Il consiste en une abondante émission de phosphates urinaires; l'acide phosphorique éliminé par les reins dans les 24 heures peut monter de 2 à 4 grammes, son chiffre ordinaire, jusqu'à 7, 10 et 12 grammes. Presque toujours accompagnée de polyurie, cette affection se manifeste par une soif souvent exagérée, par des douleurs diffuses, du prurit, auquel s'ajoutent fréquemment des furoncles, par des troubles digestifs, des palpitations et un essoufflement habituel. Le teint est pâle, souffreteux, la faiblesse est grande, et le moindre effort physique et intellectuel devient pénible et douloureux, le moral est mauvais, l'esprit inquiet, découragé, tourmenté par des cauchemars et de l'insomnie la nuit.

La polyurie, en général moins considérable que dans le diabète glycosurique, dépasse peu 2 à 3 litres; la soif est vive, en raison de la sécheresse de la langue et des muqueuses. Cet état vient-il à persister, l'individu maigrit par le fait de la déperdition des sels, souvent même il se tuberculise.

Une glycosurie, en général peu abondante, vient parfois s'ajouter à la phosphaturie, si elle n'alterne avec elle, de telle sorte que le diabète du goutteux peut être, selon les cas, uratique, glycosurique, phosphaturique, et enfin phosphaturique et glycosurique tout à la fois. La phosphaturie pouvant exister en dehors de la goutte, celle qui tient à cette maladie se reconnaît au dosage exact de la quantité des phosphates éliminés dans les 24 heures, aux antécédents et aux phénomènes concomitants présentés par les malades.

Le traitement qui convient, en pareil cas, diffère peu de celui du diabète gras, puisque, avant tout, il doit s'adresser au système nerveux. Il consiste dans l'emploi des amers, du bicarbonate de soude, d'aliments où il entre du phosphate de chaux, moyens auxquels on ajoutera l'eau froide en lotions ou en douches très courtes, au cas seulement où elles seraient bien supportées.

V. — Oxalurie.

Nous savons qu'il est commun, chez les goutteux dyspeptiques, tristes, inquiets et hypocondriaques, d'observer la présence de cristaux d'oxalate de chaux dans les urines (oxalurie) et Garrod a démontré que le sang des goutteux renfermait de l'acide oxalique qu'il attribuait à l'oxydation de l'acide urique.

Ainsi il y a lieu d'examiner les rapports de la goutte avec l'oxalurie. Prout a remarqué que les concrétions d'acide oxalique remplacent quelquefois celles d'acide urique chez le même individu, que les oxaluriques finissent par devenir glycosuriques, et, dans certains cas, même phosphaturiques, ce qui semble établir un rapport entre ces différents états. Cependant, comme l'oxalurie se rencontre surtout chez les goutteux dyspeptiques, on doit rechercher si elle dépend de la goutte ou de la dyspepsie.

Begbie (1) n'hésite pas à faire de cette dernière un symptôme de la première; néanmoins, l'oxalurie pouvant exister indépendamment de la dyspepsie propre au goutteux, il semble plus vraisemblable que ces deux états soient des phénomènes connexes. D'ailleurs, les oxaluriques, de même que les glycosuriques, ont une tendance marquée à la furonculose et aux anthrax, aux calculs urinaires et ainsi, de réelles analogies existant entre ces diverses affections, il y a des raisons sérieuses de leur attribuer une origine commune.

Ajoutons que, si l'acide oxalique résulte de l'oxydation de l'acide urique effectuée dans l'économie par suite de troubles dans les phénomènes de la digestion et de l'assimilation, elle a d'autres sources, au nombre desquelles figurent certains aliments qui la contiennent en nature, tels la rhubarbe, l'oseille, les tomates, le cresson, le céleri, etc., comme aussi l'oxydation incomplète des matières sucrées et féculentes et l'ingestion habituelle d'eau riche en sels de chaux. Les calculs d'acide oxalique, beaucoup moins fréquents que ceux d'acide urique, sont, comme ces derniers, favorisés par l'exagération de la sécrétion muqueuse des voies urinaires, et quelquefois formés de couches alternantes de chacun de ces acides.

Les phénomènes produits par l'oxalurie, comme d'ailleurs les complications qui en résultent, diffèrent peu de ceux de la phosphaturie, de l'uricémie et de la glycosurie; c'est là un fait qui n'est pas sans valeur.

Des considérations qui précèdent, il résulte clairement, selon nous, que *l'uricémie, la gravelle urique, la phosphaturie, l'oxalurie et surtout l'obésité et la glycosurie, sont autant de processus morbides qui se rencontrent isolément ou simultanément chez le même individu,*

(1) Begbie, On dyspepsia and nervous disorders in Connection with the oxalic diathesis, Contrib. to pract. medicine. Edimbourg, 1862, p. 178.

dans une même famille, se succèdent par hérédité et procèdent d'une même condition pathogénique, l'insuffisance des combustions liées à un désordre du grand sympathique. En conséquence, un lien étroit de parenté réunit ces états pathologiques, les rend inséparables, et, comme ils s'observent à peu près uniquement chez le goutteux, il en résulte que, dans un grand nombre de cas, ils doivent être rattachés à la goutte.

MORPHOLOGIE. — FORMES ET VARIÉTÉS

Subordonnée à des influences d'hygiène, de régime, et tout particulièrement à des conditions d'âge et de sexe, la goutte se manifeste naturellement sous des formes diverses et présente plusieurs variétés.

I. — Formes.

Les formes de la goutte sont nombreuses, ce qui ne peut surprendre, puisqu'il en est de même dans toutes les maladies. A côté d'une syphilose bénigne, n'ayant d'autres manifestations que l'accident primitif et quelques plaques muqueuses, il est des syphilis graves et fatales; la fièvre typhoïde et toutes les maladies infectieuses sont dans les mêmes conditions, et la goutte, maladie constitutionnelle, ne se comporte pas autrement.

Caractérisée uniquement, dans quelques cas, par des migraines, de la dyspepsie, quelques poussées hémorroïdaires et de vagues douleurs articulaires, cette maladie se manifeste, d'autres fois, par des fluxions articulaires ou autres, par des dépôts plus ou moins abondants d'urate de soude (goutte classique), ou bien elle se traduit par des phénomènes plus sérieux (localisation au système artériel) ou encore par des lésions articulaires à marche progressive (goutte déformante). La goutte est donc : tantôt bénigne, tantôt maligne, et, entre ces deux formes, il y a place pour une forme intermédiaire, qui est la plus commune.

La raison de ces différences, dans l'état actuel de nos connaissances, n'est pas bien connue ; si, dans certains cas, il est possible de les faire dépendre du régime et de l'hygiène, dans d'autres cas, elles paraissent inhérentes à l'individu malade et subordonnées à des conditions non encore nettement définies. Pourtant, il n'est pas sans intérêt d'esquisser chacune de ces formes que nous appellerons : *forme bénigne*, *forme commune*, *forme maligne*.

Forme bénigne. — Relativement fréquente, cette forme passe inaperçue, ou du moins elle attire peu l'attention, en raison des faibles désordres qui la caractérisent et dont l'observateur n'entrevoit, la plupart du temps, ni les rapports, ni la succession. Elle se révèle, dans la jeunesse, par des migraines ou encore par des névralgies, des épistaxis, des éruptions cutanées et quelfois par de légères poussées articulaires, sans localisation cardiaque, se manifeste de préférence dans l'âge adulte, par des hémorroïdes, des troubles digestifs, de la calvitie, quelquefois encore par des poussées articulaires ou cutanées, manifestations généralement envisagées comme autant d'affections distinctes, alors qu'elles ne sont que les anneaux d'une même chaîne morbide et ne font qu'une seule et unique maladie. La preuve en est dans l'hérédité qui nous fait voir ces diverses affections, sinon toujours chez le même individu, du moins dans les mêmes familles. Les personnes, ainsi affectées, sont inquiètes et tourmentées, préoccupées du moindre mal, ce qui ne les empêche pas, vu la résistance de leur système nerveux, d'avoir une longue existence et nous amène à dire, sans trop nous avancer, *qu'une goutte légère est un brevet de longue vie.*

Forme commune. — Cette forme présente, outre la plupart des désordres que nous venons d'énoncer, des poussées articulaires uniques ou multiples, ordinairement suivies de modifications des cartilages diarthrodiaux avec ou sans craquements et dépôts tophacés. Elle comprend, de plus, des fluxions laryngo-bronchiques avec toux quinteuse et expectoration muqueuse, filante, et souvent aussi de l'asthme, de l'emphysème pulmonaire, un état variqueux des veines des membres inférieurs, ou encore de légères modifications de l'endartère, peu susceptibles de compromettre l'existence; puis, enfin, de l'obésité et de la glycosurie. Elle se rapproche, en somme, de la goutte classique des auteurs, plus sérieuse que la forme précédente.

Forme maligne. — Caractérisée par des désordres isolés ou simultanés des articulations, des bronches, des poumons et le plus souvent du système artériel, cette forme se fait remarquer surtout par l'intensité de ces désordres, leur succession et leur évolution rapide, et surtout par l'anticipation d'une phase sur l'autre.

Les lésions articulaires se manifestent non selement par des fluxions, mais par des troubles trophiques auxquels s'ajoutent tantôt des dépôts uratiques, plus ou moins abondants et saillants, au niveau des articulations, tantôt des déformations qui déterminent fréquemment des infirmités irrémédiables.

Les premiers de ces phénomènes s'accompagnent de vives douleurs et d'une réaction parfois intense, les seconds, presque toujours associés à un état fébrile de faible intensité, ont une marche lente, progressive, qui résiste à la plupart des traitements. Les malades, alors perclus de douleurs, finissent, le plus souvent, par ne plus pouvoir marcher ou même se tenir debout. Dans la nécessité de garder le lit, ils font facilement, en raison du mauvais état nutritif de leurs tissus, des escarres au sacrum et sur les différents points saillants du corps qui, malgré les plus grands soins, finissent quelquefois, comme dans un cas qui s'est passé sous nos yeux, par amener la mort.

Les désordres des bronches et des poumons, généralement désignés sous les noms de catarrhe, de bronchite chronique avec asthme et emphysème, menacent parfois aussi l'existence, du moins à un âge avancé de la vie; mais ce sont les lésions artérielles qui, par les désordres organiques qu'elles déterminent, conduisent le plus souvent à la terminaison fatale. La mort survient alors par suite de l'altération des reins, du cœur ou de l'encéphale et de l'insuffisance de ces organes. Cette altération est, en outre, fréquemment associée à un désordre de la santé générale que révèlent la décoloration des téguments, une faiblesse de tout l'individu, une anémie profonde, ensemble pathologique ordinairement désigné par les auteurs sous le nom de *cachexie*.

II. — Variétés.

Les variétés de la goutte, soumises avant tout à des conditions d'hérédité et de sexe, se classent naturellement, si on tient compte de la prédominance de leurs manifestations, sous les trois chefs suivants :

1° Variété arthritique;

2° Variété trophique;

3° Variété polysarcique.

Variété arthritique. — Caractérisée par une tendance marquée aux localisations articulaires, cette variété se traduit par deux ordres de lésions, à savoir : 1° des fluxions articulaires aiguës qui apparaissent sous forme de crises à répétition, de préférence au printemps et à l'automne, le plus souvent suivies de la formation de dépôts uratiques multiples dans les cartilages et les tissus fibreux ; 2° des poussées articulaires aboutissant à des déformations momentanées ou progressives, la plupart du temps sans incrustations d'urate de soude, *goutte asthénique de Landré-Beauvais*, plus spéciale à la femme.

Chacune de ces manifestations a une physionomie et une évolution particulières sur lesquelles nous n'avons pas à revenir, puisqu'il en a été question dans notre description symptomatique.

Variété trophique. — Cette variété porte d'une façon plus spéciale sur l'appareil circulatoire, où elle se traduit par des lésions veineuses et artérielles connues, les premières sous le nom de *varices*, les secondes sous celui d'*artériosclérose*.

A chacune de ces manifestations s'associent des lésions diverses qui sont : pour les varices des jambes, des désordres trophiques de la peau caractérisés par des indurations et des ulcères de ce tégument, dits à tort *ulcères variqueux;* pour l'artériosclérose, des lésions multiples des viscères qui, d'après les dimensions et le nombre des vaisseaux lésés, consistent en des pertes de substance et en des scléroses diffuses. Nous nous sommes efforcés de mettre en lumière la gravité de ces désordres qui intéressent, d'une façon toute particulière, l'encéphale, le cœur et les reins. Presque toujours simultanément affectés, ces deux derniers organes aboutissent généralement à une insuffisance fonctionnelle qui est la grande cause de la mortalité dans la goutte. L'encéphale, moins souvent lésé, est néanmoins une cause commune de mort chez le goutteux. Il n'est pas rare de voir, en effet, la plupart des membres d'une même famille succomber à une hémiplégie, avec ou sans albuminurie et insuffisance urinaire, ce qui, en général, frappe à peine l'attention des praticiens. Or, c'est entre 50 et 70 ans que la mort a lieu dans ces conditions et ce fait, important à connaître, ne devrait pas être oublié du médecin non plus que des familles ; c'est pourquoi nous sommes d'avis qu'il serait avantageux d'inscrire sur les livrets de famille les accidents morbides des ascendants.

Variété polysarcique. — De même que les précédentes, cette variété est susceptible de division, car elle se trouve associée tantôt à un état emphysémateux des poumons avec bronchite chronique et asthme, tantôt à un état glycosurique variable, dans lequel la quantité de sucre oscille entre dix et cinquante grammes dans les vingt-quatre heures. Notons que chacun de ces états se développe le plus souvent dans l'âge adulte et se trouve fréquemment associé à des accidents divers : fluxions hémorroïdaires calvitie, varices, ostéophytes, rétraction de l'aponévrose palmaire, etc. C'est en général à partir de l'âge de 30 ans que débute l'emphysème ; quant à la glycosurie, elle est ordinairement précédée d'une obésité qui commence vers l'âge de 25 ans, peu de temps après la fin de l'accroissement, se continue jusque vers la fin de la cinquantaine, diminue parfois rapidement au point d'effrayer à tort les médecins et les malades qui, le plus souvent, ne s'en trouvent pas moins bien. Il est commun du reste de rencontrer des familles de polysarciques et de glycosuriques aussi bien que des familles d'hémiplégiques, ce que j'ai été à même d'observer sur les membres de trois générations de plusieurs familles, et, en particulier, sur deux grandes familles de mon village ; l'une dont la plupart des membres étaient frappés d'hémiplégie entre 55 et 65 ans, tandis que ceux de l'autre commençaient par devenir obèses à l'âge de 25 ans, glycosuriques vers l'âge de 35 ans et succombaient, pour la plupart, aux environs de la soixantaine.

Certains auteurs prétendent que, dans une même famille, les derniers enfants sont plus prédisposés à la goutte que les aînés ; mais c'est là une proposition difficile à vérifier, sujette en tous cas à de nombreuses exceptions. Du fait que la goutte est une maladie essentiellement héréditaire, il n'y a pas de raison sérieuse pour que les aînés de famille en soient préservés, car la transmission de la goutte dépend avant tout de l'état de santé des générateurs au moment de la conception. Maladie familiale par excellence, la goutte se rencontre toujours chez plusieurs membres d'une même famille, si non chez tous, et cela sous des formes variées et plus ou moins sérieuses; le plus souvent, d'après notre observation, elle irait du père à la fille et de la mère au fils. — D'un côté, nous avons connu des mères, atteintes des déformations articulaires les plus accentuées, de migraine, d'hémorroïdes, qui ont vécu au delà de 80 ans et dont les fils eczémateux, migraineux, dyspeptiques, devenaient artérioscléreux vers l'âge de 50 ans et terminaient leur existence, sans avoir jamais eu de poussées articulaires aiguës, par le simple fait de désordres du système artériel. D'un autre côté, nous avons vu des pères, sujets aux attaques de goutte, engendrer des filles migraineuses, mélancoliques, dyspeptiques, avec des ptoses viscérales multiples et des articulations toujours à peu près normales.

Une femme de 45 ans, à laquelle nous donnons nos soins, est née d'un père goutteux, d'une mère migraineuse, tous deux morts diabétiques, et cependant, malgré un frère obèse depuis l'âge de 15 ans et glycosurique, elle ne présente jusqu'ici d'autres localisations morbides que des arthrites subaiguës suivies de craquements, depuis l'âge de 10 à 12 ans.

Les faits de ce genre, dont j'ai pu observer plusieurs exemples, démontrent que la goutte est une maladie essentiellement protéiforme, en raison sans doute de ses localisations diverses sur telle ou telle portion du grand sympathique.

Le sexe modifie les manifestations de la goutte, à tel point qu'un certain nombre de médecins des plus distingués, Hippocrate lui-même, ont proclamé l'immunité de la femme à l'égard de cette maladie. Cette opinion, trop absolue, est d'ailleurs contredite par l'observation même des temps anciens. Nous savons que, à l'époque où l'empire romain parvint à l'apogée du luxe et des plaisirs, la goutte déformante, relativement commune chez la femme, avait déjà les caractères particuliers qui lui ont valu de nos jours la dénomination de rhumatisme articulaire chronique, de rhumatisme déformant progressif, tandis que, chez l'homme, elle offrait plutôt les allures de la goutte articulaire aiguë.

Ces variétés, si différentes dans les deux sexes, pourraient être attribuées au régime; mais sans nier cette influence, il nous faut admettre d'autres raisons et avant tout l'action de la menstruation, ce puissant moyen de dépuration régi par le système nerveux. C'est à l'époque de la ménopause, en effet, que, le plus souvent, la goutte fait sa grande explosion chez la femme; mais, quoi qu'il en soit, la goutte franche aiguë, la gravelle et les dépôts uratiques, manifestations communes chez l'homme, se voient peu chez la femme, tandis que les migraines, l'asthme, les fluxions articulaires continues et progressives (rhumatisme déformant, avec ou sans ostéophytes ou nodosités d'Heberden) y sont relativement fréquents.

CHAPITRE V

ÉVOLUTION ET MODES DE TERMINAISON

La description symptomatique qui précède nous fait connaître les différentes manifestations de la goutte, mais non sa physionomie spéciale; celle-ci nous échappe encore et, pour la bien saisir, il nous faut montrer maintenant la filiation et la succession des accidents qui la caractérisent, étudier, en somme, son évolution et ses divers modes de terminaison.

I. — Evolution.

La plupart des auteurs qui se sont occupés de la goutte ont presque toujours envisagé l'accès aigu articulaire et les dépôts uratiques comme ses principales, sinon comme ses seules manifestations; c'est là une opinion contre laquelle il convient de réagir. La goutte, en effet, ne se localise pas seulement aux articulations, elle est une maladie générale et ses manifestations, sous la dépendance immédiate du système nerveux sympathique, sont des plus variées ; aussi, est-il généralement possible, avant l'éclosion de la première attaque de goutte articulaire, de relever dans l'histoire pathologique des malades, des désordres multiples tels que : épistaxis, migraine, dyspepsie, névralgie, spasmes sphinctériens, etc., phénomènes qui se succèdent souvent dans un ordre déterminé, et font partie de la goutte aussi bien que les fluxions articulaires, de telle façon que la connaissance de l'un d'entre eux permet souvent de prévoir les autres et de les prévenir dans la mesure du possible.

Maladie de tous les âges, la goutte, comme nous le savons déjà, varie avec les diverses phases de l'existence, chaque âge de la vie ayant pour ainsi dire ses manifestations particulières.

Si le jeune âge est peu exposé aux accès de goutte articulaire, il n'échappe pas toujours aux accidents nerveux, cutanés et digestifs. L'enfant, né de parents goutteux, peut ne rien présenter d'anormal pendant les premières années de son existence ; cependant, il est rare qu'il n'ait pas, dès cette époque, une certaine tendance aux éruptions cutanées et prurigineuses, qu'il ne se fasse remarquer par des désordres réflexes du mouvement, par des troubles des nerfs sensitifs et vaso-moteurs. C'est l'âge, en effet, où surviennent des éruptions eczémateuses diverses, des spasmes pyloriques, comme j'ai été à même de le constater chez un enfant de deux mois, atteint de vomissements incoercibles et qui se trouva fort bien de l'emploi du bicarbonate de soude; c'est encore celui des accès de toux spasmodique (faux croup), de certaines convulsions réflexes dites éclamptiques, de l'incontinence nocturne des urines, des épistaxis, des fluxions angineuses, et, parfois aussi, très vraisemblablement, des fluxions osseuses, connues sous le nom de douleurs de croissance, etc.

A ces divers accidents s'associent parfois des nodosités et des déformations des articulations, puis de l'atrophie musculaire, exceptionnellement des rétractions de l'aponévrose palmaire. Chez deux jeunes filles de 8 à 10 ans, les membres, fléchis et dans l'impossibilité de pouvoir être étendus ou redressés, finirent néanmoins par reprendre leurs formes, et les muscles atrophiés par se reconstituer, le tout à la suite de l'emploi, pendant plus d'une année, d'une solution d'iodure de potassium.

A l'époque de la puberté, il se produit assez fréquemment un prurit simple ou associé à des éruptions ortiées, eczémateuses, lichénoïdes, purpuriques ; vers le même moment, apparaissent des granulations et des varicosités sur la membrane muqueuse pharyngée (angine granuleuse), la rougeur et la sécrétion exagérée du bord libre des paupières (blépharite ciliaire).

Je n'insiste pas sur ces diverses manifestations morbides, considérées, à tort, comme autant d'affections isolées et distinctes, faute de connaître le lien qui les unit et en fait un tout commun. Cependant, rapprochées des antécédents de famille, ces manifestations permettent déjà de se faire une juste idée de leur nature, et de ramener le calme dans l'esprit des parents qu'ils effraient trop souvent. Un jeune garçon de sept ans, atteint, au cours de ses vacances, d'un purpura avec gonflement articulaire et œdème des jambes, inspirait à sa mère, très nerveuse, les plus vives inquiétudes. Sachant que la grand'mère maternelle était affectée d'arthrites déformantes, que la mère souffrait à la fois de migraine et d'un eczéma sec et symétrique, je n'hésitai pas à voir, dans l'affection de l'enfant, l'effet d'un désordre ayant des rapports avec ceux des parents, et sans gravité sérieuse; quelques semaines plus tard, en effet, les douleurs articulaires et le purpura avaient entièrement cessé.

L'adolescence est l'époque où se montrent de préférence les pertes séminales involontaires, des éruptions diverses de la peau et des membranes muqueuses, la migraine, les névralgies, les épistaxis et même parfois les hémoptysies. C'est encore l'âge où survient la chlorose, où apparaissent les poussées articulaires, les inquiétudes et où commence l'hypocondrie.

L'âge adulte est plus particulièrement celui de la goutte classique ; néanmoins, il arrive de voir des vieillards de 80 ans présenter, pour la première fois, des attaques de cette maladie. Dyce Duckworth a observé une attaque de ce genre chez un vieillard de 86 ans et Garrod rapporte le cas d'une dame qui eut sa première attaque à 91 ans.

Cet âge est celui où apparaissent les hémorroïdes, la calvitie, la dyspepsie et surtout les franches attaques de goutte articulaire ; tandis que les affections spasmodiques tendent à s'améliorer. Il est encore celui où se voient les altérations des ongles, les ostéophytes articulaires, les tophus, les calculs des reins et du foie, le psoriasis lingual, l'état variqueux des veines, l'altération des artères avec ses conséquences fâcheuses, du côté des reins, du cœur et de l'encéphale.

L'artériosclérose commence, en général, vers l'âge de 40 ans, quelquefois plus tôt ; elle reçoit une impulsion au moment de la ménopause et finit trop souvent par amener la mort entre 50 et 60 ans. Autrement, elle cesse de s'accroître vers l'âge de 65 ans, et permet ainsi aux malades de prolonger leur existence pendant un certain nombre d'années. Vient-elle à faire défaut, le goutteux atteint facilement 80 ans et plus ; il est de ceux qui ont une longue vie. L'âge adulte est, enfin, celui de l'asthme, de l'emphysème, des bronchites chroniques, de l'obésité, de la glycosurie et des déformations articulaires, autant de manifestations fréquemment associées à l'artériosclérose.

Ces divers désordres peuvent se continuer après l'âge de 60 ans, mais il est rare qu'il en survienne d'autres, à part des hémorragies de l'encéphale ou autres et surtout des hématuries ; mais, ce que l'on constate le plus souvent, à un âge avancé de la vie, c'est la présence de dépôts uratiques, de craquements et de nodosités articulaires avec des déformations plus ou moins accentuées.

Maladie essentiellement chronique, la goutte procède par crises successives, dans l'intervalle desquelles il n'existe que peu ou pas de désordres. Sa marche est lente, le plus souvent sans réaction appréciable, si ce n'est au cours des poussées aiguës articulaires et de certaines fluxions sous-cutanées ou viscérales, accidents comparables aux crises de coliques de plomb dans le saturnisme et à celles du *délirium tremens*, dans l'alcoolisme.

Cette marche, toutefois, n'est pas sans présenter quelques exceptions : ainsi, l'on voit, chez la femme principalement, quelquefois chez la jeune fille, et plus rarement chez l'homme, des fluxions se localiser à plusieurs articulations, s'y fixer, progresser peu à peu et produire trop souvent les plus graves infirmités, si elles ne sont énergiquement combattues.

Le sexe, d'ailleurs, joue un certain rôle dans l'évolution de la goutte. Les éruptions cutanées, par suite de la plus grande finesse de la peau, sont plus communes chez la femme que chez l'homme, comme aussi l'entérite muco-membraneuse, peut-être simplement par suite d'une plus grande tendance à la constipation. De même, en raison sans doute de sa vive sensibilité, la femme, plus que l'homme, se trouve exposée aux troubles nerveux : palpitations, inquiétudes, obsessions, hypocondrie, etc. ; ainsi, pas plus que l'homme, elle n'échappe à la goutte. La différence des manifestations dans les deux sexes tient, sans doute, à des conditions de régime et d'hygiène, avant tout à des influences physiologiques telles que la menstruation, la grossesse, etc., susceptibles de modifier dans une certaine mesure le fonctionnement du système nerveux.

Les manifestations de la goutte ont, enfin, ceci de particulier qu'elles peuvent se succéder et se suppléer réciproquement, que l'une chasse l'autre et qu'elles ne laissent parfois aucun repos à l'organisme. Leur répétition et, en particulier, celle des attaques de goutte aiguë chez l'homme, peut faire cesser tout autre accident ; mais, dans certains cas aussi, la disparition rapide de l'une d'entre elles est suivie de l'apparition de désordres plus graves et parfois de fluxions viscérales sérieuses. Cette marche saccadée appartient surtout aux troubles vaso-moteurs ; les désordres trophiques sont plus fixes, et généralement progressifs. Reconnaissons, cependant, que les déterminations morbides de la goutte n'ont pas toujours une régularité parfaite et qu'elles peuvent s'entremêler dans certaines circonstances, comme celles de la syphilis dans sa forme aiguë et maligne ; mais il n'en résulte pas moins que les caractères particuliers de ces manifestations, leur succession et leur évolution donnent à la goutte une physionomie tout à fait spéciale.

II. — Modes de terminaison.

Maladie essentiellement héréditaire, la goutte constitue une sorte de race qui, malgré les modifications qu'il est possible de lui apporter, ne persiste pas moins, dans la plupart des cas, avec ses qualités et ses défauts.

Dominé par ses nerfs, le goutteux résiste généralement bien aux maladies et pour peu qu'il échappe à l'artériosclérose, aux formes graves de l'arthrite déformante, au diabète, il parcourt une longue existence. Deux conditions principales nous rendent compte de ce fait ; c'est, d'une part, l'état prédominant du système nerveux, cet important facteur de l'énergie humaine ; d'autre part, la sobriété à laquelle sont condamnés les goutteux, tant à cause de leur excitabilité nerveuse, qui s'accommode mal de l'usage des substances stimulantes, que des troubles gastriques, qui ne leur permettent pas de se livrer à des excès alimentaires, et surtout aux excès de vin. Ces malades appartiennent, en somme, à cette classe d'individus qui, en dépit d'une santé en apparence délicate, vivent un long temps et à laquelle s'applique le dicton populaire : *pot fêlé dure longtemps*. Nous faisons exception pour les obèses et les glycosuriques, ceux-ci résistent moins bien aux maladies en raison d'une prédisposition manifeste aux suppurations, aux gangrènes et encore à l'intoxication diabétique, qui peut les emporter rapidement en douze ou vingt-quatre heures.

La terminaison fatale, relativement rare du moins jusqu'à l'âge de 45 à 50 ans, devient plus fréquente à partir de cette époque, ou plus exactement entre 45 et 65 ans. La cause en est dans l'artério sclérose, qui se développe, en général, entre 40 et 50 ans, quelquefois plus tôt, et détermine, au cours de la cinquantaine, les accidents les plus sérieux, notamment du côté des reins, du cœur et de l'encéphale. Ceux des reins sont les plus dangereux, et la cause la plus ordinaire de la mort chez le goutteux. Caractérisés anatomiquement par la sclérose et l'atrophie de ces organes, ils se manifestent cliniquement par l'élévation de la tension artérielle, de la polyurie nocturne, la diminution de la densité des urines, l'hypertrophie du cœur, le renforcement du second bruit aortique, et enfin, lorsque survient l'insuffisance urinaire, par des accès de dyspnée, des crises d'éclampsie, de diarrhée, des vomissements bilieux ou muqueux, auxquels s'associent fréquemment une céphalée des plus intenses, des œdèmes, de l'insomnie, etc. Or, ces désordres, connus sous le nom d'*urémie*, sont aidés, dans certains cas, par l'insuffisance du cœur, sans qu'il soit toujours possible de déterminer lequel de ces organes, cœur ou reins, joue le principal rôle dans la terminaison fatale.

Les lésions du cœur, liées à l'artériosclérose, consistent anatomiquement dans une hypertrophie compensatrice et en quelque sorte providentielle, dans un désordre trophique du myocarde et la dilatation de l'organe lorsque les artères coronaires viennent à se scléroser. C'est alors qu'il survient de l'essoufflement, de la dyspnée sous le moindre effort, puis des stases sanguines des viscères abdominaux, des œdèmes, de l'insomnie et quelquefois aussi un souffle systolique lié à l'ectasie ventriculaire de la mitrale, et trop souvent attribué à l'altération de cette valvule.

La mort, dans ces conditions, résulte des stases sanguines et œdémateuses, avec ou sans épanchements pleuraux, des apoplexies pulmonaires qui viennent s'y ajouter et souvent aussi de l'insuffisance urinaire provenant de l'insuffisance cardiaque. Dans quelques cas, elle est le produit d'une syncope déterminée par l'ischémie du cœur, d'un épanchement sanguin du péricarde consécutif à l'altération des branches des coronaires ou encore à la rupture du myocarde par suite de l'oblitération de l'une de ces branches.

Le rétrécissement, la dilatation et la perte de l'élasticité des artères de l'encéphale ont pour effet des désordres ischémiques qui se traduisent tout d'abord par des vertiges et un certain degré d'obnubilation, plus tard, par de la démence et des phénomènes qui se rapprochent de ceux de la paralysie générale. Mais qu'une branche artérielle vienne à s'oblitérer ou à se rompre, il se produit, dans le premier cas, un ramollissement, dans le second, une hémorragie cérébrale qui, en raison de leur siège et de leur étendue, mettent l'existence dans un danger plus ou moins imminent et finissent généralement par entraîner la mort.

Les poumons, dans des cas plus rares, peuvent être la cause de la terminaison fatale, surtout quand viennent s'ajouter, à un emphysème avec bronchite chronique, des poussées congestives ou encore des épanchements pleuraux.

Ce sont, en résumé, les troubles trophiques qui, le plus souvent, entraînent la mort du goutteux; celle-ci est rarement l'effet d'une fluxion aiguë articulaire ou autre, contrairement à ce que l'on pensait autrefois où l'on croyait à la goutte remontée, déplacée, etc. On sait aujourd'hui que, dans la plupart des cas ainsi désignés, il s'agit d'accidents urémiques méconnus et que les reins en sont la principale cause.

Les lésions rénales et cardiaques résultant de l'artériosclérose comptent, ainsi, parmi les causes les plus ordinaires de la mort du goutteux. Aussi, le médecin, instruit de leur fréquence, doit-il s'appliquer à les prévenir et, s'il n'y parvient pas, à combattre énergiquement leurs effets, de façon, sinon à guérir ses malades, du moins à prolonger, aussi longtemps que possible, leur existence. Il n'oubliera pas qu'après 60 ou 65 ans l'urémie devient rare et les chances de vivre plus grandes. A cet âge, et souvent plus tôt, la disparition spontanée d'un certain nombre d'accidents de la goutte, tels que migraine, hémorroïdes, asthme, etc., est chose commune. Malheureusement, la maladie n'en persiste pas moins et, bien qu'elle puisse être avantageusement modifiée par une thérapeutique rationnelle et par une hygiène convenable, il est des cas où elle vient mettre fin à l'existence par l'altération des humeurs et une sorte d'usure de tous les organes, désignée sous le nom de *cachexie* et subordonnée, la plupart du temps, à l'altération généralisée du système artériel. Plus fréquent chez la femme que chez l'homme, cet état se montre habituellement dans les accès de goutte à évolution lente et constitue pour ainsi dire la dernière phase de la goutte tophacée et de la goutte déformante.

CHAPITRE VI

SÉMIOLOGIE. — PARALLÈLE ET RAPPORTS DE LA GOUTTE AVEC LES MALADES

§ 1 — SÉMIOLOGIE

La description que nous venons de donner de la goutte est forcément artificielle, le sujet qui en est atteint n'offre jamais qu'une partie des phénomènes de cette maladie; dans la pratique, il en est toujours un plus ou moins grand nombre qui font défaut et qui ne suivent pas l'évolution régulière que nous leur avons assignée. Le médecin, d'ailleurs, est rarement appelé au début du mal, car il n'est pas dans les habitudes du jour de lui demander de s'occuper des prédispositions morbides des enfants et de chercher à les modifier dès le jeune âge. Le plus souvent, il est mandé à l'occasion d'un désordre quelconque, matériel ou fonctionnel, et alors, il lui en faut étudier isolément les caractères, rechercher les antécédents morbides, s'enquérir de l'état de santé des parents, scruter sérieusement chacun des phénomènes observés, les rapprocher, les comparer et les subordonner, de façon à arriver à séparer ceux qui sont secondaires de ceux qui sont primitifs et à rapporter chacun d'eux à sa cause initiale. A un travail d'analyse doit succéder ainsi un travail de synthèse, en vertu duquel l'homme de l'art, partant du symptôme, arrive au déterminisme de la lésion et s'élève enfin jusqu'à la notion de la maladie.

Cette partie de la science, qui consiste à transformer les symptômes en signes, constitue la sémiologie, et celle-ci, comprenant tout à la fois le diagnostic et le pronostic, offre une importance d'autant plus grande qu'elle sert de base aux indications thérapeutiques.

I. — Diagnostic.

Le goutteux déjà âgé, de même que l'alcoolique, offre, en général, certains stigmates qui permettent de le reconnaître, même à distance, ou qui mettent, tout au moins, sur la voie du diagnostic de son état de santé. Cet homme, généralement sec et maigre, assez fort, dont le synciput est souvent dénudé, lisse, luisant (calvitie en fer à cheval), présente de la blépharite ciliaire, de l'angine granuleuse et parfois aussi de l'acné du visage. Son regard est tantôt vif et sa physionomie gaie, tantôt quelque peu éteint et sa physionomie triste. Les traits de son visage sont le plus souvent tirés, en raison des troubles digestifs auxquels il est particulièrement exposé et de sa grande excitabilité nerveuse. Son habitus, toutefois, n'est pas toujours aussi nettement accentué, et il importe de faire une étude attentive de chacun des phénomènes qu'il présente, afin de ne pas attribuer à sa maladie, comme cela se fait trop souvent aujourd'hui, pour la syphilis, des désordres qui lui sont étrangers. C'est donc par une analyse rigoureuse des manifestations si variées de la goutte que l'on parviendra à porter un diagnostic certain de cette maladie.

Si nous rappelons que ces manifestations consistent en de simples fluxions, sans aucun exsudat inflammatoire, et en des troubles trophiques des tissus les moins vasculaires, nous aurons, tout d'abord, une base sur laquelle il nous sera possible d'étayer notre diagnostic.

L'attaque classique de goutte aiguë, par son siège spécial au gros orteil, son début brusque dans la nuit, les douleurs caractéristiques qui lui font cortège, sa disparition ordinairement rapide, est des plus faciles à reconnaître. Il n'en est pas de même lorsque cette attaque se localise primitivement au cou-de-pied ou au genou, car il devient possible de la confondre avec des arthrites traumatique, blennorragique, rhumatismale, tuberculeuse, syphilitique, etc.

Cependant, si on sait tenir compte des caractères que nous venons d'indiquer, il sera facile d'éviter l'erreur, car l'arthrite traumatique, effet habituel d'un coup ou d'une blessure, ne survient pas spontanément. L'arthrite blennorragique se localise tout d'abord à plusieurs articulations pour se fixer, après un ou deux jours, sur une grosse jointure qui se tuméfie, s'empâte, devient très douloureuse et finit souvent par une ankylose, contrairement à ce qui arrive, en général, pour les fluxions articulaires de la goutte; mais, de plus, le liquide extrait de l'articulation diffère sensiblement dans les deux cas, car si, dans le premier cas, il est exempt d'exsudats, dans le second, il renferme des leucocytes nombreux et des gonocoques.

L'arthrite pyémique de l'adolescence, en raison de l'état général du sujet et d'un état fébrile intense, ne sera pas davantage confondue avec l'attaque de goutte, qui est purement fluxionnaire et ne suppure jamais.

Les poussées articulaires aiguës survenant chez les descendants de goutteux, dans le jeune âge surtout, ou même à un âge plus avancé, sont généralement attribuées à tort à la rhumatose, et cela d'autant mieux qu'elles s'accompagnent fréquemment de fièvre. Mais, si on tient compte des caractères de ces affections et de leur évolution, on ne tarde pas à les séparer tant en raison de l'état fébrile toujours plus intense dans la rhumatose, où il dépasse d'ordinaire 39° C., que dans la goutte, où il arrive exceptionnellement à ce chiffre ; mais, en outre, la rhumatose, maladie infectieuse, spéciale au jeune âge, présente une évolution définie et se localise, contrairement à la goutte, aux membranes séreuses, à celles du cœur en particulier, sans toucher aux tissus fibreux pas plus qu'à l'endartère, d'où l'axiome suivant: *la rhumatose est au cœur ce que la goutte est aux artères.*

Les arthropaties de la phase chronique de la goutte, fort différentes de celles de la phase aiguë, ont plutôt des analogies avec les arthrites tuberculeuse, syphilitique et trophique. Il est facile de les en séparer, si on remarque que ces dernières sont toujours localisées à un petit nombre d'articulations, qu'elles ont un début des plus insidieux et se traduisent par de la tuméfaction, avec empâtement des jointures, en général, peu douloureuses, si ce n'est, dans la nuit pour l'arthrite syphilitique, dans la marche, pour l'arthrite tuberculeuse. L'arthrite trophique du tabès offre seule des difficultés en raison de son origine nerveuse, mais les caractères propres au tabès suffiront à son diagnostic.

La goutte, loin de limiter ses effets aux seules articulations, atteint tous les organes : qu'elle soit désignée sous les noms de goutte *irrégulière, anormale, remontée, rétrocédée*, c'est toujours la goutte et pour la reconnaître il importe de s'appuyer principalement sur la localisation, les caractères généraux de ses multiples manifestations et sur leur évolution. Or, celles-ci, semblables à celles des articulations, consistent en des fluxions sans exsudats, procèdent par poussées successives, dans l'intervalle desquelles reparaît la santé. Supposez un enfant ou une personne adulte, affecté d'une toux sèche, férine, quinteuse, persistant pendant des semaines et des mois, à peine modifiée par les calmants ordinaires, il est facile de concevoir tout d'abord qu'il ne s'agit pas d'une bronchite ordinaire, mais d'une affection où le système nerveux joue le principal rôle, et si cet enfant ou cet adulte a déjà eu de l'urticaire, des épistaxis, de l'acné, si les parents sont migraineux, hémorroïdaires, goutteux en un mot, le diagnostic de goutte laryngée ou trachéale s'imposera forcément et la quinine, en faisant cesser cette toux, dans l'espace de quelques jours quand tous les médicaments usités jusque-là étaient demeurés infructueux, viendra confirmer ce diagnostic.

Un adulte est atteint d'une éruption cutanée, sèche plutôt qu'humide, symétrique, précédée de sensations de picotements ou de fourmillements et, avant tout, d'un prurit désagréable pendant le jour, insupportable sous l'influence de la chaleur du lit. Qu'il s'agisse d'un eczéma, d'un lichen ou de toute autre éruption cutanée, il y a de sérieuses raisons de croire à une éruption goutteuse et, si le malade accuse, en même temps, des migraines, des hémorroïdes, s'il a de la calvitie, des douleurs articulaires, des varices, etc., la nature de l'affection ne peut laisser de doute, il s'agit d'une éruption liée à la goutte.

Voici un malade, sec et maigre, peu coloré, qui se plaint de vertiges, d'étourdissements, d'incertitude dans la marche, qui dort mal et urine plus la nuit que le jour; il a les bruits du cœur sourds, le second bruit éclatant, dédoublé, les artères temporales flexueuses, les artères radiales résistantes sous le doigt, les fémorales indurées. A ces caractères, il est facile de reconnaître une lésion généralisée du système artériel (artériosclérose) avec ou sans albuminurie. Cette lésion a été précédée ou se trouve associée à plusieurs des symptômes et des stigmates de la goutte; alors, sa relation avec cette maladie n'est pas douteuse : c'est de la goutte artérielle.

Un dernier malade présente un état semi-comateux, une respiration suspirieuse, intermittente, malgré l'absence de tout désordre matériel des poumons; il se plaint de céphalée, gémit et n'émet qu'une faible quantité d'urines albumineuses. Ce tableau met en évidence une intoxication urémique; mais ce diagnostic est insuffisant, car il importe de rechercher l'état anatomique des reins, si l'on tient à porter un pronostic rigoureux. Ce malade est dans la cinquantaine, ses urines sont pâles et d'une faible densité, il n'a que peu ou pas d'œdème, ses artères sont indurées et il a de l'hypertension. Tous ces phénomènes portent à croire à une néphrite par artériosclérose rénale et vraisemblablement sous la dépendance médiate de la goutte. Pour s'en rendre compte, on devra faire un examen sérieux du patient, tant au point de vue de ses antécédents pathologiques que de l'état de santé de ses ascendants et, si l'artériosclérose se trouve dépendre de la goutte, la dystrophie avec insuffisance rénale, source de l'urémie, en est l'effet éloigné. N'oublions pas que ce dernier syndrôme, indirectement lié à la goutte, a été souvent pris, par les anciens médecins qui le méconnaissaient, pour un accès de *goutte déplacée ou remontée*. Cette succession de désordres, relativement commune dans la goutte, est néanmoins facile à dépister, puisque les accidents urémiques impliquent l'idée d'une affection rénale, que celle-ci indique la possibilité d'une lésion artérielle qui fait songer à la goutte et que l'histoire pathologique du malade vient mettre en évidence.

Semblables données s'appliquent à d'autres désordres, et particulièrement à l'hémorragie et au ramollissement de l'encéphale, non pas que ces accidents soient toujours des conséquences de la goutte, mais ils s'y rattachent, dans un grand nombre de cas, par l'artériosclérose qui est une des manifestations les plus communes de la phase trophique de cette maladie. Toutefois, malgré l'importance des caractères des désordres de la goutte et la connaissance des antécédents pathologiques des malades, il est parfois difficile d'arriver à diagnostiquer sûrement quelques-unes des manifestations de cette maladie. Il n'est pas rare, par exemple, d'observer chez les jeunes femmes, nées de parents goutteux, des phénomènes convulsifs ou autres pouvant faire songer à l'alcoolisme où à l'hystérie et qui peuvent bien n'être que des accidents liés à la goutte.

Une malade, âgée de 23 ans, mariée, née d'une mère migraineuse, eczémateuse, hémorroïdaire légèrement chauve et atteinte de nodosités articulaires, commence par avoir de l'urticaire, puis des épistaxis, des névralgies faciales avec tuméfaction du visage, et enfin une sensation de boule épigastrique, suivie d'accès convulsifs semblables à ceux de l'hystérie. En pareil cas, la question se pose de savoir si ces derniers accidents sont de même nature que les premiers et c'est seulement, alors, l'évolution ultérieure qui peut fixer définitivement l'opinion du médecin, lequel doit avoir une connaissance exacte des deux maladies. C'est pour arriver à résoudre les difficultés de ce genre que nous croyons utile d'établir plus loin un parallèle de la goutte avec les états pathologiques qui s'en rapprochent le plus.

II. — Pronostic.

Caractérisée par une série de manifestations diverses et successives, ayant le système nerveux pour lien commun, la goutte, une fois reconnue, permet à un médecin instruit de pouvoir indiquer le passé et de prévoir l'avenir de son malade. Mais, pour arriver à ce but et formuler un pronostic précis, il lui faut rechercher l'état des organes, s'informer du genre de vie du patient, de ses antécédents de famille, sans quoi, il risquerait de se tromper.

Les goutteux, d'ordinaire sobres, soit parce qu'ils digèrent mal, soit pour un tout autre motif, ont presque toujours une longue existence. Leur système nerveux, généralement développé, les met à même de résister aux maladies aiguës. Quelques-uns, cependant, se livrent à des excès et compromettent leur santé, mais ces circonstances sont indépendantes de la goutte et en dehors d'elle.

Un élément de pronostic, dont il faut savoir tenir compte chez eux, est la connaissance des ancêtres. Il est de règle, en effet, que, dans une même famille, la plupart des membres succombent à des affections similaires et souvent à la même époque de la vie. J'ai connu ainsi plusieurs familles de goutteux dont les unes ont disparu entre 55 et 65 ans, aux accidents d'un diabète gras, les autres entre 55 et 70 ans à des accidents cérébraux : hémorragie ou ramollissement, de telle sorte qu'il était possible de prévoir le genre de mort dans ces familles où il y avait non seulement hérédité de la maladie, mais encore de l'affection. D'autres fois, c'est par le cœur ou les reins que disparaissent les familles de goutteux et presque toujours encore aux mêmes âges. Cependant, il n'en est pas toujours ainsi, car nous avons vu des parents vivre au-delà de 80 ans, avec des déformations articulaires, alors que les enfants succombaient à l'artériosclérose entre 40 et 55 ans avec ou sans urémie; mais c'est à partir de 45 ans, et en général entre 50 et 60 ans, que sont emportés les artérioscléreux.

Tant qu'elle est dans sa phase fluxionnaire, la goutte fait rarement courir de sérieux dangers aux personnes qui en sont affectées, à moins de fluxions viscérales. Les fluxions articulaires ou cutanées, les épistaxis, compromettent rarement l'existence et la goutte n'a d'autre inconvénient que celui qui résulte des troubles dyspeptiques, de l'hypocondrie et des phobies multiples auxquels sont exposés ceux qui en sont atteints.

Les deux phases de la goutte, comme celles de la syphilis, peuvent se confondre, dans certains cas, et l'on observe alors, simultanément avec des poussées congestives des articulations, des ostéophytes, des craquements, des épiphytes articulaires, de l'artériosclérose, etc. Or, ces cas des plus graves sont généralement accompagnés d'une fièvre tenace qui oscille entre 38° et 39° C. et d'un amaigrissement progressif, produit tout à la fois par la disparition du tissu cellulo-adipeux et l'atrophie du système musculaire. Heureusement, les faits de ce genre sont relativement rares, bien qu'il m'ait été donné d'en observer plusieurs dans le courant d'une même année. Effet du dépérissement progressif et du trouble général de la nutrition, la mort, dans deux de ces cas, a été produite par des escarres, dans un troisième et un quatrième, par la tuberculose.

A part les faits de ce genre, c'est dans sa phase trophique que la goutte devient redoutable par les infirmités qu'elle détermine dans les articulations, par les dou leurs qui s'y ajoutent et souvent aussi par l'impossibilité plus ou moins absolue de marcher. Le plus grand danger de cette phase est, avant tout, l'*artériosclérose*, dont la gravité varie avec l'importance fonctionnelle des organes affectés.

L'altération de l'aorte et des artères des membres est jusqu'à un certain point compatible avec l'existence, mais celle des artères cérébrales, cardiaques et rénales l'est beaucoup moins, en raison des désordres matériels des organes auxquels se distribuent ces vaisseaux. Ce sont, en effet, les désordres isolés ou simultanés de l'encéphale, du cœur et des reins qui, le plus souvent, conduisent à la mort, et celle-ci a lieu par apoplexie cérébrale, par syncope, par insuffisance cardiaque ou enfin par insuffisance urinaire. Aussi, la grande préoccupation du médecin, en présence d'un goutteux, doit toujours être de chercher à dépister l'état des artères et à combattre l'artériosclérose dès son début.

Certaines maladies intercurrentes, et de préférence la pneumonie, l'érysipèle, la grippe, la pleurésie, viennent parfois compliquer la goutte, dans sa phase avancée, et principalement dans sa phase cachectique; elles font alors courir les plus grands dangers et sont pour ainsi dire mortelles.

L'association de la goutte des voies respiratoires avec l'emphysème et l'asthme ayant pour effet de produire, au bout d'un certain temps, la dilatation et l'induration du cœur droit avec toutes ses conséquences, constitue un accident des plus sérieux, surtout s'il vient s'y ajouter une bronchite aiguë. Nous connaissons la prédisposition de certains goutteux à la tuberculose et les dangers qui peuvent en résulter. En dehors de ces accidents, les familles de goutteux offrent une certaine résistance aux maladies infectieuses et parviennent fréquemment à une vieillesse avancée.

Les formes légère et moyenne de la goutte ne sont pas à redouter ; la forme maligne seule est dangereuse, non seulement parce qu'elle abrège l'existence, mais aussi parce qu'elle a pour effet une certaine tendance à la dégénérescence de la race, se traduisant par la diminution de la taille, l'amincissement avec aplatissement du thorax, habituellement surmonté de poils longs et clairsemés. C'est pourquoi le médecin doit s'appliquer, à combattre, dès l'enfance, par une hygiène convenable, par des exercices musculaires, par l'hydrothérapie, etc., ces tendances débiles chez certains descendants de goutteux, de façon à en faire des hommes résistants et solides.

III. — La goutte et les assurances sur la vie.

Malgré les opinions différentes des médecins sur le degré de gravité qu'il faut attacher à la goutte, nous sommes d'avis qu'il n'y a pas lieu, de la part des Compagnies d'assurances sur la vie, de refuser les goutteux non plus que de leur imposer une prime supplémentaire, même pendant un temps déterminé. Cette manière de voir, sans doute optimiste, diffère, en tout cas, de celle de plusieurs médecins, et, en particulier, de celle du docteur Marshen. Ce dernier, directeur de la Compagnie américaine « Mutual Life », s'appuyant sur la statistique des polices de cette Compagnie, considère l'expulsion des goutteux comme justifiée, à part quelques exceptions, à savoir l'absence absolue de toute tendance héréditaire, l'apparition du premier accès de goutte après 30 ans, le petit nombre des accès, leur bénignité, l'absence de dépôts uriques dans l'urine, de gravelle et autres symptômes de lithiase. De toutes ces considérations, la seule à retenir est la dernière; quant aux autres, elles n'ont qu'une faible importance. La première d'abord est à peu près impossible à déterminer et je connais des individus qui, ayant éprouvé des accès de goutte entre 20 et 30 ans, n'en ont jamais eu plus tard, tandis que d'autres personnes, à peu près bien portantes jusqu'à l'âge de 45 ans, ont été prises, vers cette époque, de crises articulaires successives et en particulier de la forme dite *rhumatisme chronique déformant* qui ne manque guère de mettre l'existence en danger. Ce que doit, avant tout, viser le médecin, en pareil cas, ce ne sont pas tant les poussées articulaires que la tendance à l'artériosclérose chez les individus jeunes, et, pour cela, il basera son opinion sur la connaissance des antécédents des sujets, sur leur état de santé habituel, sur l'âge et le genre de mort des parents. Si ceux-ci ont succombé à une artériosclérose rénale, cardiaque ou encéphalique, avant l'âge de 60 ans, il y aura lieu de craindre des accidents analogues chez les descendants, bien qu'ils puissent y échapper. Il est, en outre, un élément de décision qui ne manque pas d'importance, dans l'espèce, c'est la transmission croisée de l'hérédité qui s'effectue, en général, du père à la fille et de la mère au fils.

L'arrêt d'exclusion sera formel dès qu'apparaîtront les premiers signes d'artériosclérose, à savoir : polyurie nocturne, décoloration et diminution de la densité des urines, hypertrophie cardiaque et hypertension artérielle. Il ne faut pas oublier que cette affection est d'autant plus redoutable que l'individu est plus jeune, qu'elle est plus grave de 30 à 50 ans que de 50 à 60 et au delà ; que c'est habituellement entre 40 et 50 ans que se manifestent ses premiers signes et qu'elle fait périr, en général, entre 50 et 60 ans. Un individu non artérioscléreux à ces âges de la vie a de grandes chances de ne pas le devenir ; aussi m'est-il arrivé bien des fois de dire à des personnes, dans ces conditions, et souvent très inquiètes au sujet de l'artériosclérose : ne craignez rien, je serais directeur d'une Compagnie d'assurances sur la vie que je m'empresserais de vous accepter.

L'emphysème avec asthme et bronchite chronique doit être regardé, à juste titre, comme une cause d'exclusion, en raison de la possibilité de la dilatation du cœur droit et de l'insuffisance, pour ainsi dire forcée, de cet organe. Une forte obésité, la glycosurie sont des états dont il faut tenir compte, et, si, la plupart du temps, ces désordres sont de nature à faire rejeter une assurance, nous sommes d'avis que, en dehors d'eux, de l'artériosclérose, et d'une goutte polyarticulaire progressive, il n'y a ni raison sérieuse, ni avantage à exclure le goutteux de l'assurance sur la vie.

§ 2. — PARALLÈLE ET RAPPORTS DE LA GOUTTE AVEC LES MALADIES

Toutes les maladies ont des caractères communs, tenant à la nature même de l'organisme qui les supporte, et des caractères dissemblables dus à la cause qui les engendre et à son mode d'action sur les tissus ; ce sont ces analogies et ces différences que nous voulons mettre en relief dans le but de montrer que la goutte forme une entité pathologique des mieux déterminées.

Les maladies qui se rapprochent le plus de la goutte appartiennent à diverses classes qui sont : les intoxications, les infections et les névroses. Etablissons le parallèle de la goutte avec les maladies de ces classes qui s'en rapprochent le plus, nous ferons connaître ensuite les rapports de la goutte avec ces maladies et inversement.

I. — Parallèle de la goutte avec les maladies.

Saturnisme. — Cette intoxication, en raison de sa localisation plus spéciale au grand sympathique, a la plus grande ressemblance avec la goutte, à tel point que plusieurs auteurs admettent une *goutte saturnine* et que je me suis demandé, à plusieurs reprises, si la goutte, dont la cause première nous échappe, ne pouvait provenir d'un empoisonnement saturnin ou autre transmis héréditairement.

Le saturnisme chronique, de même que la goutte, offre dans son évolution deux phases successives, caractérisées, l'une par des troubles vaso-moteurs, l'autre par des désordres trophiques, et, par conséquent, sous la dépendance plus ou moins immédiate du système nerveux.

Sa première phase se manifeste, en réalité, par des troubles digestifs et par des douleurs d'une grande intensité, de la constipation, le tout vraisemblablement lié au spasme des petits vaisseaux et des muscles des intestins, puis enfin par des douleurs et des poussées articulaires suivies parfois d'incrustation uratique des cartilages diarthrodiaux. Sa seconde phase a, pour principale détermination morbide, l'artériosclérose avec toutes ses conséquences fâcheuses : dystrophie cardiaque, lésions rénales et encéphaliques, et, de plus, une anémie des plus prononcées. De prime abord, on pourrait croire à une ressemblance parfaite avec la goutte ; mais si on examine attentivement les manifestations de ces deux maladies, on y trouve bien quelques divergences. Ainsi la paralysie des extenseurs, relativement commune dans le saturnisme, n'existe pas dans la goutte, et, par contre, la migraine, les hémorroïdes, la dyspepsie chronique, les éruptions cutanées, affections des plus communes dans la goutte, se rencontrent peu ou pas dans le saturnisme, en sorte que la ressemblance entre ces maladies tient surtout à leur localisation au grand sympathique.

Alcoolisme. — Cette intoxication se rapproche de la goutte par trois points principaux : troubles de la sensibilité, troubles trophiques, désordres cérébraux.

Les troubles de la sensibilité, toujours symétriques, procèdent des extrémités vers la racine des membres et, par cela, ils se distinguent nettement de ceux de la goutte, qui sont le plus souvent asymétriques, irréguliers, disséminés et en plaques. Les troubles trophiques le plus souvent symétriques dans l'intoxication par les boissons à essences se manifestent surtout par des gangrènes du dos des pieds, ou des doigts, tandis que que ceux de la goutte affectent de préférence les articulations, les ongles et la peau ; la gangrène, relativement rare, est sèche et habituellement asymétrique. Les désordres cérébraux diffèrent également dans ces deux maladies : l'alcoolique est tourmenté, dans la nuit surtout, par des cauchemars terrifiants, des réveils en sursaut et en sueurs ; le goutteux peut avoir de l'insomnie, mais il n'a jamais ni les réveils, ni les cauchemars du buveur. Dans le jour, l'alcoolique a quelquefois des hallucinations, des frayeurs; il se croit poursuivi, tel un de mes clients qui, apercevant, dans une gare de chemin de fer, un gendarme au moment de l'arrêt d'un train, s'empressa d'y monter et vint débarquer chez moi. Le goutteux a rarement des hallucinations, mais il est obsédé par des inquiétudes, des frayeurs qui s'appliquent à sa santé et à son existence, ou bien il est pris de vertiges, redoute l'espace, craint de traverser une rue, ne peut demeurer dans un compartiment de chemin de fer, etc. L'alcoolique voit, la nuit, des morts qui lui font peur, le goutteux ne voit pas de morts, mais il a la crainte de mourir; il est obsédé par la pensée de la mort. L'alcoolique ne s'occupe pas de sa santé, le goutteux en a une préoccupation incessante ; ainsi des différences notables existent dans les manifestations de chacune de ces maladies et il est impossible de les confondre.

Parmi les maladies infectieuses qui peuvent être rapprochées de la goutte, deux surtout, la rhumatose et la léprose, d'après notre nomenclature, méritent l'attention.

Rhumatose. — La rhumatose est certainement la maladie infectieuse qui, en raison de sa localisation aux articulations, offre la plus grande ressemblance avec la goutte; c'est au point que, depuis l'Antiquité, nombre de médecins ont cherché à l'en séparer, sans pouvoir y réussir d'une façon définitive. Aujourd'hui même, le rhumatisme chronique, selon nous inséparable de la goutte, est encore, dans ses poussées aiguës tout au moins,confondu avec la rhumatose ou rhumatisme aigu, bien qu'il en soit nettement distinct.

La rhumatose, en effet, est une maladie infectieuse, produite par l'action d'un microbe, bien connu aujourd'hui; la goutte au contraire est une maladie constitutionnelle, héréditaire et nullement infectieuse; aussi, les manifestations morbides de ces maladies sont-elles des plus distinctes. La rhumatose a pour localisation spéciale les membranes séreuses ; le rhumatisme chronique (goutte), les tissus fibreux, cartilagineux et l'endartère qui se rapproche de ces derniers, et, de là, fréquence des endocardites et des péricardites dans la première de ces maladies, leur absence dans la seconde, où prédominent l'altération des fibro-cartilages et, de l'endartère. C'est pourquoi nous n'hésitons pas à formuler l'axiome suivant : *l'artériosclérose est à la goutte ce que l'endopéricardite est au rhumatisme articulaire aigu ou rhumatose* (1).

Cette dernière maladie, au reste, de même que toutes les maladies infectieuses, a une évolution nettement définie et une durée qui est d'environ trois semaines; par contre, les poussées aiguës de la goutte, qu'elles soient monoarticulaires ou polyarticulaires, ont une marche irrégulière et une durée indéterminée. Or,ces différences d'origine, de localisation et d'évolution ne permettent

(1) Voy. E. Lancereaux, Leçons de clinique médicale, Paris, 1879-1893, p. 34.

pas de confondre, ainsi que cela a encore lieu trop souvent, ces deux maladies.

Rhumatisme articulaire chronique. — Longtemps considéré comme la suite du rhumatisme articulaire aigu, le rhumatisme articulaire chronique en est absolument distinct et c'est à tort, selon nous, qu'on le sépare de la goutte, car il a pour caractères anatomiques, comme cette dernière, des fluxions congestives et des troubles trophiques, portant plus spécialement sur les tissus fibreux et sur les cartilages ; l'absence de dépôts uratiques ne suffit pas à l'en séparer, puisque ces dépôts ne sont que des effets et non la cause de cette maladie. Ces désordres, au reste, n'ont pas seulement une grande ressemblance avec ceux de la goutte, ils sont encore associés aux mêmes manifestations morbides. Dans le rhumatisme chronique comme dans la goutte, on observe, chez l'enfant, des éruptions eczémateuses, des accès rappelant le faux croup, l'angine granuleuse, chez l'adulte, des épistaxis, de la calvitie, des hémorroïdes, et plus tard, dans un grand nombre de cas, l'artério sclérose avec ses conséquences funestes. Bien plus, les cas de goutte uratique offrent du côté des articulations, comme ceux du rhumatisme chronique, l'usure des cartilages, des ostéophytes, des rétractions aponévrotiques, ligamenteuses ou tendineuses, etc. ; aussi nous paraît-il impossible de séparer ces deux maladies. L'une et l'autre, au reste, peuvent se transmettre réciproquement par hérédité ; mais, en outre, elles évoluent par poussées successives, sont essentiellement chroniques et n'ont pas de cause nettement déterminée.

Gonocose. — La gonocose parvient, dans quelques cas, par ses localisations articulaires, à simuler momentanément l'arthrite goutteuse chronique ; mais elle ne tarde pas à s'en différencier par sa localisation habituelle à une grosse articulation, par l'œdème qui l'accompagne et surtout par son évolution et son mode habituel de terminaison, qui est l'ankylose. Les antécédents du malade, et surtout la présence du gonocoque dans le pus de l'urètre, dans le liquide articulaire, ne peuvent laisser aucun doute sur le diagnostic.

Léprose, syphilose, tuberculose(1). — La lèpre ou léprose, par sa localisation à la moëlle épinière et aux cordons nerveux, donne naissance à des éruptions cutanées, à des troubles trophiques des poils, des ongles et du système osseux, etc., tous désordres qui ne manquent pas d'analogie avec ceux de la goutte. Toutefois, contrairement à ce qui se passe dans cette dernière maladie, les cordons nerveux sont matériellement altérés, on y trouve le bacille lépreux, et la ressemblance des éruptions cutanées, dans les deux maladies, tient simplement à l'influence nerveuse exercée par chacune d'elles sur la peau.

Les lésions osseuses, dans la lèpre, consistent en une atrophie progressive pouvant aller jusqu'à la disparition totale de l'os, tandis que, dans la goutte, elles tendent vers la formation d'ostéophytes; celles du tégument externe n'ont ni la même évolution, ni le même mode de terminaison. Les causes de ces maladies, enfin, sont entièrement distinctes et leur évolution absolument dissemblable; au surplus, la présence du bacille lépreux lève facilement tous les doutes.

La syphilose et la tuberculose s'éloignent par trop de la goutte pour que nous ayons à en faire le parallèle. Sachons toutefois que les arthrites secondaires de la

(1) Voyez, sur la matière, nos Leçons cliniques de la Pitié et de l'Hôtel-Dieu, Paris, 1879-91.

première, caractérisées par la tuméfaction, la rougeur, la douleur et souvent aussi par un léger état fébrile, bien qu'ayant une certaine ressemblance avec quelques arthropathies goutteuses, s'en distinguent facilement néanmoins par leur association habituelle avec les éruptions cutanées, les adénites inguinales et cervicales de la syphilis et par un examen approfondi du malade.

L'arthrite syphilitique tertiaire se rapproche, dans une certaine mesure, de l'arthrite sèche de la goutte; mais elle s'en distingue par sa localisation soit au tissu osseux péri-articulaire soit au tissu sous-synovial. Tantôt, en effet, elle donne lieu à des exostoses ordinairement uniques et très douloureuses pendant la nuit; tantôt elle présente des épaississements sous-synoviaux qui n'existent pas dans l'arthropathie goutteuse; les antécédents des malades et les désordres concomitants viennent, enfin, aider au diagnostic.

Les arthropathies de la tuberculose se localisent de préférence à la synoviale ou à l'os, et, comme telles, s'éloignent de celles de la goutte; aussi est-il facile de les en séparer, si on sait tenir compte des fongosités articulaires qui y sont communes, de la douleur, de la tuméfaction du tissu péri-articulaire, des suppurations et des fistules osseuses.

Hystérie et épilepsie. — Elles se rapprochent de la goutte par ce fait que, liées à un trouble fonctionnel du système nerveux, elles ne présentent aucun désordre matériel appréciable et sont essentiellement héréditaires. Cependant, en raison de leurs localisations, qui est le bulbe pour l'épilepsie, l'encéphale pour l'hystérie, leurs manifestations diffèrent sensiblement de celles de la goutte qui est, avant tout, sous la dépendance du grand sympathique. La confusion entre ces désordres n'offre de difficultés qu'en ce qui concerne les attaques hystériformes qui peuvent se rencontrer chez certains goutteux d'une excitabilité nerveuse exagérée.

II. — Rapports de la goutte avec les maladies.

Le goutteux, en vertu de la nervosité qui le caractérise, est naturellement influencé par les maladies; mais, à son tour, il peut imprimer à celles-ci des modifications susceptibles d'en changer la physionomie et l'évolution; c'est pourquoi chacune de ces influences mérite l'attention du médecin.

Sorte de tempérament particulier, la goutte est, pour l'évolution des maladies, un terrain plus ou moins favorable, selon qu'il s'agit d'intoxication ou d'infection. Les intoxications sont généralement bien supportées par les goutteux, tandis que les maladies infectieuses, et surtout la pneumonie, la scarlatine, la fièvre typhoïde se font remarquer par la prédominance des accidents nerveux. Cependant, malgré l'exagération de ces accidents, et contrairement à ce qui a lieu chez les alcooliques, le goutteux supporte bien les maladies fébriles, souvent même beaucoup mieux que les individus d'un tempérament sanguin. Toutefois, il n'est pas rare de voir apparaître, au cours de ces maladies, des éruptions cutanées, des épistaxis ou d'autres hémorragies et même des arthropathies qui, dans toute autre circonstance, ne se seraient pas produites.

La goutte prédispose manifestement les personnes atteintes de gonocose aux poussées articulaires, car, indépendamment de l'arthropathie mono-articulaire, si spéciale à cette maladie, on observe quelquefois des arthropathies multiples, ayant la plus grande ressemblance avec les poussées de la goutte noueuse des petites articulations. Il importe donc, tant au point de vue du pronostic que des indications thérapeutiques, de tenir compte de la constitution des malades et de leurs habitudes, pour se faire une juste idée de leur état pathologique.

C'est principalement dans la phase avancée de la goutte, quand l'acide urique ou la glycose sont en excès dans le sang, que l'organisme devient un terrain favorable au développement d'agents microbiens, susceptibles d'exercer une influence fâcheuse sur l'organisme. Alors, peuvent apparaître des furoncles, des anthrax, des phlegmons diffus, des érysipèles de la plus grande gravité, et cela à la suite d'une piqûre, d'une égratignure, d'une érosion quelconque, venant ouvrir la porte à ces agents pathogènes. C'est pourquoi il convient d'avoir de grands soins de propreté et de porter une sérieuse attention aux égratignures et aux plaies, d'éviter, en outre, tout surmenage qui viendrait diminuer la résistance individuelle. Les furoncles, ordinairement multiples, procèdent, comme l'anthrax et les phlegmons, par poussées successives et constituent des affections sérieuses qui, le plus souvent, finissent par emporter les malades. La gangrène sèche, simple effet de l'artériosclérose, et surtout la gangrène humide, affection microbienne, offrent également la plus grande gravité. C'est pourquoi il convient, dans la phase avancée de la goutte, de chercher à éviter les traumatismes qui favorisent la pénétration des agents infectieux dans les tissus. Ce n'est pas là, cependant, un motif suffisant pour s'abstenir des opérations chirurgicales nécessaires, si on a soin de les pratiquer avec une asepsie complète.

Semblables considérations s'appliquent aux maladies générales qui sont aggravées par la goutte, uniquement dans la phase avancée de cette maladie, lorsque le sang se trouve modifié par le sucre en excès, par l'acide urique ou par d'autres produits excrémentitiels. Le goutteux bronchitique, obèse, glycosurique et albuminurique se trouve, vis-à-vis des maladies infectieuses, dans un état d'infériorité morbide, surtout s'il existe une élévation de température quelque peu prolongée. La fièvre typhoïde, si on en croit Murchison (1), aurait alors une gravité exceptionnelle et serait presque constamment mortelle. Que cette opinion soit exagérée, la chose est possible ; mais il n'est pas moins vrai que les fièvres éruptives, l'érysipèle et la pneumonie sont manifestement aggravées dans ces conditions.

La syphilose, d'après Spencer Wells, deviendrait une maladie sérieuse au cours de la goutte et prendrait un caractère scorbutique ; cependant à part les cas de glycosurie, nous n'avons jamais vu le terrain goutteux aggraver sensiblement l'infection syphilitique.

La tuberculose est relativement fréquente dans les formes chroniques de la goutte. Charcot a constaté que cette maladie emportait fréquemment les rhumatisants chroniques, devenus impotents ; nos observations personnelles confirment cette opinion puisque, sur 160 goutteux chroniques, nous comptons 39 phtisiques.

Cette statistique indique, en effet, que la goutte, en contribuant à la dénutrition de l'individu prédispose à la tuberculose, ce que viennent confirmer, d'ailleurs, la physionomie et l'évolution spéciale de cette maladie chez le goutteux. Elle commence généralement, en effet, par une pleurésie membraneuse et s'accompagne presque toujours d'une sclérose manifeste des poumons. Elle survient d'ordinaire pendant l'été, débute par un point de côté peu intense, auquel succèdent des frottements et des craquements secs, superficiels, avec diminution notable du murmure vésiculaire, souffle tubaire fréquent et légère

(1) MURCHISON, A treatise on continued fever, London, 1862, p. 227.

égophonie. Le souffle disparaît au bout d'un certain temps, mais les frottements persistent et se continuent pendant des mois ou même des années. Un mouvement fébrile peu accentué, des sueurs abondantes, un léger amaigrissement viennent compléter ce tableau symptomatique.

Constituée par des productions membraneuses, épaisses et persistantes, qui ne s'opposent pas absolument à une guérison définitive, cette pleurésie n'est pas moins suivie d'amaigrissement et de tous les symptômes d'une altération pulmonaire à la fois scléreuse et tuberculeuse. Ce sont ces caractères assez spéciaux qui, sans doute, ont conduit Morton à la désigner sous le nom de *phtisis arthritica* et quelques auteurs récents sous celui de *phtisie rhumatismale.* Elle se distingue, en tout cas, par sa lente évolution et ce fait, sans doute, a amené Pidoux à voir une sorte d'antagonisme entre la goutte et la phtisie pulmonaire. Ordinairement précédée d'angine granuleuse et de trachéobronchite, cette forme tuberculeuse est sujette aux hémoptysies, alors que l'auscultation ne révèle d'autres signes que des craquements ou des frottements secs des sommets des poumons. D'ailleurs, le malade perd l'appétit, tousse, continue à maigrir, a de la fièvre qui tombe parfois, mais ne tarde pas à à reparaître pour céder à nouveau, procédant ainsi par poussées successives.

Les signes physiques, limités, tout d'abord, à un seul côté et, de préférence, au sommet droit, consistent en une diminution de l'élasticité et une matité qui gagne peu à peu et finit par s'étendre tout à la fois en avant et en arrière. L'auscultation révèle l'existence de craquements superficiels, de râles éclatants et secs plutôt que de râles humides; l'expectoration est formée d'un muco-pus grisâtre ou opaque, difficile à détacher et presque toujours précédé de quintes fatigantes de toux. Dans une phase plus avancée, les hémoptysies deviennent rares, la toux, toujours quinteuse, est quelquefois suivie de vomissements, l'expectoration est abondante, muco-purulente ou purulente, si surtout le contenu d'une petite excavation vient à se faire jour au dehors ; les craquements, alors, sont remplacés par un souffle bronchique, le plus souvent cavitaire, et par de gros râles humides.

Toutefois, si l'appétit est conservé et la fièvre peu intense, il peut encore se produire une amélioration et même une guérison définitive, comme j'ai pu le constater chez plusieurs individus dont la tuberculose avait été manifestement reconnue. Mais, souvent, les phénomènes locaux et généraux s'accentuent tout à coup, l'expectoration augmente de quantité, devient franchement purulente, la fièvre s'accroît, le malade dépérit d'une façon progressive et la mort survient, au bout de trois, quatre ou cinq ans. Néanmoins, j'ai vu une poussée aiguë emporter rapidement certains malades placés, il est vrai, dans de mauvaises conditions d'hygiène.

Les phénomènes que nous venons de mentionner, aussi bien que l'évolution du mal, laissent peu de doute sur l'existence d'une forme particulière de phtisie pulmonaire et, sur ce point, l'examen nécroscopique vient confirmer l'observation clinique.

Le poumon adhère à la paroi costale par l'intermédiaire de la plèvre, qui est épaissie au niveau surtout du lobe supérieur, toujours difficile à décoller. La membrane muqueuse de la portion sous-glottique du larynx et même celle de la trachée sont parsemées de varicosités capillaires et surmontées çà et là de granulations blanches, miliaires, dues à l'hypertrophie des glandules. Celle des bronches de premier et de second ordre est généralement épaissie et injectée. Les bronches subséquentes ont leurs parois épaissies et leur lumière rétrécie, par places, souvent élargie à leurs extrémités. Une section pratiquée aux sommets des poumons laisse voir des excavations multiples, vides le plus souvent et limitées par des parois lisses et indurées. Le parenchyme pulmonaire est traversé par des tractus fibreux, grisâtres, qui de la surface s'étendent dans la profondeur, en formant des aréoles plus ou moins larges. Çà et là on constate l'existence de granulations tuberculeuses qui, en raison de leur rareté et de leur disposition, paraissent s'être développées secondairement.

Cette forme scléro-tuberculeuse n'est pas seulement distincte, au point de vue clinique et anatomique, elle l'est encore par l'âge où elle se produit et les manifestations qui lui font cortège. Elle se montre, en général tardivement, puisque, sur quatorze cas de ce genre terminés par la mort, l'âge a varié depuis quarante-quatre jusqu'à soixante-dix-sept ans, mais si nous joignons à cette liste d'autres faits en voie d'évolution et dont quelques-uns ont été suivis de guérison, nous arrivons à un total de quarante-neuf cas, qui se répartissent comme il suit au point de vue de l'âge :

de 30 à 40 ans, 21 cas;
de 40 à 50 ans, 10 cas;
de 50 à 60 ans, 9 cas;
de 60 à 70 ans, 6 cas;
au delà de 70 ans, 3 cas.

Ce tableau indique nettement que la phtisie en question se développe à un âge avancé de la vie; ce serait une erreur toutefois d'en conclure qu'elle ne puisse se rencontrer avant trente ans.

Les désordres concomitants de cette forme de tuberculose appartenant, pour la plupart à la goutte, étaient les suivants :

Migraines,	18 fois;
Névralgies,	10 fois;
Urticaire ou autres éruptions,	10 fois;
Varices,	7 fois;
Hémorroïdes,	12 fois;
Calvitie,	13 fois;
Altération des ongles,	9 fois;
Lésions artérielles,	13 fois;
Lésions articulaires,	12 fois.

La sciatique étant relativement commune dans ces faits, on est tenté de croire que sa coexistence avec la tuberculose s'observe de préférence chez les goutteux.

Les caractères particuliers de cette forme tuberculeuse, sa lente évolution, sa coexistence habituelle avec plusieurs manifestations de la goutte, l'âge où elle se produit sont autant de circonstances qui permettent de la reconnaître ; ajoutons que les poils du corps sont ordinairement minces, clairsemés et très longs chez les individus qui en sont atteints.

Les conditions qui président au développement de cette phtisie sont certainement complexes et difficiles à déterminer. Cependant, le fonctionnement défectueux du système nerveux et de l'estomac, les troubles circulatoires résultant de l'altération des artères sont autant de désordres qui, en affaiblissant l'organisme, semblent propres à faire germer, à la moindre occasion, le bacille tuberculeux et à expliquer la fréquence relative de cette complication à un âge avancé de la vie. Ajoutons que certains descendants de goutteux, et en particulier ceux qui sont peu développés, presque imberbes et dont le thorax est manifestement aplati, y sont surtout prédisposés.

La goutte et le cancer sont souvent associés, dit Paget.

Sur dix cas mortels de goutte, Pye Smith signale deux fois l'existence du cancer. Charcot a noté que les femmes de la Salpêtrière affectées de nodosités d'Heberden étaient sujettes au cancer du sein et à celui de l'utérus. Dans deux cas de cancer du foie, Dyce Duckworth trouva des dépôts uratiques articulaires. Plusieurs auteurs, enfin, en présence de la fréquence du cancer dans la goutte, prétendent que cette maladie y prédispose. Cette opinion, qui est aussi la nôtre, trouve son explication vraisemblable dans la fréquence des troubles trophiques chez les goutteux.

L'action exercée par les maladies aiguës sur les maladies chroniques est aujourd'hui bien connue ; elle tend, d'une façon générale, à éveiller les manifestations de ces dernières. On sait que, dans les pays où la paludose est endémique, la plupart des affections aiguës revêtent le masque de cette maladie et doivent être traitées par le sulfate de quinine ; de même, là où règne l'alcoolisme, les maladies aiguës ont de la tendance à se compliquer de délire et d'hallucinations, amendables par l'opium et le chloral. Or, semblables phénomènes peuvent encore se produire dans la goutte, car l'on voit souvent les expressions symptomatiques de cette maladie se révéler à l'occasion de désordres variés. Dans le jeune âge, par exemple, le spasme glottique s'ajoute à la plus légère irritation du larynx, et les affections aiguës de cette phase de la vie sont souvent accompagnées d'accidents convulsifs. A un âge plus avancé, un simple refroidissement, certains troubles gastriques, la grippe ou toute autre maladie, même légère, provoquent des névralgies, des myalgies, des arthralgies, des poussées articulaires, des éruptions cutanées diverses, des épistaxis ou même d'autres hémorragies. C'est là un fait sur lequel il convient d'être fixé, si l'on veut éviter d'attribuer à ces maladies des désordres dont elles ne sont que la cause indirecte.

Certaines maladies infectieuses ont le privilège non seulement de faire apparaître des désordres de ce genre, mais encore de développer les tendances hypocondriaques les plus pénibles, les phobies les plus inquiétantes. La tuberculose et la syphilose, cette dernière surtout, sont de ce nombre. La syphilophobie, par exemple, se rencontre à peu près exclusivement chez les goutteux et n'est, pour ainsi dire, qu'un syndrome lié à l'état d'esprit de ces malades qu'elle tourmente d'une façon incessante, et auxquels elle rend l'existence des plus pénibles. Le plus léger malaise, la moindre douleur, la plus petite écorchure leur rappelle cette maladie que, parfois même, ils n'ont point eue, qu'ils considèrent à tort comme incurable et fatalement menaçante.

Que la syphilose favorise l'éclosion de certaines éruptions cutanées de la goutte ou inversement, la chose est vraisemblable. Un syphilitique, dans la période secondaire de cette maladie, peut présenter une éruption goutteuse et le goutteux n'échappe pas aux syphilides, aussi doit-on arriver à reconnaître la nature de ces diverses éruptions, en s'appuyant non pas tant sur les antécédents des malades que sur les caractères propres de ces manifestations, à savoir : la coloration, la disposition des éléments cutanés, l'existence ou l'absence de symétrie, de prurit, etc. Il en sera de même du psoriasis de la langue, attribué trop facilement à la syphilose, qui n'est, le plus souvent, que sa cause occasionnelle, d'où sa fréquence relative dans cette maladie. C'est encore ce qui arrive pour les névralgies, fréquemment éveillées chez les goutteux, dans la période secondaire de la syphilose, de même que les anesthésies chez les hystériques.

Les traumatismes, bien supportés par les goutteux, se

font remarquer néanmoins par de la tendance aux névralgies, aux hémorragies consécutives et aux poussées articulaires. Celles-ci se produisent généralement à la suite de contusions articulaires, de même que certaines éruptions cutanées et en particulier l'herpès, à la suite de lésions des cordons nerveux. Le moindre irritant, le plus léger contact d'un corps étranger suffisent parfois à faire naître une éruption cutanée, à tel point que certains goutteux sont dans l'impossibilité de se servir de savon. Un de mes malades était pris d'une éruption boutonneuse étendue à chaque application d'un cataplasme de farine de graine de lin sur la peau ; un autre ne pouvait user du meilleur savon sur la face, sans y voir apparaître une éruption.

Les émotions un peu vives agissent quelquefois de la même façon et provoquent, chez le goutteux, tantôt des fluxions articulaires, tantôt des éruptions cutanées. Je me souviens qu'à mes premiers concours des hôpitaux j'étais pris, chaque fois, d'une éruption de larges plaques érythémateuses et prurigineuses de la face qui cessaient peu de temps après. Les faits de ce genre méritent d'être connus et, en raison de leur importance pratique, ils ne doivent pas être négligés du médecin ; ils suffisent à mettre en évidence les influences diverses susceptibles de modifier les manifestations de la goutte et celles que la goutte peut imprimer aux maladies.

CHAPITRE VII

PROPHYLAXIE ET THÉRAPIE

Contrairement aux maladies venues de l'extérieur : traumatiques, toxiques ou infectieuses, la goutte, maladie essentiellement héréditaire et constitutionnelle. est difficilement évitable; mais il serait sans doute possible, en agissant sur plusieurs générations successives, de la modifier, et peut-être bien de la faire cesser. Ce qui tendrait à le faire croire, c'est qu'elle n'offre pas aujourd'hui l'intensité qu'elle présentait autrefois chez les Romains, chez les grands seigneurs du moyen-âge, abusant tout à la fois des plaisirs, des viandes et du vin. Il en est autrement de ses manifestations, car il est possible ou bien de les prévenir : *prophylaxie:* ou bien de les faire cesser : *thérapie.*

I. — Prophylaxie.

La prophylaxie des déterminations morbides de la goutte repose forcément sur la connaissance des causes qui leur donnent naissance. Or, celles-ci sont de deux sortes : les unes déterminantes, physiologiques ou hygiéniques; les autres efficientes et plus difficiles à combattre, ce sont les prédispositions héréditaires.

S'il n'y a pas lieu de s'opposer aux circonstances physiologiques susceptibles de provoquer l'apparition des manifestations goutteuses, il est tout au moins indiqué de modérer le système nerveux qu'elles mettent en jeu :

c'est ainsi qu'à l'époque de la puberté il est nécessaire de surveiller les jeunes descendants de goutteux et de chercher à diminuer leur excitabilité réflexe par un régime approprié et par l'hydrothérapie. De cette façon, il sera possible d'éviter, dans une certaine mesure, les spasmes viscéraux, les éruptions cutanées, les poussées articulaires ou autres qui peuvent se montrer à cet âge de la vie; il en sera de même des manifestations que pourraient faire naître la grossesse et la ménopause.

L'estomac, fréquemment troublé chez le goutteux, doit être surveillé et soigné avec le plus grand soin, car les mauvaises digestions peuvent occasionner des désordres divers, tels que : vertiges, palpitations, asthme, angine de poitrine, tendance à la tristesse et à l'hypocondrie. De même les troubles fonctionnels des intestins et surtout la constipation, étant quelquefois suivis des plus mauvais effets, on aura soin d'entretenir la liberté du ventre à l'aide de l'aloès, en l'absence d'hémorroïdes, de l'huile de ricin, du calomel, du podophyllin ou de l'évonymine, s'il y a de la plénitude hépatique. En un mot, toute fonction troublée, pouvant agir sur la santé générale du goutteux, devra être surveillée et soignée autant que possible.

Les circonstances physiques et hygiéniques devront également attirer l'attention du praticien. Il recommandera d'éviter les refroidissements, qui suffisent fréquemment à provoquer des désordres divers et, en particulier, des spasmes vésicaux, des fluxions variées du côté des articulations, du tissu conjonctif sous-cutané, etc.

Bien que les climats n'aient qu'une faible influence sur le développement des manifestations de la goutte, il y a lieu, néanmoins, de conseiller un climat sec, doux et tempéré, à l'abri des vents du Nord et de l'Est. Le bord de la mer ne convient qu'autant qu'il est abrité; la montagne est mieux supportée, à la condition que l'altitude ne soit pas trop élevée. Les voyages sont utiles pour la distraction et les exercices qu'ils procurent; en tout cas, le changement de climat peut avoir une heureuse influence sur les malades prédisposés aux manifestations de la goutte. Il permet souvent de les éviter, ce qui arrive pour l'asthme, les névralgies, l'hypocondrie et même pour certaines poussées articulaires; avant tout, en effet, un régime et de bonnes habitudes conviennent aux goutteux.

L'état sédentaire étant favorable aux manifestations de la goutte, les individus qui y sont prédisposés devront contracter la bonne habitude de se livrer à des exercices quotidiens et, si leur profession ne leur en offre pas l'occasion, ils auront à s'astreindre à des marches quotidiennes, à des exercices gymnastiques précédés de lotions froides et destinés à stimuler, chez eux, la nutrition générale. Il ne faut pas oublier que le cultivateur qui travaille au grand air est, moins que le citadin, exposé à contracter des accès de goutte; mais aussi, il y a lieu d'éviter la fatigue et le surmenage. Si ces différents moyens ne préservent pas absolument de la goutte, ils ont, tout au moins, le grand avantage de prévenir un certain nombre de ses manifestations et de diminuer la gravité de cette maladie.

Il est permis de croire, en effet, que c'est à un régime plus modéré et mieux approprié à la santé générale que les attaques de goutte doivent d'avoir aujourd'hui une plus faible intensité et une moindre fréquence qu'autrefois. Ainsi la sobriété et l'abstinence sont des vertus que doit pratiquer le goutteux, s'il tient à se bien porter.

Le régime des goutteux a de tout temps attiré l'attention des médecins, en raison du rôle important qu'ils lui faisaient jouer dans la genèse de la goutte et, depuis la fin du XVIIIe siècle, dans la formation de l'acide urique ; aussi se sont-ils toujours appliqués à le soumettre à des règles sévères. Quelques-uns même, à l'exemple de Mead, ont été jusqu'à préconiser la diète lactée absolue ; mais c'est là une exagération dont il faut savoir se préserver. Certes, il est des cas où l'usage du lait peut rendre de signalés services, chez les goutteux urémiques, par exemple, et chez ceux qui sont inappétents. En dehors de ces circonstances et de quelques autres, le lait ne doit pas servir de nourriture habituelle aux goutteux, car, outre le dégoût qu'ils peuvent en avoir, cet aliment tend à les débiliter, comme j'ai pu le constater à plusieurs reprises. Sydenham, du reste, considérait que l'emploi du lait chez les hommes robustes, habitués à une forte nourriture, était plus nuisible qu'utile ; c'est aussi notre avis, si nous faisons exception des crises de goutte aiguë, alors que l'appétit a disparu et aussi pour les cas où il y a lieu de craindre une crise d'urémie.

Le goutteux, avant tout, doit être sobre, ne pas dépasser les limites d'une alimentation modérée, éviter tout excès, se persuader que chacun de nous mange presque toujours trop, et que l'estomac devient d'autant plus exigeant qu'on lui fournit quotidiennement une plus forte proportion d'aliments. En réglant la quantité journalière, on peut arriver ainsi à une ration d'entretien qui réponde à la faculté d'assimilation de chaque individu. Il y a lieu, à cet effet, de tenir compte des conditions de milieu, de travail physique ou intellectuel, des émotions, du repos de la nuit, il faut savoir, en outre, que cette ration ne peut être qu'approximative, et qu'il convient de laisser une certaine décision à l'instinct et à la raison.

Les substances azotées étant, sans aucun doute, celles

qui fournissent le plus d'acide urique, il est rationnel d'en éviter l'excès ; mais il ne faut pas oublier que la viande est l'aliment le plus facilement digestible et assimilable, et qu'en la supprimant on diminue la puissance digestive, ce qui, au point de vue de la santé générale, peut être chose fâcheuse, capable, selon quelques auteurs, de favoriser la goutte asthénique.

Une tendance marquée, purement théorique, vers le régime végétarien, s'est produite dans le corps médical moderne; elle est toujours discutée ; mais si nous nous en rapportons à notre propre observation, ce régime ne convient guère et doit céder le pas au régime mixte. Celui-ci se composera tout à la fois de viandes et d'aliments herbacés qui auront l'avantage d'entretenir la liberté du ventre et de favoriser l'élimination des matériaux azotés, sous forme d'acide hippurique, plus soluble que l'acide urique et moins stable dans l'organisme. Ainsi les viandes seront permises, en petite quantité, sauf les viandes d'animaux jeunes, trop riches en nucléines d'où dérive l'acide urique et, d'ailleurs, d'une digestion difficile; pour le même motif, on proscrira certains organes tels que le thymus, le foie, etc. Tous les végétaux peuvent être autorisés, sauf l'oseille, qui renferme une grande quantité d'acide oxalique; la tomate, tout d'abord proscrite, a été réhabilitée par A. Gautier, qui y a trouvé fort peu d'oxalates, des malates et des citrates acides, substances susceptibles d'alcaliniser le sang et les urines. Les fruits seront permis à la condition qu'ils soient bien supportés de l'estomac des goutteux, ce qui n'est pas la règle, car souvent ils déterminent un développement de gaz qui trouble notablement les digestions.

Les végétaux et les fruits entreront ainsi pour une bonne part dans la nourriture de l'arthritique, si on tient à éviter une trop grande abondance d'acide urique dans les urines. Un individu, nourri surtout de viandes, a des urines rares, chargées d'urates et qui laissent déposer par refroidissement des cristaux d'acide urique libre ; c'est un fait que j'ai pu observer sur moi-même à une époque où je quittais la vie des champs et un régime dans lequel entraient des légumes et des fruits pour la ville où je me trouvais soumis à un régime azoté. Au reste, vient-on à remplacer l'alimentation azotée par un régime composé de pain et d'eau, on voit l'acide urique disparaître des urines, tandis que se montre l'acide hippurique. Ces faits sont indéniables, néanmoins, si on admet que le régime parvient à éviter les dépôts uratiques, il n'en résulte pas qu'il préserve des autres manifestations de la goutte.

La qualité des boissons n'est pas indifférente chez le goutteux ; il est certain que l'abus des spiritueux, du vin et des bières fortes lui sont préjudiciables, tandis qu'une notable quantité de liquide aqueux lui est plutôt salutaire. Il serait exagéré toutefois de prétendre, à l'exemple de certains auteurs, que l'on puisse guérir de la goutte en s'astreignant à ne boire que de l'eau, bien que depuis trente ans, où je me suis mis au régime de cette boisson, à part de légères poussées aux doigts des mains, je n'ai pas vu réapparaître les attaques de goutte articulaire que j'avais éprouvées à une époque où je buvais du vin. S'il est difficile de préciser le rôle exact de l'eau dans le régime du goutteux, il n'est pas moins vrai qu'absorbée en abondance cette boisson exerce une sorte de lixiviation des tissus, dissout une forte quantité de déchets organiques qui sont ensuite rejetés au dehors, et l'on conçoit son utilité, tout au moins dans la goutte compliquée de gravelle. En conséquence, il est rationnel de prescrire aux goutteux l'usage d'eaux pures, faiblement minéralisées, telles que Vittel, Contréxeville, Martigny-les-Bains, Evian, Royat, etc., dans le but de laver les reins et de restreindre la production et l'accumulation de l'acide urique. Par contre, les eaux chargées de chaux ou de fer ne conviennent pas à ces malades, et même il se peut qu'elles provoquent des crises, soit parce qu'elles sont mal digérées, soit encore parce que les sels de fer et de chaux tendent à arrêter l'élimination des déchets organiques, de l'acide urique en particulier.

L'eau de bonne qualité est incontestablement la meilleure boisson à prescrire aux goutteux, mais comme ils s'y résignent parfois difficilement, on peut leur accorder des bières légères, de l'eau rougie, ou encore des vins blancs de Champagne, fortement coupés d'eau de Vichy. Les eaux-de-vie seront tolérées dans une très faible mesure ; quant aux boissons avec essences, elles devront être entièrement prohibées. Le thé et le café, aliments d'épargne, ne seront autorisés que dans de très faibles proportions. Le régime qui convient aux goutteux est, en somme, un régime dans lequel doit exister, en même temps qu'une juste combinaison de substances azotées, de légumes et de fruits, l'usage restreint du thé et du café et l'exclusion des spiritueux.

L'hérédité de la goutte est difficile à combattre et, si l'on tient à y parvenir, il est nécessaire de chercher à modifier le système nerveux du sujet, à partir de son bas âge jusqu'à la fin de sa croissance ou même plus tard, et cela grâce surtout à l'intervention des agents physiques : air, lumière, hydrothérapie, exercices musculaires, etc. Il convient, en un mot, de le soumettre à une sorte d'entraînement, semblable à ceux qu'emploient, en agronomie, les éleveurs qui s'appliquent à créer des races nouvelles. Le médecin ne devra donc pas perdre de vue ce fait que, dans les familles qui comptent, parmi leurs membres, des graveleux, des obèses, des diabétiques gras, etc., les enfants, prédestinés à hériter de la constitution de leurs parents, sont susceptibles de contracter les mêmes infirmités ; il saura que son devoir est, alors, de diriger et de suivre de près l'hygiène de ces jeunes gens, afin d'atténuer, autant que possible, leurs tendances morbides. Ceux-ci, en conséquence, seront soumis dès leur bas âge à une surveillance sévère qui aura pour but de modérer l'état d'excitabilité ordinaire de leur système nerveux ; ils vivront au grand air, seront soumis à l'action de bains fréquents, de lotions froides alcoolisées suivies de frictions sèches, dans le but de stimuler les importantes fonctions de la peau. Ils éviteront une trop longue contention d'esprit et feront une large part à l'activité physique, à la gymnastique et aux pratiques hydrothérapiques, car c'est par une lutte quotidienne que l'on peut arriver à donner au système nerveux la stabilité nécessaire pour présider convenablement aux mutations nutritives dont le dérèglement constitue la maladie goutteuse.

II. — Thérapie.

S'il nous fallait énumérer tout ce qui a été écrit sur le traitement de la goutte, un volume entier pourrait peine suffire, mais telle n'est pas notre intention. Bien convaincu que le traitement d'une maladie doit toujours être simple, si on tient à se rendre compte de ses effets, nous n'employons, en général, qu'un seul médicament, quelquefois deux, s'il existe une double ou une triple indication, comme, par exemple, celle de combattre tout à la fois l'insomnie, les fluxions et les troubles trophiques.

Des médecins distingués n'ont pas hésité à nier la curabilité de la goutte, sans se douter qu'il y a lieu de distinguer entre la maladie et ses manifestations. Qu'il soit difficile de modifier la première, si intimement liée à l'organisme qu'elle se transmet héréditairement au même degré que la couleur du pelage et les traits du visage, le fait est incontestable; mais il n'en est pas de même des secondes, qui sont susceptibles d'être modifiées par un traitement approprié.

En fait, guérissons-nous la syphilis, la fièvre typhoïde? Nullement; notre médication a pour unique objet de lutter contre leurs manifestations les plus dangereuses et de favoriser les efforts de l'organisme pour s'en débarrasser. N'en est-il pas de même dans l'alcoolisme chronique où notre action ne peut s'exercer que sur des déterminations morbides. En conséquence, ne soyons pas surpris, si, ne pouvant atteindre la goutte dans son essence même, il ne nous reste qu'à nous adresser à ses déterminations morbides, c'est qu'en effet le rôle du médecin consiste, avant tout, à savoir se rendre compte des efforts de la nature, à l'aider dans ses tendances conservatrices et curatives et à s'efforcer à éviter la mort.

Pour cela deux ordres de moyens sont nécessaires, les uns généraux, les autres locaux, et de là un traitement général et un traitement local.

Traitement général

Les anciens médecins, imbus des théories humorales, infligeaient aux malades : purgatifs, saignées, révulsifs, etc., avec un résultat le plus souvent incertain. Sydenham, qui a laissé une magistrale description de la goutte, s'abstenait de tout traitement des accès ; Cullen bornait son intervention à l'application de la formule : *patience* et *flanelle.* Trousseau respectait l'évacuation naturelle, qu'était pour lui l'accès de goutte. Quelques médecins pensent encore que le traitement de la goutte, au moment de l'accès aigu, expose le malade à des métastases, à ce qu'ils appellent la *goutte remontée ;* c'est là une erreur basée sur de fausses interprétations et dont Lecorché a déjà fait justice. Telle est aussi notre manière de voir, et c'est pourquoi, toute médication intempestive mise de côté, comme les applications de glace ou de neige sur les fluxions articulaires, les bandages fortement compressifs ou encore certains spécifiques populaires, nous n'hésitons pas à traiter suivant l'indication, les manifestations de la goutte, quel qu'en soit le siège. Notre traitement consiste dans l'emploi d'agents chimiques (chimiothérapie), d'agents physiques (physiothérapie), et dans certains cas, même, nous n'hésitons pas à recourir à des moyens psychiques (psychothérapie).

I. — Chimiothérapie.

L'indication des agents chimiques repose sur la connaissance des conditions anatomo-pathologiques et pathogéniques de la goutte. Sachant que les manifestations de cette maladie consistent en des troubles vaso-moteurs et en des lésions trophiques, plus tenaces, nous sommes amenés à faire usage des substances les plus aptes à s'opposer à chacun de ces désordres.

Troubles vaso-moteurs. — Ces troubles sont les uns *vaso-constricteurs*, les autres *vaso-dilatateurs* et, comme la plupart du temps, les manifestations de la goutte sont constituées par une vaso-dilatation, c'est aux agents vaso-constricteurs qu'il convient, avant tout, de s'adresser. En tête de ceux-ci figure la quinine, vaso-constricteur par excellence, qui rend les services les plus positifs, quand surtout la vaso-dilatation dépend du sympathique supérieur. Elle fait merveille, en effet, dans les névralgies de la face, dans les migraines, dans la toux coqueluchoïde, si commune chez les goutteux et si rebelle à toute autre médication. Ces divers accidents, par son intermédiaire, cessent dans l'espace de 3 à 5 jours et en particulier la toux tenace et quinteuse que sa fréquente coïncidence avec la migraine et les névralgies nous a conduit à traiter de la même façon.

Le même raisonnement nous a encore amené à traiter par la quinine certaines hémorragies : épistaxis, hémoptysies, hématuries, etc., survenant sans désordre matériel appréciable chez les goutteux, et nous avons été assez heureux de les voir céder, au bout de quelques jours, à l'emploi de ce médicament, alors qu'elles avaient résisté à la plupart des moyens généralement usités.

Ainsi, il nous a été démontré que ces divers accidents étaient de même nature et se rattachaient à une même maladie : *naturam morborum ostendunt curationes.*

La quinine est, d'ailleurs, un des bons moyens à opposer à l'attaque de goutte articulaire aiguë. Celle-ci, tantôt légère, peut céder au repos et à quelques palliatifs, tantôt plus sérieuse, exige un traitement énergique et approprié, et c'est aux agents vaso-constricteurs qu'il est rationnel de s'adresser. La quinine, l'acide salicylique, le colchique, usités en pareil cas, sont les substances qui assurent les meilleurs résultats; elles sont, tout à la fois, antifluxionnaires et antipyrétiques.

Le sulfate de quinine n'abaisse pas seulement la température, il diminue encore la fluxion ; mais, pour obtenir ce résultat, il est nécessaire de l'administrer à dose massive et suffisante : un gramme et plus à l'un des deux principaux repas, de préférence au repas du soir. Dans ces conditions, les malades éprouvent un soulagement réel, et il est rare qu'ils supportent mal ce médicament. Au reste, il n'est pas le seul agent à opposer aux fluxions articulaires et, si son action n'est pas toujours aussi efficace que dans la cure des accidents précités, c'est, sans doute, parce que les centres vaso-moteurs dont elles dépendent ne sont pas les mêmes; il convient alors de recourir à d'autres moyens.

L'antipyrine, d'une efficacité bien connue dans la migraine et les névralgies, nous a fourni les meilleurs résultats, à la dose de 2 à 4 grammes, dans l'attaque de goutte aiguë ; aussi est-elle un médicament qu'il faut se garder de négliger, en pareil cas. Le salicylate de soude, dont on connaît les bons effets dans la rhumatose, est aussi employé avantageusement pour combattre les poussées articulaires de la goutte et, pas plus que l'antipyrine et la quinine, il ne produit de rétrocession ou de métastase. On l'administre à la dose de 4 à 6 grammes : tout dernièrement, chez un homme de 45 ans, atteint d'une poussée aiguë polyarticulaire à type progressif, il m'a fallu, pour obtenir la chute de la fièvre et l'arrêt du mal, porter la dose de ce médicament jusqu'à huit grammes. Toutefois, le salicylate de soude est généralement remplacé par le pyramidon et surtout par l'aspirine ou acide acétylsalicylique, qui se présente sous la forme de petites aiguilles cristallines, blanches, difficilement solubles dans l'eau, mais solubles dans l'alcool et l'éther. Cette substance agit à la façon de l'acide salicylique, sans en présenter les inconvénients, à moins que l'estomac soit dépourvu de son acidité normale ; elle s'emploie en cachets ou en solution alcoolisée, dans une potion de 150 à 200 grammes. Nous la prescrivons dans les poussées articulaires et dans la plupart des fluxions de la goutte, quel qu'en soit le siège, à la dose de 2 à 4 grammes, par cachets de 0,50 centigrammes, que nous conseillons de prendre chaque soir à partir du début du repas, chacun à un quart d'heure de distance.

Cette dose, toutefois, doit être élevée peu à peu et n'atteindre son maximum qu'autant qu'elle est bien supportée. Les seuls accidents qu'il soit possible d'attribuer à ces divers agents et qui obligent à en diminuer la dose ou à en suspendre l'emploi, consistent en des éruptions cutanées passagères et parfois aussi en un délire sans importance sérieuse.

Un médicament très estimé des médecins de l'antiquité, et connu sous le nom de *hermodacte*, jouit encore aujourd'hui d'une grande réputation, c'est le colchique. Alexandre de Tralles, Serapion faisaient usage de l'hermodacte qui, d'après les recherches de Planchon, provenait sans aucun doute du *colchicum variegatum*, espèce voisine du colchique d'automne usité de nos jours et dont les effets physiologiques, suivant la description qu'en donne Paul d'Egine, ne diffèrent pas sensiblement de ceux de ce dernier. Abandonné des médecins, à une certaine époque, puis remis en honneur en 1763 par Storck, et au commencement du dernier siècle par les médecins anglais, le colchique est un médicament dont le mode d'action n'est pas encore bien connu, et sur les effets curatifs duquel on ne s'entend pas toujours bien. Il a été considéré à tort comme favorisant l'élimination de l'acide urique; mais il y a lieu de reconnaître qu'il exerce son action principale sur le système cardio-vasculaire et vaso-moteur, d'où son efficacité dans l'attaque de goutte aiguë. C'est lui d'ailleurs qui forme la partie active de tous les remèdes populaires, en usage dans la goutte, tels que l'*eau médicinale d'Husson*, la *teinture de Wilson*, la *liqueur de Laville*, les *pilules de Lartigues*, le *vin d'Anduran*, la *teinture de Cocheux*, etc. Ces prétendus spécifiques, qui soulagent parfois, ont le grave inconvénient de ne répondre à aucun dosage régulier, de telle façon que les malades, plus ou moins livrés à eux-mêmes, sont exposés à outrepasser, à leur grand préjudice, les doses utiles.

Les préparations qu'il convient de préférer sont : la teinture alcoolique de semences de colchique, toujours facile à graduer et sur laquelle on peut compter le plus sûrement ; elle s'administre à la dose de 15 à 30 gouttes; mais, étant quelquefois mal tolérée, elle doit être donnée tout d'abord à une faible dose, et portée rapidement ensuite, s'il est possible, à une dose plus élevée. Garrod, très partisan de ce médicament, n'hésite pas à donner d'emblée, au moment de la crise de goutte aiguë, de 2 à 4 gr. de vin de colchique, ou 15 à 20 gouttes de teinture, après quoi, il continue avec une dose plus faible, fractionnée en plusieurs fois dans les 24 heures. Galtier-Boissière recommande une teinture alcoolique titrée au 1/8 (1 gr. de semences de colchique pour 8 grammes d'alcool) et il prescrit de prendre en 4 fois, dans les 24 heures, XXXII gouttes de cette solution. Le lendemain, il suspend le colchique et le remplace par un gramme de sulfate de quinine, le deuxième jour il revient à la teinture de colchique, dont il élève la dose de quelques gouttes. Il s'arrête lorsque viennent à se produire des sueurs profuses et une diarrhée abondante. La colchicine, principe actif du colchique, a paru donner de bons résultats dans certains cas de goutte ; agent très actif, elle n'est employée qu'à des doses variant de 2 à 4 milligrammes, sous forme de granules ou en injection hypodermique (1), pendant quelques jours seulement, sauf à revenir ensuite à son emploi.

Trousseau, peu partisan du traitement de l'attaque de

(1) Houdé, l'un des pharmaciens qui se sont le plus occupés de la préparation de cette substance, a donné la formule suivante :

℞ Colchicine cristallisée................	0,05 centigr.
Alcool à 21°........................	20 gr.

Un centimètre cube contient deux milligrammes et demi de colchicin goutte, prescrivait, quelques jours seulement après son début, de 2 à 3 pilules de quinine, digitale et colchique, dans le courant des 24 heures, pendant 3, 4 et 5 jours de suite (1).

L'association du sulfate de quinine et de la digitale au colchique est peut-être une des préparations les plus efficaces pour faire taire la douleur et diminuer l'acuité des accès. Cependant, elle n'évite pas les accidents d'intolérance qui se traduisent, chez certaines personnes impressionnables, par des nausées et même par des vomissements, de la diarrhée et des symptômes de prostration. Un autre reproche, adressé au colchique, est de transformer la goutte franche articulaire en goutte torpide viscérale ; mais c'est là une assertion nullement prouvée et qui peut bien provenir d'une connaissance incomplète des manifestations de la goutte.

L'usage que nous faisons, depuis plus de 25 ans, de l'antipyrine, de l'aspirine et de la quinine dans le traitement de la goutte articulaire et viscérale, n'a donné lieu à d'autres accidents qu'à de rares éruptions érythémateuses. C'est pourquoi l'efficacité réelle de ces agents nous a amené à négliger, sans vouloir les abandonner, les préparations de colchique, d'autant mieux que deux crises personnelles de goutte aiguë des articulations métacarpophalangiennes, traitées pendant une huitaine de jours à l'aide de 15 à 25 gouttes de teinture alcoolique de semences de colchique, demeurèrent sans résultat appréciable.

Remarquons que les moyens qui réussissent dans le traitement des fluxions goutteuses sont encore, comme nous le verrons plus loin, ceux qui ont le plus de succès dans celui de la glycosurie des goutteux, preuve que ce

(1) ℞ Sulfate neutre de quinine............. 1 gr. 50
Extrait de digitale.................... 0 gr. 25 centigr.
Extrait de semences de colchique..... 0 gr. 50 —
M. S. A. pour une masse pilulaire que l'on divisera en 10 pilules égales.

syndrome fait bien partie d'un même processus pathologique. Ajoutons, d'ailleurs, que les divers médicaments, propres à combattre l'état aigu de la goutte articulaire, sont encore ceux qui conviennent le mieux aux troubles vaso-moteurs des autres organes, tant il vrai que ces désordres ne diffèrent pas, quant à leur nature, de ceux des articulations.

Les affections goutteuses aiguës de la peau, sous la dépendance de troubles vaso-moteurs, aussi bien que les fluxions articulaires, sont susceptibles d'amélioration sous l'influence des mêmes moyens de traitement, ce qui ne peut surprendre puisqu'elles proviennent les unes et les autres d'un même désordre du système nerveux; aussi avons-nous vu les poussées aiguës érythémateuses, eczémateuses et autres, céder rapidement à l'emploi de l'antipyrine ou de l'aspirine, à la dose de deux à trois grammes. Toutefois, certaines applications locales peuvent leur venir en aide, comme, par exemple, les compresses d'eau bouillie ou boriquée, recouvertes de taffetas gommé, tout au moins dans les eczémas.

Le prurit, accident purement névropathique et souvent difficile à combattre, se trouve généralement amélioré par l'antipyrine et l'aspirine ou encore par l'arsenic, médicaments auxquels il y a lieu d'associer des applications de compresses d'eau chaude salée, des lotions phéniquées ou chloralées et aussi l'usage de pommades glycérinées au camphre ou à l'oxyde de zinc.

Les fluxions subites et spontanées du tissu conjonctif sous-cutané, quel qu'en soit le siège, la face ou les membres, se trouvent également bien de l'emploi des agents vaso-constricteurs : quinine, aspirine et même antipyrine, quand, surtout, il s'y associe de violentes douleurs.

Les poussées congestives que produit la goutte dans

les yeux et les oreilles seront soumises aux mêmes agents, à savoir : l'antipyrine et l'aspirine, et même la quinine, qui nous a donné de bons résultats dans le glaucôme aigu, accident peu différent au fond de ceux des articulations, de la peau et du tissu conjonctif sous-cutané. Il en sera de même des congestions et des hémorragies rétiniennes indépendantes de l'artériosclérose ; quant aux lésions scléreuses des membranes de l'œil : iridocyclite, épisclérite, le mieux est de leur opposer des frictions mercurielles et l'iodure de potassium ; puis, suivant l'indication, des collyres et des opérations appropriées. Ce que nous disons de l'œil peut s'appliquer à l'oreille.

Les désordres de l'appareil respiratoire, en particulier la toux spasmodique, les fluxions des bronches et des poumons, cèdent encore à l'usage de la quinine. Les crises d'asthme peuvent être influencées par ce médicament, mais, en général, d'une façon insuffisante, ce qui se comprend, puisqu'elles sont l'effet de spasmes musculaires, auxquels convient l'emploi de la belladone et du datura stramonium. Ces substances, bases des cigarettes et des poudres généralement usitées en pareil cas, peuvent être administrées à l'intérieur sous forme d'extraits, de potion, de pilules, à la dose de deux à cinq centigrammes. Une injection hypodermique de un à deux centigrammes de morphine arrête ces crises, mais ce moyen, lorsqu'il vient à se répéter, offre le grand danger de la morphinomanie, état beaucoup plus grave que l'asthme lui-même. J'ai connu un sculpteur des plus distingués qui, après avoir usé de ce moyen pendant un certain temps, devint un morphinomane irréductible et finit par succomber. Le régime le plus sévère, en tout cas, devra être imposé à l'asthmatique, au repas du soir principalement, car il suffit du moindre trouble digestif pour provoquer une crise dans la nuit; il en est de même du milieu ambiant qui, en raison de son influence sur les crises d'asthme, sera soumis à un choix approprié.

Deux de mes amis, peu exposés à ces crises, dans Paris, ne manquaient pas d'en être affectés lorsqu'ils se rendaient dans leurs propriétés, peu distantes de la capitale. La mer, d'ailleurs, leur produisait, comme à beaucoup d'autres, le même effet, en ce sens qu'elle provoquait des crises d'asthme des plus violentes au point de les forcer à la quitter. Les climats secs, d'une altitude modérée, sont, à ce point de vue, préférables aux localités boisées et humides; l'atmosphère des villes convient mieux, en général, que celui de la campagne et de la mer.

Appelé par le Dr Glover, pour un goutteux robuste, d'une quarantaine d'années, qui avait eu, dans deux nuits successives, à souffrir d'une crise thoracique des plus douloureuses, avec dyspnée intense, anxiété et angoisse excessive, j'arrivai à soupçonner, en raison de l'intermittence des phénomènes, un accident qui, sans être une crise angineuse, n'était pas moins lié à la goutte. Je conseillais alors 1 gramme 25 de sulfate neutre de quinine, en deux doses au repas du soir; ces graves accidents cédèrent comme par enchantement, au bout de 36 heures, et ne reparurent pas. Chez une dame qui chaque nuit se trouvait prise de coliques abdominales d'une grande intensité et de vomissements bilieux, simulant des crises de coliques hépatiques, la quinine fit tout disparaître au bout de 24 à 36 heures, alors que la morphine parvenait à peine à soulager la douleur. Nous verrons plus loin que les hémoptysies, et, d'une façon générale, les hémorragies d'origine goutteuse sont avantageusement combattues par l'emploi de cet agent à la dose de 1 à 2 grammes.

Les troubles vaso-moteurs de l'appareil circulatoire cèdent encore aux mêmes moyens, mais en outre il est souvent nécessaire de traiter les palpitations cardiaques ou artérielles, la tachycardie et l'arythmie. A cet effet, il convient de s'assurer du bon fonctionnement des voies digestives et d'en combattre les troubles, s'il en existe, à l'aide du bicarbonate de soude, des bromures alcalins, et surtout des lotions froides. Par contre, s'il existe des lésions organiques liées à l'artériosclérose, on prescrira de la teinture de strophantus, aux doses de quatre à six gouttes, sinon de deux à quatre granules de Catillon. Les pilules de scille, scammonée et digitale, au nombre de 4 à 6 par jour, en favorisant l'élimination des déchets organiques tant par l'intestin que par les reins, ont encore ici leur utilité. Le traitement des crises d'angine de poitrine, subordonnées, chez les goutteux, tantôt à des troubles digestifs, tantôt à l'artériosclérose des coronaires du cœur, exige l'emploi de moyens fort différents. Dans le premier cas, c'est, avant tout, à la dyspepsie qu'il convient de s'adresser ; dans le second cas, on aura recours aux inhalations de nitrite d'amyle au moment des accès, puis à la trinitrine, comme aussi aux injections de morphine, au cas où les douleurs ne céderaient pas aux autres moyens.

La phlébite goutteuse, prise à son début, est avantageusement combattue par les mêmes agents que les poussées articulaires : aspirine, antipyrine. Plusieurs malades observés par nous ont été rapidement débarrassés par ces substances des douleurs intenses de cette affection, mais, en outre, les membres affectés doivent être tenus au repos absolu, toutes les fois qu'il y aura formation de caillots veineux et cela pendant un mois ou six semaines, jusqu'à ce qu'il y ait adhérence intime entre le coagulum sanguin et la paroi veineuse. L'œdème, qui persiste à la suite de cette phlébite, finit par disparaître spontanément au fur et à mesure que se rétablit la circulation collatérale.

Le traitement des fluxions goutteuses de la bouche, du pharynx, des glandes salivaires et même du tube digestif doit être dirigé d'après les principes généraux que nous venons de formuler. Quant aux troubles dyspeptiques, tellement communs chez les goutteux que peu d'entre eux y échappent, ils commandent l'emploi des alcalins : bicarbonate de soude, phosphate de soude, craie préparée, etc., mais il est nécessaire, avant tout, que les repas, toujours réguliers, aient lieu sans précipitation et dans le calme. Un régime d'où seront exclues toutes les substances acides sera rigoureusement suivi. Nous le formulons de la façon suivante : Se nourrir de viandes faites, grillées ou rôties, jambon, langue fumée, poissons frais, œufs, beurre frais, fromages faits, légumes verts, pâtes d'Italie, riz, thé ou café au lait.

Faire trois repas réguliers, manger lentement et peu de pain ; ne rïen prendre dans l'intervalle des repas et boire de l'eau ordinaire, de Vittel ou d'Evian.

S'asbtenir de l'usage des fruits crus, radis, salade crue, chocolat, biscuits, bœuf bouilli, potages gras, vin et cidre.

Les fluxions intestinales, diarrhéiques, qui se produisant de préférence à la suite des repas, cèdent habituellement à l'emploi du bicarbonate de soude, du sous-nitrate de bismuth, de cachets de craie préparée avec ou sans poudre d'opium brut, et lorsqu'elles surviennent, dans la matinée, à l'administration chaque soir, en se mettant au lit, d'une pilule de o, o5 centigr. d'extrait thébaïque. Cette médication, des plus simples et des plus faciles à suivre, suffit généralement, en y ajoutant, s'il est nécessaire, quelques gouttes de laudanum.

La constipation, par contre, offre parfois de réelles

difficultés, quoique, le plus souvent, les lavages des intestins, à l'aide d'eau froide bouillie, les pilules de cascara, de podophylle, d'évonymine ou même d'aloès, les capsules d'huile de ricin, le calomel et, en un mot, les diverses substances aptes à faire sécréter simultanément le foie et l'intestin, suffisent à la faire cesser.

Les poussées aigües du foie, n'entraînant pas de lésions matérielles, doivent être combattues à l'aide de l'aspirine, de l'antipyrine ou même des préparations de colchique; puis enfin, s'il était nécessaire, par l'intermédiaire des purgatifs et des alcalins.

Les désordres de l'appareil génito-urinaire sont nombreux, en raison de la multiplicité des organes qui le composent. Les plus communs s'observent du côté des reins, ce sont des fluxions plus ou moins aiguës, assez rares, qui n'exigent, pour tout traitement que les moyens ordinaires. Les troubles trophiques, par contre, beaucoup plus fréquents, subordonnés la plupart du temps à l'état du système artériel, doivent être soumis au traitement de l'artériosclérose, c'est-à-dire à l'emploi de l'iode, des iodures et de l'iodothyrine; mais ces agents, il faut le savoir, n'ont d'efficacité réelle qu'autant qu'ils sont utilisés à une phase peu avancée du mal.

Le priapisme, les spasmes du col de la vessie, certaines pertes séminales seront traités par des lavages intestinaux, par des suppositoires à la morphine, l'emploi des alcalins, du bromure de potassium, l'hydrothérapie et, enfin, par un régime convenable. L'épaississement fibreux de la gaîne des corps caverneux que traduit la sensation de masses dures, au niveau du septum ou sur d'autres points, donne lieu aux mêmes indications que les rétractions fibreuses, tendineuses et aponévrotiques, à savoir : l'emploi de l'iodure de potassium et des frictions mercurielles; il en est de même de la phlébite goutteuse du pénis.

Les affections goutteuses des testicules sont des fluxions qui surviennent tantôt d'emblée, tantôt à la suite d'une poussée articulaire et, comme telles, doivent céder aux mêmes moyens que toutes les fluxions de même nature. Elles n'ont pas heureusement les inconvénients des oreillons, dont elles se rapprochent, en ce sens qu'elles ne déterminent pas l'atrophie de l'organe. Cependant, le testicule tout entier devient douloureux, se tuméfie, ce qui indique, en outre, la nécessité d'un traitement local, consistant dans le repos absolu et l'application de compresses d'eau chaude bouillie, recouvertes de taffetas gommé, pour en maintenir l'humidité. Les désordres des ovaires, moins faciles à diagnostiquer, relèvent du même traitement, avec un décubitus imposé jusqu'à la cessation de toute douleur. La dysménorrhée congestive, d'ordinaire très douloureuse, cède assez souvent à l'emploi de l'antipyrine à la dose de 2 à 3 grammes, à laquelle on ajoutera, s'il est nécessaire, des lavements laudanisés. On s'efforcera, en même temps, de maintenir la liberté des intestins à l'aide de lavages ou de purgatifs. La dysménorrhée membraneuse sera soumise au même traitement et aussi à l'emploi, à faible dose, de l'iodure et du bromure de potassium.

Les fluxions relativement rares de la goutte des centres nerveux sont passibles de la même médication que celles de tous les autres organes; nous n'y reviendrons pas.

Les opiacés, que nous avons opposés au traitement des douleurs de la goutte aiguë, combattent également bien les douleurs de la phase chronique de cette maladie, lorsque celles-ci résistent à l'emploi, de la quinine, de l'aspirine, et de l'antipyrine. Ils ont toutes les chances de réussite contre l'insomnie, liée à la douleur; quant à celle qui provient de mauvaises digestions, elle cède à un régime approprié et à l'usage des bromures, du sulfonal ou du véronal.

Subordonné le plus souvent à un trouble gastrique, le vertige exige le traitement de la dyspepsie du goutteux, et s'il tient à un désordre cérébral, c'est-à-dire à une contraction des vaisseaux de l'encéphale, semblable à celle des vaisseaux des extrémités, si commune chez les dyspeptiques, il sera combattu, en outre, par les bromures, la belladone et l'hydrothérapie. Dans tous les cas, l'examen des yeux devra être recommandé, car il suffit parfois d'un certain degré d'ophtalmoplégie externe pour le produire.

La migraine et les névralgies cèdent habituellement à l'usage de la quinine, de l'antipyrine et même de l'aspirine. Dans quelques cas pourtant, lorsqu'aux fluxions des cordons nerveux s'ajoute un léger degré de sclérose, ce qui arrive dans certaines névralgies du sciatique et dans quelques névralgies avec zona, ces moyens, prescrits même à une dose élevée, deviennent insuffisants. Les révulsifs locaux : vésicatoires, pointes de feu, l'électricité et surtout l'iodure de potassium, s'imposent alors; mais, en même temps, il y a lieu de s'occuper de l'état général du malade, et de s'assurer, pour ce qui est de la sciatique, qu'elle n'est pas l'effet d'une arthrite trophique de la hanche.

De même que les fluxions, les *hémorragies* cèdent le plus souvent aux moyens que nous venons d'indiquer et tout particulièrement à l'emploi de la quinine. C'est ainsi que nous avons vu bien souvent les épistaxis, les hémoptysies et surtout les hématuries cesser, après quatre à cinq jours de l'administration, au repas du soir, de deux à trois cachets de 0,50 centigr.de sulfate neutre de quinine.

Cette médication a été merveilleuse, dans plusieurs cas : un homme de 55 ans, ancien député, avait, depuis plus d'une année, des hématuries intermittentes, reparaissant à chaque instant. Un professeur qu'il consulta lui donna le conseil de faire enlever son rein droit; c'est alors qu'il vint me trouver, et comme je ne constatais aucun désordre matériel de cet organe, je lui donnai le conseil de prendre chaque soir, pendant une huitaine de jours, de 1 à 2 grammes de sulfate de quinine; quatre jours plus tard, l'hématurie était arrêtée et ne reparaissait plus. Depuis une quarantaine d'années j'ai soigné, de la même façon, une vingtaine de goutteux affectés d'hématuries anciennes, toujours avec le même succès, de sorte que la quinine peut être considérée comme le spécifique des hémorragies de la goutte. Je tiens à insister sur ce fait, d'abord parce qu'il n'est pas connu, ensuite, parce qu'il démontre que les hémorragies en question sont bien, comme les fluxions goutteuses, sous la dépendance d'un désordre de l'innervation vaso-motrice.

Liés non plus à la dilatation des petits vaisseaux, mais à leur contraction et à celle des fibres musculaires de la vie organique, les spasmes, observés chez les goutteux, exigent une médication différente de celle des fluxions. Le sulfate de quinine qui, plusieurs fois administré par nous, au début des crises d'asthme, nous a paru en diminuer l'intensité et la durée, pourrait peut-être réussir dans d'autres états spasmodiques, mais notre expérience à cet égard fait défaut. En tout cas, les antispasmodiques, les préparations de belladone, de datura stramonium, les bromures de potassium, de sodium et d'ammonium sont autant de moyens propres à combattre ces spasmes, si surtout on sait y associer, dans certains cas, les opiacés, des bains tièdes et des douches chaudes.

Nous venons de faire connaître les agents qui s'adressent d'une façon plus spéciale aux troubles vaso-moteurs et aux douleurs concomitantes ; il nous reste à en indiquer quelques autres qui, pour n'avoir pas toujours la même efficacité, ne sont pas moins utiles dans un certain nombre de circonstances. Les préparations de digitale, par exemple, sont souvent utiles dans les cas de migraine, de palpitations cardiaques et de battements artériels, à la condition de les administrer d'une façon intermittente et de ne pas en prolonger l'usage. L'ergot de seigle et l'ergotine, qui ont une action spéciale sur la fibre lisse, trouvent leur indication dans les congestions rebelles et les hémorragies; leur emploi peut être avantageusement combiné à celui de la digitale et des opiacés. La noix vomique, son alcaloïde, la strychnine, sont indiquées toutes les fois que les muscles de la vie organique manquent de stimulus, ce qui est commun dans les troubles digestifs et, en particulier, dans l'ectasie gastrique, l'inertie intestinale, si surtout ces désordres sont accompagnés d'hypocondrie, car ils ne donnent pas seulement du ton aux organes digestifs, ils favorisent encore l'assimilation et tonifient l'organisme tout entier.

La morphine calme la douleur partout où elle existe, et si, dans les névralgies paroxystiques, elle n'a pas l'efficacité de la quinine, elle ne rend pas moins des services précieux, comme aussi dans les crises de coliques néphrétiques et hépatiques, en injections hypodermiques, à la condition de savoir les employer et d'en cesser l'usage dès qu'il n'y a plus de douleur, afin d'éviter la morphinomanie. On n'oubliera pas, alors, que le goutteux est très sensible à l'action des médicaments et l'on commencera toujours les injections par une faible dose, de façon à éviter des phénomènes toxiques.

Le bromure de potassium, médicament peu dangereux, parvient, dans un grand nombre de cas, à modérer les douleurs vagues et erratiques des goutteux, à calmer le sommeil ; en outre, il a la propriété de modérer l'excitabilité reflexe et, comme tel, il peut rendre de grands services. L'hydrate de chloral est un agent précieux, toutes les fois qu'il existe une insomnie rebelle, principalement dans les crises aiguës d'hypocondrie où les malades, en proie à une tristesse profonde, inquiets de leur santé, atteints de douleurs diverses, sont dans l'impossibilité de prendre un sommeil réparateur. Le plus souvent associé à des troubles des fonctions digestives, cette insomnie a pour effet une excitation cérébrale qui, dans plusieurs circonstances, a conduit à placer ces malades dans des maisons de santé, ce que nous avons su éviter, à plusieurs reprises, en apportant à ces malheureux un prompt et réel soulagement à l'aide du chloral. Sous l'influence de ce médicament, administré à la dose de 2 à 4 grammes, dans l'espace d'un quart d'heure, l'insomnie ne tarde pas à disparaître, les idées reviennent, les obsessions, les fausses conceptions s'évanouissent, l'excitabilité nerveuse diminue, et le calme renaît peu à peu dans l'esprit ; puis, avec le temps et un régime approprié, le plus souvent lacté, l'appétit et les forces reparaissent, et la guérison a lieu.

Désordres trophiques. — Ces désordres exigent l'emploi de nouveaux moyens, puisqu'il s'agit de combattre des productions cartilagineuses, fibreuses et osseuses en voie de formation, ce qui n'empêche pas, s'il s'y ajoute des poussées congestives, de recourir à l'emploi des médicaments sus-indiqués. Ces moyens doivent être cherchés parmi ceux que nous savons les plus propres à modifier les tissus dits de nouvelle formation.

L'iode et les iodures alcalins nous paraissent, à cet égard, mériter la préférence, car l'arsenic, préconisé, par quelques auteurs, contre les arthropathies déformantes, ne nous a pas semblé avoir une efficacité certaine.

L'iode est employé sous forme de teinture à la dose de cinq à dix gouttes, mais les préparations dont nous avons le plus à nous louer sont les iodures alcalins et en partilier l'iodure de potassium, du moins lorsqu'il existe des hyperostoses au pourtour des articulations et des corps étrangers récents dans leurs cavités. Très souvent, en effet, il m'est arrivé, dans ces conditions, de constater les bons effets de cet agent chez des personnes qui, depuis plusieurs mois, ne pouvaient marcher, ni même se tenir debout, et chez lesquelles, après un certain laps de temps, la douleur articulaire cessait, la tuméfaction diminuait et la locomotion devenait possible.

Tant que les lésions articulaires sont peu avancées et les cartilages non encore détruits, la guérison est possible par le fait de la résorption des ostéophytes péri-articulaires ; mais, pour arriver à ce résultat, il est nécessaire de continuer la médication iodée pendant des mois et même des années. La douleur, tout d'abord plus vive, cesse peu à peu ; la tuméfaction disparaît ensuite et une amélioration appréciable se voit déjà au bout de deux à trois mois.

La dose de l'iodure de potassium varie entre un et trois grammes, elle doit être rarement dépassée, bien qu'il n'y ait aucun inconvénient à le faire, du moins chez les personnes qui salivent facilement. Cet agent, n'étant pas toujours bien supporté, il y a lieu d'en commencer l'emploi par de faibles doses que l'on élève d'une façon progressive. Sous son influence, plusieurs personnes, entièrement infirmes, ont pu marcher, au bout de quatre, cinq, six mois ou seulement d'une année. Deux jeunes filles de 9 et 11 ans, affectées de lésions articulaires et tendineuses, telles que les jambes étaient fléchies sur les cuisses, au point de ne pouvoir être étendues, les avant-bras courbés sur les bras, le dos des mains ensellé et les pieds déformés, arrivèrent, à l'aide de l'iodure de potassium pris à la dose de 1 à 2 grammes 50, pendant une année et plus, avec de rares interruptions, à pouvoir redresser leurs membres, à marcher d'abord difficilement, avec des béquilles, puis plus aisément, et enfin normalement. Les muscles, réduits à l'état de bandelettes, tout en conservant leur propriété électro-musculaire, finirent par reprendre peu à peu leur volume ordinaire, au bout d'une année et plus.

Les vieillards, quoique supportant moins bien les iodures, obtiennent de bons résultats de l'action de ces médicaments ; mais leur efficacité est généralement moindre, bien qu'ils contribuent habituellement à améliorer leur situation. Une femme de 55 ans, entrée autrefois dans notre service hospitalier pour une double arthrite trophique des genoux avec raideur et semi-flexion de la jambe sur la cuisse, corps étrangers articulaires donnant à la main la sensation de la pression sur un sac de noix, put en sortir guérie au bout de huit mois, pendant lesquels elle avait fait usage, sans interruption, de 2 à 3 grammes d'iodure de potassium ; ses membres étaient alors redressés et c'est à peine si on constatait encore la présence de quelques corps étrangers. Ce sont là des faits qui prouvent d'une façon incontestable l'efficacité de l'iodure de potassium, généralement bien supporté dans ces conditions et d'une parfaite innocuité même pour les reins, comme nos recherches nous l'ont démontré.

Lasègue prescrivait, contre le rhumatisme chronique, la

teinture d'iode, à doses croissantes, dans du lait. Il commençait par dix gouttes aux heures des repas et portait cette dose jusqu'à 4 et 5 grammes dans les 24 heures. Il est d'autres préparations d'iode auxquelles on peut avoir recours, et en particulier celles qui sont associées aux substances organiques, comme l'iodalose, dont on prend 10 à 20 gouttes par jour, l'iodopeptone, l'iodipine, l'iodurase, puis enfin l'huile iodée, qui s'administre non seulement par la bouche, mais encore en injection sous-cutanée.

L'intolérance, quelle que soit la préparation iodée, se manifeste au bout de quelques heures, par du larmoiement, un coryza parfois très douloureux, des épistaxis, de l'acné, des exanthèmes de la face ou d'autres parties du corps et, dans quelques cas aussi, par des éruptions pemphygoïdes suivies d'ulcères. Mais quand, au bout de quelques jours, ces accidents font défaut ou tendent à disparaître, il est possible de continuer l'usage du médicament à moins que des troubles digestifs n'obligent à le suspendre. L'administration d'un purgatif drastique vient favoriser l'élimination de l'iode, après quoi on peut recommencer la médication, qui finit par être supportée, sans aucun inconvénient. Très utile, dans le plus grand nombre de cas, la médication iodée échoue parfois, sans qu'il soit toujours possible d'en saisir les raisons.

Nettement indiqués dans la goutte chronique, lorsque les jointures sont volumineuses, roides et douloureuses, les iodures sont encore utiles dans la goutte subaiguë où les douleurs se trouvent accrues par la chaleur et par le mouvement. A la fin des attaques de goutte aiguë, ils contribuent à faire disparaître les reliquats des fluxions articulaires : épaississements cartilagineux ou osseux et, comme tels, ils comptent parmi les principaux agents médicamenteux des désordres trophiques de la goutte. Leur mode d'action n'est pas bien connu; cependant, il y a lieu de croire que l'iode agit sur la nutrition des tissus par l'intermédiaire du système nerveux; l'urologie démontre, en tout cas, que cet agent accélère les échanges nutritifs.

L'arsenic, considéré par certains auteurs, comme un agent trophoneurotique, s'emploie sous forme de liqueur de Fowler, d'arséniate ou mieux de cacodylate de soude. N. Gueneau de Mussy faisait usage de bains alcalins arsénieux, composés comme il suit : à un bain tiède de 30° centigrades, il faisait ajouter 100 à 200 gr. de carbonate de soude et de 1 à 8 gr. d'arséniate de soude. Les malades, à la suite de ces bains d'une durée de 15 à 30 minutes, étaient quelquefois pris d'excitation fébrile, d'exagération temporaire, de douleurs et devaient se mettre au lit. Il s'établissait alors une réaction intense et une sudation marquée pouvant aller jusqu'à la production d'un érythème. Garrod, sans préciser exactement l'indication de ce moyen, reconnaît qu'il modifie favorablement les affections des tissus fibreux et qu'il soulage, même à de faibles doses, les sujets atteints de nodosités des jointures.

L'iodothyrine que Paulesco et moi avons préconisée dans les arthropathies avec ostéophytes et rétractions tendineuses, dans la sclérodermie et l'artériosclérose, a été depuis lors recommandée contre le rhumatisme chronique par plusieurs médecins qui se sont bien trouvés de son emploi; la dose que nous avions indiquée était de deux à six tablettes de 0,25 centigr. d'iodothyrine (Bayer). Ce médicament est sans danger; mais il est nécessaire d'en surveiller l'emploi et d'en diminuer la dose dès que le pouls s'élève au-dessus de 100; les préparations de thyroïdine sont administrées à des doses plus faibles.

Le traitement des troubles trophiques articulaires est encore celui qui convient le mieux à ces mêmes désordres lorsqu'ils se rencontrent dans les organes. C'est ce qui arrive pour les lésions trophiques de la peau, aussi bien que pour celles des organes des sens, des appareils respiratoire, digestif, circulatoire, génito-urinaire et nerveux. Le lichen, le psoriasis, la sclérodermie, localisés ou généralisés, affections généralement rebelles, sont néanmoins améliorés par l'iodure de potassium et par l'iodothyrine, toutes les fois que ces médications interviennent assez tôt (1). Un résultat de ce genre a été obtenu par nous, dans un cas de rétraction de l'aponévrose palmaire; celle-ci céda, en effet, à l'emploi de l'iodure de potassium administré dès le début de la rétraction, alors que le tissu de nouvelle formation n'était pas entièrement constitué.

Le psoriasis lingual et l'angine granuleuse, principaux désordres trophiques de l'appareil digestif, sont améliorés dès leur début, tout au moins par l'emploi de l'arsenic, sinon des iodures. Plus tard, les gargarismes au chlorate de potasse et les badigeonnages du fond de la gorge à l'aide de la teinture d'iode et de la teinture thébaïque par parties égales, en modifiant les sensations pénibles de la déglutition, calment les inquiétudes et les obsessions qui d'ordinaire les accompagnent.

Les désordres trophiques de l'appareil respiratoire se trouvent également bien de la médication iodurée; c'est ainsi que l'empirisme a démontré, depuis longtemps, l'influence efficace de l'iodure de potassium, dans l'emphysème pulmonaire avec ou sans crises d'asthme, comme aussi dans les lésions anciennes et trophiques des bronches. Un moyen efficace dans la *bronchite* dite *catarrhale chronique*, qui s'accompagne fréquemment d'em-

(1) E. Lancereaux et N. Paulesco, la Médication thyroïdienne dans le traitement des affections rhumatismales et en particulier de l'artériosclérose. (*Bull. de l'Académie de médecine*, Paris, 1899, pp. 32 et 49.)

physème, est l'hydrothérapie froide, sous forme de douches de 8 à 10 secondes de durée. Partant du fait que cette affection avait une origine vasotrophique, nous avons été amené à conseiller cette pratique, qui nous a fort bien réussi et que nous envisageons aujourd'hui, avec la quinine, lorsqu'il survient des quintes de toux, comme la médication la mieux appropriée dans l'espèce. Nous avons pu constater ses bons effets, à plusieurs reprises, en particulier chez plusieurs femmes qui toussaient d'une façon continue depuis plusieurs années et qui, malgré une oppression excessive, eurent le courage de prendre chaque jour une douche froide en jet brisé. Au bout d'un mois, elles toussaient à peine; quatre à cinq mois plus tard, elles étaient guéries ou du moins ne toussaient plus.

Les varices, qui sont aux veines ce qu'est l'artériosclérose aux artères, se trouvent également bien de la médication iodurée à laquelle on ajoutera des bains chauds et salés, une ou plusieurs saisons à Bagnoles de l'Orne et, dans quelques cas, l'emploi de l'hamamelis virginica; puis, enfin, des moyens contentifs tels que bas varices, ou bandages compressifs.

Remarquable par sa parfaite analogie avec l'altération des cartilages diarthrodiaux, l'*artériosclérose* est manifestement améliorée par les préparations iodées et l'iodothyrine administrées assez tôt, c'est-à-dire avant l'atrophie et la perte d'élasticité de la tunique moyenne des artères. Dans ces conditions, il nous est arrivé de constater des guérisons définitives, à la suite d'un traitement longtemps continué.

La nécessité d'agir vite, en pareil cas, résulte non seulement de l'état du système artériel, mais encore de celui des organes auxquels il se distribue et qui ne tardent pas à s'altérer à leur tour. La même médication, en réalité, convient à tous ces organes, tant que leur fonction est suffisante; plus tard, il devient nécessaire d'y suppléer. L'insuffisance des reins, par exemple, l'une des plus communes et des plus sérieuses, exige avant tout l'emploi des diurétiques, d'autant plus que le cœur est presque toujours simultanément affecté et que, le plus souvent, il y a insuffisance simultanée de ces organes.

La digitale, agissant tout à la fois sur ces deux organes, se trouve ainsi doublement indiquée ; aussi, a-t-elle fréquemment les meilleurs résultats, du moins pendant un certain temps. Nous l'administrons tantôt isolément à la dose de 0,40 à 0,50 centigr. en infusion, pendant quelques jours, sans crainte de ses effets toxiques, tantôt associée à la scille et à la scammonée, sous forme de pilules que nous prescrivons à la dose de 4 et 6 dans lesquelles il entre 0,05 centigr. de chacune de ces substances (1).

Les malades soumis à l'action de ces pilules sont parfois purgés tout d'abord, puis, au bout de 24 heures, les urines commencent à augmenter de quantité et, après 48 heures, elles ont plus que doublé, et même lorsqu'il existe de l'enflure elles s'élèvent, après trois ou quatre jours, de cinq à six cent cmc. jusqu'à deux, trois et quatre litres, ce qui suffit à faire cesser l'enflure et les phénomènes d'intoxication urémique. Si, malgré la dose de six et sept pilules, la diurèse n'est pas satisfaisante, nous remplaçons ces pilules par la théobromine ou par la caféine, la première à la dose de 2 à 3 grammes par cachets de 0,50 centigr. administrés de préférence dans la matinée,

(1) Voici la formule que nous avons adoptée pour ces pilules :

Poudre de scille		
— de scammonée	}	àà 0,05 centigrammes.
— de digitale		
Miel		Q.S.

M. S. A. pour une pilule non argentée, n° 40. Nous faisons prendre chaque jour de 4 à 6 et jusqu'à 7 et 8 de ces pilules, de préférence dans la matinée deux par deux avec les repas de lait.

la seconde à la dose de 1 gr. 50 à 2 grammes 25 dans une potion gommeuse, ou encore en injections hypodermiques. L'acétate de théocine sodique à la dose de 0,25 à 0,50 centigr. est encore un diurétique puissant, qui nous a donné parfois des résultats surprenants.

Lorsque, malgré l'emploi des meilleurs moyens, la diurèse continue à faire défaut, l'usage des purgatifs drastiques s'impose, pour remédier à l'insuffisance fonctionnelle des reins ; on sait, en effet, depuis les expériences de Cl. Bernard sur la ligature des uretères, que le tube digestif supplée naturellement la fonction rénale. L'eau-de-vie allemande, à la dose de 15 à 25 grammes, et l'huile de croton tiglium, à la dose de 2 gouttes, dans une pilule de mie de pain bien faite, peuvent rendre, à cet égard, les plus grands services. Souvent même, nous avons vu, le lendemain de l'administration de ce dernier médicament, les urines, pour ainsi dire arrêtées, reprendre leur cours ; la saignée ne nous a jamais donné d'aussi bons résultats. Ces différents moyens conviennent encore à l'insuffisance cérébrale, mais la destruction de la substance nerveuse, effet habituel de l'artériosclérose, ne peut être remplacée.

Les désordres trophiques des organes génitaux ne comportent pas d'autre traitement que celui des organes en question, et, comme nous en avons déjà parlé, il nous paraît inutile d'y revenir.

II. — Physiothérapie.

Les agents physiques s'adressent, tout à la fois, à la constitution du sujet et à ses manifestations morbides ; comme tels, ils viennent en aide aux agents chimiques et rendent de grands services dans le traitement de la goutte, en diminuant la production de l'acide urique et en favorisant l'élimination des produits excrémentitiels. Ils sont les uns généraux, les autres locaux et, s'adressent : les premiers non pas aux fluxions goutteuses, mais à l'économie tout entière, dont ils activent les combustions et les échanges nutritifs, les seconds aux désordres locaux, effets des troubles vaso-moteurs et trophiques.

Les climats secs et tempérés sont ceux que doit préférer le goutteux, et comme l'humidité lui est nuisible, ce sont les climats secs et froids qui viennent ensuite. La vie au grand air, au soleil, le séjour dans les montagnes, et tout ce qui peut activer la nutrition lui conviennent; dans les appartements, il évitera l'exposition au nord.

Les bains, suivis de frictions sèches sur la peau, les lotions alcoolisées, en favorisant l'élimination des déchets nutritifs, sont ici d'une utilité incontestable. Un endroit sec, sur le versant d'une colline, abrité du côté du nord et de l'est, exposé au midi, est le milieu que doivent rechercher les goutteux. Les altitudes moyennes leur sont plus favorables que le bord de la mer, où ils deviennent généralement nerveux. La grande chaleur, les variations barométriques extrêmes leur sont défavorables et l'état de l'atmosphère, au moment des orages, leur est pénible, les déprime, leur donne de la céphalée. En fait, la stabilité, dans tout ce qui les entoure, leur convient mieux que tous les changements brusques de température; c'est pourquoi le maximum de santé qu'ils peuvent atteindre s'obtient par le soin qu'ils apportent à se vêtir chaudement, à prendre de l'exercice et à suivre un régime rigoureux et convenable. Ainsi ils doivent porter des vêtements de laine, du moins pendant l'hiver, de façon à se préserver de l'action du froid, auquel ils sont très sensibles, ne pas sortir sans un pardessus pour se vêtir au besoin, éviter dans la mesure du possible les préoccupations et la trop grande contention d'esprit, les veilles prolongées et s'abstenir de tout excès vénérien.

Les exercices musculaires, les marches au grand air sont d'une utilité incontestable, tant par l'activité qu'ils impriment à la respiration et à la circulation qui introduit dans le sang une plus forte proportion d'oxygène, source de toutes les combustions, que par la stimulation de la contraction musculaire qui accélère les phénomènes d'oxydation et provoque l'excrétion de déchets organiques nombreux, tels que la créatine, l'acide inosique, etc. C'est à la vie au grand air et aux exercices musculaires que le cultivateur sobre doit de se préserver, la plupart du temps, des manifestations de la goutte, aussi ne peut-on trop engager les goutteux à choisir ce genre d'existence et dans tous les cas à s'adonner à des exercices quotidiens. Le régime qui leur convient ayant été exposé plus haut, nous n'avons pas à en reparler. (Voy. Prophylaxie.)

Une lotion froide alcoolisée de tout le corps, chaque matin au lever, est une pratique des plus avantageuses, notamment chez les migraineux, les dyspeptiques et les hémorroïdaires ; nous y ajoutons, dans un certain nombre de cas, une douche froide en jet brisé, d'une durée de 10 secondes, un peu avant l'un des deux principaux repas. Cette pratique ne sera pas négligée, même chez les emphysémateux et chez les asthmatiques ; mais c'est dans la bronchite chronique que nous en avons obtenu les meilleurs résultats. Une personne de 51 ans, atteinte d'emphysème et d'une bronchite qui datait de plusieurs années, commençait à enfler des jambes et en était arrivée à une existence gravement compromise. Convaincu de l'inefficacité, dans l'espèce, des balsamiques, et considérant les opiacés, comme de simples palliatifs, je conseillai à ma malade de prendre chaque jour une douche froide en jet brisé de dix secondes de durée et, comme je l'engageai à marcher avant et après la douche, elle me répondit qu'elle allait avec peine de son salon dans sa chambre à coucher. Alors, prenez une voiture, lui dis-je, ce qu'elle fit et, au bout d'un mois ou, six semaines, elle cessait de tousser, avait perdu notablement de son poids, car elle était très obèse, et se trouvait tout à fait bien. Elle continua les douches, et la toux reparut à peine pendant quelques jours, dans les années qui suivirent.

Les eaux minérales ont aussi leur utilité dans la goutte, du moins dans ses formes chroniques, mais leur valeur est le plus souvent difficile à apprécier. Les plus efficaces dans la goutte atonique, avec manifestations névralgiques et douleurs erratiques, sont les eaux peu minéralisées, indifférentes pour ainsi dire, comme Ragatz, Royat, Evian. Les eaux alcalines, dont Vichy est le type, celles de Carlsbad conviennent aux goutteux robustes, atteints de diabète, d'obésité, de troubles gastro-intestinaux et surtout à ceux qui sont uricémiques ou azoturiques. Les eaux alcalines possèdent, en effet, la propriété de diminuer l'acidité du sang et des humeurs et de favoriser parallèlement l'excrétion azotée. Leur action *dans l'obésité et le diabète* conduit à penser qu'elles accélèrent le mouvement d'assimilation et aident à la combustion des matières hydrocarbonées.

Les goutteux débilités, graveleux, dont le système artériel et les reins sont légèrement touchés, se trouvent mieux des eaux de Contrexéville, Vittel, Martigny, Saint-Nectaire; ceux qui présentent des localisations cutanées, pharyngées ou laryngées useront de préférence des eaux de Plombières et de La Bourboule. Le Mont-Dore, Amélie-les-Bains, Uriage, Allevard, Marienbad, Brides, etc. paraissent plutôt utiles aux goutteux obèses et hémorroïdaires.

Les eaux sulfureuses : Aix-les-Bains, Luchon, Baden,

etc., sont indiquées dans les cas de goutte chronique atonique avec manifestations articulaires rebelles, sciatique et dermatoses, à la condition de les soumettre à une surveillance attentive dans le but d'éviter le retour d'accidents aigus. Les eaux ferrugineuses ne conviennent généralement pas aux goutteux qui les supportent mal ; elles seront conseillées, au plus, dans des cas de sérieuse anémie, à la condition de ne pas troubler les fonctions digestives.

Les bains russes, et surtout les bains turcs, ont leur indication, à la condition de ne pas oublier que l'eau froide doit être instantanée, tandis que l'eau chaude, et même très chaude, peut être avantageusement prolongée dans les formes chroniques et douloureuses du rhumatisme chronique (goutte).

Les goutteux, en l'absence de toute manifestation cutanée, se trouvent bien des bains de mer chauds, de dix minutes au plus, à une température de 35 à 38° C. Les bains de boues de Dax, de Saint-Amand (Nord), de Marienbad (Bohême), sans produire tous les effets que leur ont attribués certains auteurs, ne sont pas moins utiles dans les manifestations articulaires anciennes avec douleurs multiples et tenaces, dans la sciatique en particulier. — Les goutteux trouvent, en somme, dans le régime des eaux minérales, une gamme thérapeutique qui s'adresse à la plupart de leurs manifestations et, si on recherche le mode d'action de ces moyens, on ne tarde pas à s'apercevoir que les propriétés physiques dominent sur l'action chimique; ajoutons qu'un massage approprié, des frictions sèches, des exercices modérés leur constituent des adjuvants des plus utiles.

L'électricité a son indication toutes les fois qu'il existe de l'atrophie musculaire, des névralgies persistantes, des douleurs rebelles. Le courant voltaïque est appliqué avec succès dans les atrophies musculaires, dans les lésions suivies de raideur des articulations. Ce courant, dont les propriétés trophiques sont indiscutables, est toutefois délaissé aujourd'hui, et on lui préfère les applications du courant statique, du bain hydro-électrique à courants sinusoïdaux, de l'induction totale par les courants de haute fréquence. Tous ces procédés représentent, en effet, des stimulants énergiques qui, suivant leur mode d'administration, peuvent devenir soit de puissants agents sthéniques, soit des modérateurs de l'excitabilité morbide du système nerveux.

Traitement local.

Les agents propres à modifier l'état local dans la goutte sont des plus nombreux ; usités dès l'antiquité pour soulager ou combattre topiquement ses manifestations, leur historique serait long, fastidieux et sans grand intérêt, c'est pourquoi nous pensons devoir nous en abstenir. D'ailleurs, ils sont généralement très compliqués et la plupart, y compris le fameux remède de Pradier, sont aujourd'hui tombés en désuétude.

Les agents les plus divers ont été employés avec plus ou moins de succès, aussi bien contre les accidents chroniques que contre les accidents aigus. Ces derniers ont été soumis tour à tour à l'action du chaud et du froid, et cela depuis Hippocrate jusqu'à nos jours, sans qu'on soit encore très bien fixé sur ce qui, à cet égard, réussit le mieux. L'eau froide, néanmoins, malgré le soulagement qu'elle peut apporter aux poussées aiguës des articulations, n'est pas toujours exempte de dangers et, pour ce motif, nous lui préférons l'eau chaude. Aussi, avons-nous adopté la pratique de l'enveloppement des parties congestionnées, à l'aide de compresses imbibées d'eau chaude, en ayant soin de les faire recouvrir d'un taffetas gommé. De cette façon, on parvient à conserver la chaleur et l'humidité, à modérer la douleur et à diminuer l'intensité du travail fluxionnaire. Il y a avantage, en outre, à arroser de laudanum ces compresses, et à placer les membres affectés dans une position convenable, ou mieux, dans une gouttière, afin d'éviter les déviations.

Après avoir joui, pendant un long temps, d'une certaine vogue, les émissions sanguines locales, qui ne sont pas sans offrir quelques inconvénients, ont été abandonnées ; il en est de même des anesthésiques et, en particulier, des compresses imbibées de chloroforme et des pulvérisations avec ce liquide. Tout récemment, MM. A. Lumière et Gélibert, de Lyon (1), ont indiqué, comme traitement de la goutte, la ponction des articulations et à la suite de cette opération, pratiquée avec toutes les précautions requises, ils ont constaté la suppression de la douleur, l'abaissement rapide de la température, la disparition des accès, leur moindre fréquence et leur moindre intensité. La sérosité extraite des articulations, bien que ne contenant pas de traces appréciables d'acide urique ou d'urates, n'était pas moins éminemment toxique pour l'animal auquel on venait à l'injecter.

De même que les manifestations aiguës, les accidents de la goutte chronique réclament un traitement local approprié, devant viser surtout la rigidité articulaire et les déformations des jointures qui constituent des infirmités toujours pénibles. C'est alors qu'il convient de surveiller l'attitude des membres et de les placer dans des gouttières, afin d'éviter les déformations et les subluxations, tout en ayant soin de s'opposer aux anky-

(1) A. Lumière et Gélibert, *Bull. de l'Académie de Médecine*, Paris, 1909. Série III, t. LXI, p. 236.

loses et de chercher à éviter les escarres. Les frictions, les embrocations à l'aide de topiques stimulants, comme le liniment ammoniacal camphré, les baumes Nerval et de Fioraventi, les fumigations à la vapeur de baies de genièvre, de benjoin, les bains salés ou sulfureux, les douches chaudes, les bains d'air sec, térébenthinés, autant de moyens qui ajoutent, à l'action topique locale, des effets diaphorétiques véritablement utiles, trouvent ici leur indication.

Un massage régulier destiné à favoriser les contractions musculaires, l'exercice méthodique des jointures, dont la répétition, d'après Sydenham, est un excellent moyen d'empêcher les incrustations tophacées, ne doivent pas être négligés, attendu qu'on ne peut prendre trop de précautions pour éviter aux malheureux arthritiques les infirmités dont ils sont menacés ; aussi, ces diverses pratiques doivent-elles être fréquemment répétées.

Je n'insiste pas sur les procédés mis en usage pour rappeler la goutte rétrocédée, car elle n'est, le plus souvent, qu'un accident méconnu. Les meilleurs moyens d'action, en pareil cas, seraient l'application de fomentations chaudes et de vésicatoires sur les parties primitivement affectées, ou encore le recours à des émissions sanguines locales ou générales.

En résumé, les agents physiques et hygiéniques : hydrothérapie, gymnastique, diététique, n'améliorent pas seulement l'état local des parties affectées, ils combattent encore la prédisposition morbide et, comme tels, ils ont une utilité incontestable. Les agents chimiques : quinine, salicylate de soude, antipyrine, colchique, etc., s'opposent avantageusement aux désordres fluxionnaires de la goutte, tandis que les iodures, les bromures alcalins et les arsénicaux parviennent à arrêter le plus souvent les désordres trophiques. Pour finir, il nous reste à dire quelques mots du traitement des déterminations morbides générales.

Traitement des déterminations morbides générales.

Subordonnées à des conditions pathogéniques un peu spéciales, les déterminations morbides générales de la goutte : uricémie, glycosurie, phosphaturie, oxalurie, etc., exigent une thérapeutique quelque peu différente de celle des déterminations locales, mais qui ne repose pas moins sur l'action d'agents chimiques et d'agents physiques.

L'uricémie, caractérisée par la présence, dans le sang, d'un excès d'acide urique et d'urates de soude, par des dépôts tophacés, par des graviers ou des calculs dans les voies urinaires, donne lieu à des indications multiples qui doivent viser, tout à la fois, le désordre de la nutrition générale et l'état local des organes et des tissus, siège de ces accidents.

Le régime alimentaire dont il a été parlé plus haut et les agents physiques : exercices musculaires, hydrothérapie, etc. sont les moyens les plus propres à modifier les troubles nutritifs et l'emploi des alcalins peut leur venir en aide. La médication alcaline est, en effet, parmi tant d'autres, celle à laquelle il convient de donner la préférence. Les anciens médecins préconisaient, à cet effet, la décoction de cendres végétales, qui renfermaient de la potasse et de la soude. Aétius prescrivait le nitre, Hoffmann et Boerhaave faisaient dissoudre des cendres de genêts dans du vin du Rhin; Cullen enfin a remarqué que les alcalins éloignaient les accès de goutte et empêchaient les dépôts urinaires.

Depuis lors, les progrès de la chimie ont conduit à faire usage des sels de potasse, de soude et de lithine, tous plus ou moins efficaces. Garrod, qui fait jouer à l'acide urique un rôle prépondérant dans la genèse de la goutte, est d'avis que les sels alcalins sont d'un emploi très avantageux dans le traitement des paroxysmes articulaires, il déclare qu'il a l'habitude de prescrire le bicarbonate, le citrate ou l'acétate de potasse, de préférence aux sels de soude, parce que, en dehors de l'alcalinité, ils sont des dissolvants de l'acide urique et d'excellents diurétiques. Il recommande encore ces mêmes sels, dans la goutte chronique, à une dose faible et égale, le matin à jeun et au plus deux ou trois fois par jour, dans une grande quantité d'eau. Sans contester les avantages des sels de potasse, nous leur préférons les sels sodiques, plus inoffensifs, qui ont également la propriété d'éclaircir les urines et de diminuer la proportion d'acide urique. Par leur mode d'action très complexe, ils provoquent l'activité des sécrétions gastrique et intestinale, améliorent les digestions et, par suite, l'assimilation ; ils activent enfin la sécrétion biliaire, si on s'en rapporte aux expériences de Röhrig, desquelles il résulte qu'une petite quantité d'eau de Vichy, absorbée par un chien, suffit à faire affluer la bile au niveau d'une fistule pratiquée au canal cholédoque. S'ils ne parviennent pas à dissoudre les tophus, ces sels ont du moins une action sur le sang, et, comme tels, ils diminuent ou arrêtent la formation de l'acide urique dans ce liquide.

A côté de ces agents, les diaphorétiques, moins efficaces, ont été également usités dans le but de débarrasser l'organisme des déchets uratiques qu'il peut renfermer. La plupart des substances, susceptibles de produire une diaphorèse de la peau, ont été utilisées avec avantage; mais il faut reconnaître que ces moyens ne sont que de simples adjuvants auxquels il convient d'ajouter un régime peu azoté, des exercices musculaires fréquents, des bains tièdes, des lotions et des douches froides. Or, malgré tout, les dépôts tophacés se résolvent difficilement et finissent assez souvent par ulcérer les téguments, ce qui a conduit à en tenter l'extraction, opération que nous n'hésitons pas à conseiller.

Au commencement du dernier siècle, Guilbert conseillait de ponctionner les tumeurs tophacées et d'y pousser des injections pour les ramollir ; il proposait même de les inciser largement et d'en éliminer le contenu. Garrod prétend que la conduite à tenir, en pareil cas, dépend de la région où siège le tophus et fait remarquer qu'aux oreilles le dépôt, situé dans le fibrocartilage, perce les téguments et s'exfolie, en général, spontanément, tandis qu'aux mains il peut être opportun de l'ouvrir, s'il vient à gêner. Cette opération, absolument bénigne, a l'inconvénient parfois de laisser des fistules qui, au contact de l'air, peuvent suppurer et durer un certain temps, si on n'a la précaution de les gratter, de façon à les débarrasser entièrement des sels qui incrustent leurs parois.

Les dépôts uratiques du parenchyme rénal peuvent être attaqués par l'emploi des benzoates de soude, de lithine, par la pipérazine, etc.; il en est de même de la gravelle des bassinets et des uretères, si on a soin de prescrire en même temps des boissons diurétiques, telles que les eaux de Vittel, de Contrexéville, de Martigny, d'Evian, de façon à laver les voies urinaires et à les débarrasser. Une cure absolue de lait cru, pendant un mois et plus, m'a rendu, à plusieurs reprises, de grands services dans ces conditions. Un de mes malades, à la suite de ce traitement, vit cesser des coliques néphrétiques qui se répétaient à chaque instant depuis deux mois.

Les calculs des voies urinaires et d'ailleurs ceux des voies biliaires exigent un traitement particulier, tant en raison des hémorragies et de la suppuration qui peuvent résulter de leur présence à la surface d'une membrane muqueuse que des accidents douloureux et spasmodiques qu'ils causent habituellement. Ces derniers accidents (coliques néphrétiques et coliques hépatiques) ont, pour indication spéciale, la cessation rapide de la douleur, qui est la cause du spasme et de la rétention du gravier ou du calcul. La morphine en piqûre est, à cet égard, un agent merveilleux, si on sait l'employer à une dose suffisante, de 1 à 3 centigr. en injection hypodermique de façon à éteindre la douleur. Les crises une fois terminées, il reste à en éviter le retour et, pour cela, il y a lieu d'administrer des alcalins et des boissons diurétiques. Les hémostatiques conviennent aux hémorragies et nous nous sommes très bien trouvé de l'acide benzoïque à la dose de 0,50 centigr. à un gramme dans les cas de suppuration.

En résumé, le bicarbonate et le citrate de soude, la pipérazine, l'urodonal sont les moyens que nous pouvons jusqu'ici opposer aux dépôts tophacés et à la gravelle ; la thérapeutique des calculs des voies biliaires, des reins et de la vessie rentrent dans la domaine de la chirurgie. Un homme de 45 ans, qui, depuis 20 ans, s'était aperçu de la présence de pus dans ses urines, avait un rein droit très volumineux et la radiographie y ayant démontré une légère tache obscure, je n'hésitai pas, en l'absence de bacilles tuberculeux dans les urines, à diagnostiquer un calcul du bassinet avec prolongements dans les calices. Je conseillai l'extirpation du rein, qui fut pratiquée, et le malade guérit.

L'obésité et la glycosurie, généralement associées, tiennent, parmi les déterminations morbides de la goutte, une place assez importante pour exiger, sinon un traitement, du moins un régime spécial. La quinine, l'antipyrine et même l'aspirine, si utiles dans les manifestations aiguës de la goutte, sont encore les médicaments les mieux appropriés au traitement du diabète gras, dont les poussées paraissent, dans certains cas, remplacer les accès de goutte. Employés tout d'abord empiriquement, ces médicaments sont restés, en raison de leurs effets, dans la pratique médicale du diabète arthritique, pour ce fait qu'ils diminuent la formation du sucre et modèrent la glycosurie. Les alcalins viennent ensuite, tant parce qu'ils agissent sur cette dernière que parce qu'ils régularisent les fonctions digestives; les citrates de soude ou d'ammoniaque, le bicarbonate et même le salicylate de soude, associés ou non à la noix vomique, sont les substances usitées en pareil cas. A ces moyens, bien entendu, il convient d'associer un régime approprié, l'hydrothérapie, et autant que possible la vie au grand air.

Le régime consistera dans une abstention plus ou moins complète des substances hydrocarbonées, suivant la quantité de sucre éliminé dans les 24 heures, et comme cette quantité ne varie pas seulement du fait du régime, mais encore de celui de la fatigue, des émotions, etc., il en résulte qu'une vie calme devra être conseillée au malade. La glycosurie, qui, dans ces conditions, cesse parfois, reparaît le plus souvent sans présenter de gravité sérieuse, si ce n'est dans le cas où le sucre vient à atteindre 80 et 100 gr. ou même plus dans les 24 heures. Alors, en effet, il y a lieu de craindre une complication tuberculeuse, des anthrax, des phlegmons, le coma diabétique et une mort rapide. Cette crainte pouvant exister, même dans les cas légers, le médecin ne doit pas oublier de recommander à ses malades, d'éviter les excès, la fatigue, les refroidissements et les émotions. Nous ferons remarquer enfin, que nous avons vu le sucre disparaître des urines du goutteux, à plusieurs reprises, par le simple fait du régime lacté intégral.

L'albuminurie, indépendante de l'artériosclérose et de toute lésion rénale, sera soumise au même traitement que la glycosurie qu'elle accompagne et remplace parfois; elle n'a pas, en tout cas, la gravité de l'albuminurie liée à une altération des reins.

Le traitement de la phosphaturie et de l'oxalurie, syndromes le plus souvent liés à une dyspepsie rebelle et à des phénomènes hypocondriaques, doit s'adresser, tout à la fois, à l'état général des malades et aux troubles digestifs. Il devra consister en un régime approprié se rapprochant du régime de la glycosurie et dans l'emploi de la noix vomique, du café, de l'arsenic; le phosphore servira utilement dans le premier de ces deux syndromes et l'acide chlorhydrique dans le second. A ces médications viendront s'ajouter des lotions froides, des bains salés fréquents et des exercices modérés.

Psychothérapie.

La mentalité particulière à certains goutteux, la tendance habituelle à l'hypocondrie, les inquiétudes, l'anxiété, les phobies qui les tourmentent si souvent obligent le médecin à recourir à des moyens psychiques propres à remonter le moral et à tranquilliser l'esprit de ces malheureux. A cet effet, il convient de les traiter avec douceur, de les rassurer sur leur état de santé, de les encourager, de les convaincre qu'ils n'ont aucune affection sérieuse et même de chercher à les suggestionner, soit par des paroles fermes, soit par l'administration de médicaments inoffensifs, auxquels sont attribués des propriétés extraordinaires. Quoique moins sujet à la suggestion que l'hystérique, le goutteux ne se laisse pas moins influencer quand on lui parle avec autorité. Nombreux sont les malades que j'ai vus entrer chez moi, tout en pleurs, tristes et malheureux, en sortir consolés et joyeux. Ces bonnes dispositions toutefois ne persistent, en général, que peu de temps; mais il n'est pas moins vrai qu'avec de la volonté et de la patience le médecin bien intentionné finit par imposer sa manière de voir et ramener le calme dans ces esprits dévoyés.

Il est des circonstances, enfin, où un changement de milieu s'impose, comme aussi, dans certains cas, un isolement momentané. Celui-ci devient même absolument nécessaire, chez certains sujets tristes et mélancoliques, harcelés par l'idée de maladie, par des phobies diverses et par la crainte incessante de la mort, quelquefois même par l'idée du suicide.

Le médecin doit connaître les faits de ce genre et ne pas oublier qu'il peut se rendre utile par de bonnes paroles, dès le moment qu'il a su capter la confiance de son malade. C'est en agissant de la sorte et en ayant soin de procurer, en tout état de cause, un sommeil réparateur, que nous sommes parvenu, dans plusieurs cas, à ramener le calme et la raison dans l'esprit d'un grand nombre de nos malades et à leur rendre la santé.

Il resterait beaucoup à dire pour compléter l'histoire et le traitement de la goutte; mais il nous suffira de rappeler, en terminant, que, les manifestations de cette maladie étant partout identiques, une même médication s'applique à chacun de ses deux grands processus morbides: l'un vaso-moteur, l'autre trophique. Au premier conviennent les modificateurs du système nerveux vaso-moteur : quinine, aspirine, antipyrine, etc.; au second, les agents propres à agir sur la nutrition générale : iode et arsenic. Mais, en outre, le médecin doit chercher à modifier la prédisposition héréditaire ou acquise, tant chez le malade que chez ses descendants, et pour cela, s'adresser surtout à l'hygiène et aux agents physiques ; diète, hydrothérapie, gymnastique, stations minérales, cures d'air et de lumière. De cette façon, il parviendra, dans une certaine mesure tout au moins, à ramener au type normal un type plus ou moins dévié ou dégénéré.

TABLE DES MATIÈRES

Poitiers. — Imprimerie Blais et Roy, 7, rue Victor-Hugo.

www.ingramcontent.com/pod-product-compliance
Ingram Content Group UK Ltd.
Pitfield, Milton Keynes, MK11 3LW, UK
UKHW022324190726
13856UKWH00001B/188